Nichtmedikamentöse Therapie von herausforderndem Verhalten bei Demenz

Nichtmedikamentöse Therapie von herausforderndem Verhalten bei Demenz

Christine Moik

Nichtmedikamentöse Therapie von herausforderndem Verhalten bei Demenz

MIBUK für Pflegekräfte und Pflegemanager

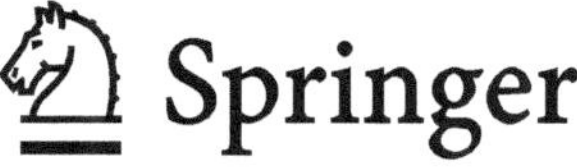

Christine Moik
M.O.I.K. Unternehmensberatung GmbH
Mondsee, Österreich

ISBN 978-3-662-60646-9   ISBN 978-3-662-60647-6   (eBook)
https://doi.org/10.1007/978-3-662-60647-6

Die Deutsche Nationalbibliothek verzeichnet diese Publikation in der Deutschen Nationalbibliografie; detaillierte bibliografische Daten sind im Internet über http://dnb.d-nb.de abrufbar.

Fotonachweis Umschlag: © Adobe Stock Interstid (Symbolbild mit Fotmodellen)

Planung/Lektorat: Renate Eichhorn
Springer ist ein Imprint der eingetragenen Gesellschaft Springer-Verlag GmbH, DE und ist ein Teil von Springer Nature.
Die Anschrift der Gesellschaft ist: Heidelberger Platz 3, 14197 Berlin, Germany

Das Alter an sich und die Versorgung der alten Generation bezogen auf deren Lebensabend stellt meiner Meinung nach eine der größten humanitären und gesellschaftspolitischen Herausforderung der Zukunft dar. Die gesellschaftliche Entwicklung hat weitreichende Folgen auch für unser „Altwerden", nämlich in der Form, dass Familiensysteme mehr und mehr die Versorgung der Alten nicht mehr übernehmen können. Einerseits sind die Frauen, welche vorrangig die Pflege und Betreuung zu Hause übernommen haben, berufstätig. Andererseits sind Singlehaushalte auch weiterhin im Vormarsch. Die grundsätzliche Überalterung der Bevölkerung und ein sich zuspitzender Mangel an qualifizierten Pflegefachkräften führt letztendlich zu einer Pflege, die für Menschen, welche an demenziellen Abbauprozessen leiden, immer schwerer individuell und dem Normalitätsprinzip entsprechend in stationären Einrichtungen nach diesen Grundsätzen durchgeführt werden kann (Famira-Mühlberger und Firgo 2018, S. 21).

Weitere Themenschwerpunkte, die es notwendig machen, neue Pflegekonzepte und Führungskonzepte in Pflegeheimen zu entwickeln sind:

- die stetig sinkende Zahl der erwerbstätigen Bevölkerungsgruppe, welche sich auch in einem gravierenden Fachkräftemangel präsentiert.
- ein Rückgang der Geburtenrate, welche wiederum eine Überalterung der Bevölkerung zur Folge hat. Planstellen bleiben frei, können nicht nachbesetzt werden, was bei den bereits viel zu niedrigen Personalschlüsseln im Langzeitbereich massive Auswirkungen auf die Pflege und Betreuung hat. So sind in einigen Bundesländern bereits Bettensperrungen notwendig, weil die qualifizierten MitarbeiterInnen fehlen.
- die Zahlen, der an Demenz erkrankten Menschen, die kontinuierlich ansteigen, bei gleichzeitig immer weniger Pflegefachkräften führt letztendlich auch zu qualitativen Einbussen in der Pflege und Betreuung von herausforderndem Verhalten bei Demenz.
- Neben den demografischen Problempunkten kommt nun auch noch ein Imageproblem der Pflegeberufe an sich hinzu. Eine Vielzahl der im Beruf Tätigen sind

nach wie vor Frauen, denen gegenüber die Dienstformen wenig Familienfreundlichkeit aufweisen. 10–11 Stundendienste, seit Jahren in dieser Branche normal, tragen nun wahrlich nicht zu einer positiven Imagekampagne bei.
- Zum Schluss sei noch angemerkt, dass wir noch nie so alt wurden, es noch nie so viele über 100-Jährige gab.

Diese erfreuliche Tatsache hat aber auch ihre Schattenseiten, denn die Chance, dass wir damit einen demenziellen Abbauprozess erleben, steigt mit zunehmendem Alter deutlich an. Seit Jahren sind diese Szenarien bekannt und dies wird auch entsprechend deutlich von einer Vielzahl an Pflegeexperten regelmäßig bekanntgegeben, mit mäßigem Erfolg. Die knappen personellen Ressourcen führen nun wiederum zu mehr Druck und Stress bei jenen, die die Pflege durchführen sollen.

Dies wiederum hat unmittelbare Auswirkungen auf die BewohnerInnen und hier im Speziellen auf jene, die an einem demenziellen Abbauprozess leiden, weil die Anpassungsfähigkeit dieser Menschengruppe deutlich gesenkt ist und damit jegliche Stresssituation eine Verschlechterung des Verhaltens hervorrufen kann. Denkbar schlecht ist daher ein hoher Zeitdruck, mangelndes Wissen bezogen auf nichtmedikamentöse Therapieformen und letztendlich funktionale Einheiten, die wenig Raum für individuelle Tagesabläufe zulassen. Ein Unbehagen, nicht selten aus dem Umfeld entstanden, welches aufgrund der Krankheit Demenz nicht ausreichend kommuniziert werden kann, lässt daraus vielleicht ein herausforderndes Verhalten heranwachsen.

Kitwood schreibt dem Milieu enorme Bedeutung zu, wenn es darum geht, nichtmedikamentöse Therapieformen in Zusammenhang mit demenziellen Abbauprozessen durchzuführen. Stress, Hektik, hoher Wechsel an Personal, wenig Kooperation zwischen den Berufsgruppen sind also denkbar ungünstige Bedingungen im Umgang mit Menschen, die an Demenz erkrankt sind. Es sind Bedingungen, die letztendlich ein herausforderndes Verhalten begünstigen (Reuschenbach / Mahler 2011, S. 386–387). In zahlreichen Studien konnte bereits eindrucksvoll bewiesen werden, dass das Milieu und damit die Art und Weise, wie wir Pflege organisieren und welche tiefere Zweckbestimmung und damit Werthaltung vorherrscht, deutlichen Einfluss auf die Pflege und Betreuung von Menschen, die an Demenz leiden, nimmt und letztendlich auch herausforderndes Verhalten begünstigt. Damit rücken die nun angeführten Themenbereiche, wenn es um die Pflege, Betreuung und Therapie von Menschen geht, die an Demenz leiden und ein herausforderndes Verhalten entwickeln, in den Mittelpunkt.

- Die Pflegefachkräfte müssen fachlich in der Lage sein, eine Vielzahl an Themenbereichen bezogen auf herausforderndes Verhalten zu analysieren, um danach gemeinsam mit dem Team einen Interventionsplan festzulegen.

- Interdisziplinarität als wichtige Grundlage eines ganzheitlichen Pflege- und Betreuungsansatzes.
- Strukturelle Rahmenbedingungen, die ein ganzheitliches Verständnis von Pflege-Betreuung und Therapie von Menschen, welche an einem herausfordernden Verhalten leiden, vorsehen.
- Ein Pflegeverständnis, welches sich durch eine neugierige, forschende Haltung auszeichnet und sich dem Normalitätsprinzip verschrieben hat. Letztlich kommt dem Prinzip einer hohen Eigenverantwortung und dem damit Hand in Hand gehenden Erhalt der Selbständigkeit große Bedeutung zu.

Stationäre Langzeiteinrichtungen unterliegen einem tiefgreifenden Wandel, dieser zeigt sich in vielerlei Hinsicht. Bewohner und Bewohnerinnen kommen in höheren Pflegestufen ins Pflegeheim, sind pflegeaufwendiger und leiden meistens bereits an einer leichten bis mittelgradigen Demenz. Die personelle Ausstattung hinkt hier in vielen Bundesländern deutlich nach, was selbstverständlich zu Rahmenbedingungen führt, die Menschen, die an einem herausfordernden Verhalten leiden, wenig zuträglich sind; abgesehen davon, dass dies in so manchem Bundesland zu extremen Belastungen der Pflegekräfte führt. Dass die Situation in Pflegeeinrichtungen deutlichen Veränderungsbedarf hat, hin zu nichtmedikamentösen Therapieformen ist keine Unbekannte in Österreich. Auch hier gibt es sehr unterschiedliche Bedingungen in Österreich. So schreibt Kräuter im Bericht der Volksanwaltschaft an den Nationalrat 2018 Folgendes: *„Nichtmedikamentöse Therapien sind für Menschen mit einer demenziellen Erkrankung von großer Bedeutung und sollten daher in den Einrichtungen zum Einsatz kommen"* (Kräuter et al. 2018 S. 41).

Diese unbefriedigende Situation hat mich dazu bewegt, mich ausführlich mit dem Thema Demenz und dem häufigen Auftreten von herausforderndem Verhalten auseinanderzusetzen, das Resultat hierzu ist ein Pflegekonzept, welches Pflegende in der Umsetzung von nichtmedikamentösen Therapieformen bei Behavioural and Psychological Symptoms by Demenz (BPSD) im stationären Langzeitbereich unterstützen soll. Im zweiten Teil des Buches versuche ich jene Rahmenbedingungen festzuhalten die notwendig sind, um nichtmedikamentöse Therapieformen im Pflegealltag routiniert anzuwenden. Pflegemanagement wenn sie so wollen, muss erst die Grundlagen für die nichtmedikamentösen Therapieformen schaffen die Lebensqualität dieser Menschen deutlich zu verbessern, um so als Garant für hohe Lebensqualität zu stehen.

Mondsee Christine Moik

In den vielen vielen Jahren meiner Berufstätigkeit konnte ich zahlreiche Einblicke in den Berufsalltag Pflegender erhalten. Deutlich wurde hierbei, dass sich die Aufgaben, aber auch die Arbeitsbedingungen grundlegend verändert haben. Hoher Zeitdruck, gepaart mit oft hoher psychischer Belastung, bringen Pflegende häufig an ihre Grenzen. Gleichzeitig nehmen Demenzerkrankungen und damit auch BPSD deutlich zu. Der steigende finanzielle Druck verdrängt mehr denn je humanistische Werthaltungen. Die Auswirkungen für die Pflege und im Besonderen die Pflege von Menschen die an BPSD leiden, wird so nicht selten auf körperliches „Pflegen" reduziert. Evidenzbasiertes Handeln, und damit hohe Professionalität, muss schwer erkämpft und mit einer Vielzahl an Argumenten belegt werden, will man diese im Alltag umsetzen. Gerade in der Etablierung von nichtmedikamentösen Therapieformen bei BPSD ist noch viel Luft nach oben. Dieses Buch beschäftigt sich ausführlich mit den nichtmedikamentösen Therapieformen bei BPSD und den dafür notwendigen Strukturen in den Organisationen.

Die Überzeugung, dass professionelle Pflege gerade im Langzeitbereich ein enormes Maß an Fachwissen, Kommunikationsfähigkeit und Empathie benötigt, ließ in mir den Gedanken reifen, auf konstruktive Weise den Anstoß zu einem längst überfälligen Wandel in stationären Langzeiteinrichtungen, aber auch bei Entscheidungsträgern, zu geben. Mein Buch soll die Vielschichtigkeit pflegerischen Handelns im Umgang mit BPSD aufzeigen und dazu beitragen, den grundlegenden Wandel in diesem wichtigen Fachbereich zu fördern.

Ich möchte mich daher an dieser Stelle bei den Pflegekräften bedanken, die an mein Konzept und an mein Buch glaubten und bereit waren, sich auf das Projekt der Umsetzung von MIBUK einzulassen. Ich möchte mich bei den vielen Führungskräften der Pflege bedanken, die mich im Rahmen des Projektes unterstützten und wertvolle Hinweise bezüglich der Praktikabilität von MIBUK gaben. Ich bedanke mich bei all jenen, die sich für nichtmedikamentöse Therapieformen in Zusammenhang mit BPSD einsetzen, und so die Lebensqualität einer Vielzahl an leidenden Menschen deutlich verbessern. Außerdem bedanke ich mich bei den Führungskräften des Alten- und Pflegeheims St. Klara in Vöcklabruck, als auch dem Führungsteam im Pflege- und

Betreuungszentrum Haid für die Bereitschaft mir Fotos zu wichtigen Aspekten der nicht-medikamentösen Interventionen bereitwillig zur Verfügung zu stellen.

Ganz besonders möchte ich mich bei meiner Familie und hier vorne weg, bei meinem Lebensgefährten Christian bedanken, der durch seine Geduld, seinen Optimismus und großartige Unterstützung während meines gesamten Schreibprozesses für mich da war. Ich danke meinem Sohn für die wichtigen Hinweise, bezogen auf Werthaltungen junger Menschen, die ich so im Vergleich zur Berufsattraktivität in das Buch einbringen konnte. Ich bedanke mich auch bei meinem Verlag, der mir wichtige Hinweise während der Produktion dieses Buches gab.

Danke!

Inhaltsverzeichnis

Einleitung

1

Inhaltsverzeichnis

Demografische Entwicklungen zeigen schon jetzt, dass bereits im Jahr 2030 in Deutschland 2 Mio. Menschen an Demenz erkrankt sein werden. In Österreich wären dies dann mindestens 500.000 Menschen, Tendenz steigend. Seit der Einführung des Pflegegeldes im Jahr 1993 stieg die Zahl der PflegegeldbezieherInnen von 299.000 auf 455.000 an (Famira-Mühlberger und Brunner 2018, S. 4). Die Zunahme jener Menschen, die an Demenz erkranken, ist in stationären Einrichtungen deutlich am Ansteigen. Dieser Trend wird sich in den nächsten Jahren fortsetzen und deutlich verstärken. So erstrebenswert es ist, so lange als möglich im eigenen Zuhause zu bleiben, so gegenläufig sind die gesellschaftlichen Trends. Die Pflege von Menschen mit Demenz ist für Angehörige eine sehr herausfordernde Tätigkeit. Nicht nur die charakterlichen Veränderungen machen die Pflege zu einer emotionalen Achterbahn, kommen die schwerwiegenden Veränderungen im Verhalten hinzu, welche Angehörige oft an den Rand der Verzweiflung treiben können. Oft ist die Einweisung in ein Pflegeheim der letzte Ausweg, weil Angehörige nicht mehr können, völlig ausgebrannt sind. Nicht selten brauchen die Angehörigen selbst Hilfe, weil ihnen die Trennung zum Familienangehörigen häufig sehr schwer fällt und mit vielen Schuldgefühlen belastet ist.

Menschen, welche an Demenz erkrankt sind, benötigen eine ganz besondere Form der Pflege und Betreuung, diese setzt viel Zeit, ein hohes Maß an Beziehungsarbeit als auch individuelle Möglichkeiten, einer sinnstiftenden Beschäftigung nachzugehen, voraus. Hierzu

© Springer-Verlag GmbH Deutschland, ein Teil von Springer Nature 2020

C. Moik, *Nichtmedikamentöse Therapie von herausforderndem Verhalten bei Demenz,*
https://doi.org/10.1007/978-3-662-60647-6_1

ist die interdisziplinäre Zusammenarbeit im Team eine wichtige Grundlage im Rahmen der Implementierung nichtmedikamentöser Therapieformen. In zahlreichen Studien wird darauf hingewiesen, dass der Einsatz von Fachärzten wie Psychiater, Neurologen, die ins Pflegeheim kommen, als wichtige Ergänzung zum Hausarzt unumgänglich ist. Ebenso wichtig ist die Erweiterung des Pflege- und Betreuungsteams um Gesundheitsberufe wie Physiotherapie, Ergotherapie, Musiktherapeuten, Heilmassage. Die nichtmedikamentösen Therapieformen bei herausforderndem Verhalten erfordern eine breite multiprofessionelle Kooperation unterschiedlicher Berufsgruppen in den Langzeiteinrichtungen, ohne die eine evidenzbasierte Pflege und Betreuung auf nichtmedikamentöser Basis nicht möglich ist (Savaskan et al. 2014, S. 141). Längst ist die Pflege und Betreuung von Menschen, welche an Demenz erkrankt sind und ein herausforderndes Verhalten entwickeln, und deren Therapiekonzepte eine Angelegenheit unterschiedlichster Spezialisten geworden.

1.1   Ausblick

Neben diesen bereits festgehaltenen strukturellen Rahmenbedingungen, die es gilt, in ihren Grundfesten zu verändern, kommt dem evidenzbasierten Wissen zum Thema herausforderndes Verhalten große Bedeutung zu. Erfreulicherweise findet sich mittlerweile eine Vielzahl an spannenden Forschungsergebnissen bezogen auf Auslöser aber auch Therapiemöglichkeiten von herausforderndem Verhalten, die wir im ersten Teil dieses Buches ausreichend würdigen werden. Außerdem werden wir auf Basis einer verstehenden Pflegediagnostik die einzelnen Schritte des Pflegeprozesses bis hin zu den nichtmedikamentösen Therapieformen gemeinsam erarbeiten. BPSD, bei uns unter dem Begriff „herausforderndes Verhalten" bekannt, ist ein mitunter durch den demenziellen Abbauprozess ausgelöstes Verhalten. Die Namensgebung „herausforderndes Verhalten" findet ihren Ursprung in der als herausfordernd wahrgenommenen Verhaltensweise durch die Pflegenden selbst. Fast jeder an Demenz erkrankte Mensch zeigt im Laufe seiner Erkrankung ein Abweichen des von der Gesellschaft als „normal" bezeichneten Verhaltens. Dieses Verhalten kann als Agitiertheit oder als Apathie auftreten. Diese Verhaltensveränderungen gehen oft mit einer Selbst- oder Fremdgefährdung einher und stellen eine große Herausforderung für die Pflegenden dar. Es gibt keine konkreten Zahlen, bezogen auf die Häufigkeit des Auftretens von BPSD. Will man aber Studien glauben, dass 80 % der Menschen in Pflegeheimen bereits an Demenz erkrankt sind und jeder Mensch, der an einer Demenz erkrankt, im Laufe seiner Erkrankung ein BPSD entwickelt, wird die Größenordnung des Phänomens deutlich. Wenn wir uns vorstellen, dass dann in einem Wohnbereich mit 25 Menschen 20 Menschen an einer Form der Demenz leiden, dann können hiervon mindestens 10 Menschen ein BPSD zeigen; also sich durch lautes Schreien über Stunden, aggressive Verhaltensweisen, Apathie – depressives Verhalten oder zielloses Wandern Gehör verschaffen. Diese Verhaltensweisen fordern von den Pflegenden ein hohes Maß an Empathie und Wissen zur Thematik rund um das BPSD. In der Pflege und Betreuung von Menschen, die ein BPSD entwickeln, kommt neben den aufgezählten Fähigkeiten eine verstehende Haltung, einem „verstehen Wollen", große Bedeutung zu. Pflegende sollten daher davon ausgehen, dass der kranke Mensch den Versuch startet, sich mitzuteilen. Eine Nichtbehandlung der Ursachen für das Verhalten führt zu rascher Abhängigkeit, dem weiteren Abbau kognitiver Fähigkeiten, die wir ja eigentlich erhalten wollen und sollten (Savaskan et al. 2014, S. 138–139).

Längst ist Pflege und Betreuung in Langzeitbereichen eine hochspezialisierte Tätigkeit geworden, welche neben den medizinisch-therapeutischen Kompetenzen auch psychoanalytische Kompetenzen, das Beobachten und Verstehen von Bewegungsabläufen und dem Suchen nach sinnstiftender Beschäftigung geworden. Das Arbeiten in multiprofessionellen Teams erfordert auch entsprechende Kommunikationssysteme, welche den Informationsfluss, aber auch einen ganzheitlichen und individuellen Pflege-Betreuungs- und Therapieprozess, den es gilt, zu forcieren. Im Rahmen der Fallarbeit sollen die unterschiedlichen Berufsgruppen ihr Wissen und Können ausreichend einbringen, um daraus den nichtmedikamentösen Interventionsplan zu entwickeln. Diese Vielfalt an Kompetenzen können längst nicht mehr von der Pflege allein abgedeckt werden. Multiprofessionelle Pflege- Betreuungs- und Therapieteams sind hier längst überfällig. Diese multiprofessionellen Teams sollten aus PsychologInnen, PsychiaterInnen, AllgemeinmedizinerInnen, NeurologInnen, PhysiotherapeutInnen, ErgotherapeutInnen, MusiktherapeutInnen, GestalttherapeutInnen und natürlich den ExpertInnen der Pflege bestehen. Pflegeheime sind zu Einrichtungen mit schwerstkranken, multimorbiden Menschen geworden, die neben ihren körperlichen Erkrankungen auch noch mit zahlreichen psychosozialen Problemen und Traumen zurechtkommen müssen. Nicht zuletzt ist selbst der Eintritt in ein Pflegeheim durchaus ein dramatisches Ereignis.

Im Besonderen dann, wenn der Eintritt ins Pflegeheim aufgrund eines demenziellen Abbauprozesses erfolgen muss. Die fehlenden kognitiven Fähigkeiten, die einer raschen Anpassung im Wege stehen, erfordern daher von der Institution und deren MitarbeiterInnen die notwendige Anpassung an den kranken Menschen. Je rascher wir es schaffen, uns den Routinen des betreuungsbedürftigen Menschen anzupassen, desto weniger läuft der an Demenz Erkrankte Gefahr, aufgrund fehlender Rahmenbedingungen oder unerkannter Bedürfnisse ein BPSD zu entwickeln. Damit sind Themen wie ein geringer Grad an Institutionalisierung ein wichtiger Parameter in den nichtmedikamentösen Therapieformen. Eine ganzheitliche Sicht bedeutet daher, den erkrankten Menschen in all seinen Bedürfnissen wahrzunehmen und aufgrund seiner kognitiven Einschränkungen diese Bedürfnisse durch eine genaue Ursachenanalyse herauszufinden. Wir sprechen hierbei auch von einem Mehrkomponenten-Aktivierungsprogramm, welches dazu beitragen soll, die kognitiven Fähigkeiten so lange als möglich zu erhalten (Lutzenberger und Graessel 2010, S. 20).

Herausforderndes Verhalten, international auch als BPSD bezeichnet, bringt Pflegende oft an ihre Grenzen und führt neben Überforderung vor allem zu einer inadäquaten Pflege und Betreuung der Menschen, die an diesem Phänomen leiden. Diese Grenzen in einer adäquaten Therapie finden wir häufig in fehlenden Strukturen, die sich in unzureichenden

Personalressourcen, zu wenig Wissen über BPSD und zu wenigen Möglichkeiten des fachlichen Austauschs mit Spezialisten zeigen. Damit soll einmal mehr verdeutlicht werden, dass die Pflege und Betreuung von Menschen, welche an Demenz erkrankt sind und im Zuge dieser Erkrankung ein BPSD (Behavioural and Psychological Symptoms by Demenz) entwickeln, ein spezielles Umfeld benötigen, welches wir uns erarbeiten müssen. Zeigen doch zahlreiche internationale Studien, dass für die Hauptproblempunkte im Umgang mit BPSD folgende Fakten ausschlaggebend sind:

- das Fehlen von ausreichend Zeit;
- das Fehlen von umfangreichem Wissen bezogen auf demenzielle Abbauprozesse und BPSD;
- Fehlende interdisziplinäre Zusammenarbeit direkt im stationären Langzeitbereich (bezogen auf eine ausreichende Versorgung mit Fachärzten, vor allem bezogen auf die medikamentösen Therapieformen welche bei zu wenig Wissen in der Verabreichung oder aber auch im fehlenden Ausschluss anderer Faktoren die Morbiditätsrate erhöht. Fachärzte können diesem Trend entgegenwirken);
- Fachärzte unterstützen auch den Trend hin zu weniger Polypharmazie aufgrund eingehender Prüfung durch den zuständigen Facharzt (Savaskan et al. 2014, S. 142). Hierzu kommt die oft nur sehr lückenhafte Abklärung der Demenzform und der kognitiven Einschränkungen. Was wiederum nichtmedikamentösen Therapieformen entgegenwirkt, da diese angeführte Punkte voraussetzen.

Bleibt hier anzumerken, dass scheinbar wirtschaftliches Denken nicht heißt, ein humanitäres Verhalten abzulegen, ganz im Gegenteil. Qualität und Wirtschaftlichkeit schließen einander ein und nicht aus. Österreich braucht dringend neue Ansätze, wenn es um Werthaltungen geht. Erst wenn wir erkannt haben, dass herausforderndes Verhalten keine Laune der Demenz ist, sondern mitunter die verbliebene Ausdrucksmöglichkeit des Menschen, haben wir die richtige Einstellung und einen ganzheitlichen Zugang zu den nichtmedikamentösen Therapieformen im Rahmen eines BPSD gefunden. Das Suchen nach der Ursache für das Verhalten ist oft eine langwierige Aufgabe und erfordert einen systematischen Zugang, dem ich mit der Entwicklung des MIBUK-Pflegekonzepts nachkommen möchte. Neben der Suche nach den Ursachen, werden wir uns intensiv mit den fünf MIBUK-Kompetenzen auseinandersetzten, die uns einen systemischen und damit ganzheitlichen Zugang zum Thema der nichtmedikamentösen Therapieformen bei BPSD ermöglichen sollen. Die Aufarbeitung des Themas erfolgt anhand des Pflegeprozesses, der von einer verstehenden Sichtweise geprägt und geleitet ist. Daher sprechen wir in diesem Buch nicht nur von einer verstehenden Diagnostik wie diese von Bartholomeyczik beschrieben wird, sondern wir gehen noch einen Schritt weiter und wollen den gesamten Pflegeprozess entsprechend „verstehend" aufbauen.

Hierbei unterstützen uns die fünf MIBUK-Kompetenzen. Anhand unserer Vorgangsweise verfolgen wir das Ziel, die Selbstständigkeit der BewohnerInnen, deren Ich-Bezogenheit und damit deren Autonomie größtmöglich zu erhalten. Nichtmedikamentöse Therapieformen unterstützen unsere Ziele und sind den medikamentösen Therapieformen vorzuziehen. Hierbei halten wir uns an die Guideline der Schweizer Gesellschaft für Alterspsychiatrie und deren Algorithmus bezogen auf die Anwendung medikamentöser Therapieformen (Savaskan et al. 2014, S. 140), nämlich: Einzig und allein ein selbst- oder fremdgefährdendes Verhalten rechtfertigt die Gabe von Psychopharmaka. In zahlreichen Studien wird auf die hohe Sterblichkeit in Zusammenhang mit medikamentösen Therapien bei BPSD hingewiesen (Bureick et al. 2011, S. 54). Der unmittelbare Zusammenhang zwischen Zeitmangel, Unwissenheit um das Thema der nichtmedikamentösen Therapieformen als auch fehlende oder unzureichende Abklärung der Symptomatik durch Psychiater und Neurologen vor Ort führen oft zu frühzeitigem Einsatz von Psychopharmaka, die dann auch noch häufig über einen viel zu langen Zeitraum verabreicht werden.

All dieser Themenbereiche werden wir uns in diesem Buch annehmen und mögliche Lösungsansätze vorstellen. Bleibt zu hoffen, dass dieses Buch einen Wandel in unseren stationären Langzeiteinrichtungen unterstützt, der zum Ziel hat, die Lebensqualität der BewohnerInnen, welche an Demenz erkrankt sind, deutlich zu verbessern.

1.2   Zielsetzung

Die Pflegefachkräfte sollen hier ein Pflegekonzept vorfinden, welches sie unterstützt, die Pflege und Betreuung von Menschen mit Demenz und BPSD sinnstiftend, evidenzbasiert einzusetzen. So sollen sie hier auch Argumente finden, um einen Wandel in ihrer Einrichtung zu forcieren.

Entscheidungsträger können hier Ideen sammeln, sich mit dem Thema auf hohem Niveau auseinandersetzen. Fachexperten sind eingeladen, zu diskutieren und diese Konzepte weiterzuentwickeln.

Behörden könnten daraus verpflichtende Handlungsleitlinien im Rahmen ihrer Kontrollfunktion entwickeln. Österreich könnte ein Vorzeigeland werden, wenn es darum geht, Menschen, welche an Demenz erkrankt sind und ein BPSD entwickelt haben, in unseren Langzeiteinrichtungen würdevoll, individuell und unter Einhaltung des Normalitätsprinzip letztendlich evidenzbasiert zu betreuen, sodass die Lebensqualität des Einzelnen/der Einzelnen deutlich in den Vordergrund rückt.

Standesvertretungen sind eingeladen, die Konzepte als Grundlage für ihre Verhandlungen heranzuziehen und Pflegende auf ihrem Weg weit über politisches Parteienkalkül hinaus zu unterstützen.

1.3   Methodik

Das Paradigma der Pflege von Menschen, die an einem BPSD leiden, hat sich in den letzten Jahren deutlich verändert hin zu einer ganzheitlichen Pflege- Betreuung und Therapie. Das MIBUK-Pflegekonzept bietet diese ganzheitliche Sicht auf den Menschen und soll nun die Methodik, also die Vorgehensweise in MIBUK, näher erläutern. Grundsätzlich sprechen wir in MIBUK von einem verstehenden Pflegeprozess, was bedeutet, dass wir den gesamten Prozess, dem Verstehen-Wollen und der Suche nach Begründungen für das Verhalten ausrichten. So beginnt das MIBUK-Konzept entsprechend dem Pflegeprozess mit einem ausführlichen Assessment; dieses wiederum begleitet die enge Kooperation im interdisziplinären Pflege-, Betreuungs- und Behandlungsteam. In der multiprofessionellen Zusammenarbeit werden alle wesentlichen Themen des Assessments in Form von Fallbesprechung durchgeführt. Diese bilden die Grundlage für die Erstellung unserer Arbeitshypothese und münden letztendlich in einer psychosozialen Pflegediagnose, aus der wir dann das Ziel und die nichtmedikamentösen Interventionsmethoden ableiten werden.

Mit der Erarbeitung des MIBUK-Assessmentbogens ist es gelungen, Ihnen, liebe LeserInnen, ein ganzheitliches Instrument in die Hand zu geben, welches auf systematische Weise die vielfältigen Ursachen für ein BPSD erheben lässt. Sei hier angemerkt, dass ich bei der Erarbeitung des Assessmentinstrumentes durchaus vom NBD-Modell beeinflusst wurde. In unserem verstehenden Pflegeprozess halten wir uns in jedem Schritt an unsere fünf MIBUK-Kompetenzen, die ich Ihnen noch genau vorstellen werde. Die fünf MIBUK-Kompetenzen ermöglichen Ihnen einen systemischen Zugang zur Thematik, in dem diese fünf Kompetenzen eine Vielzahl an möglichen Ursachen für ein BPSD erforscht. In einem weiteren Schritt des Assessmentprozesses werden wir dann bestimmte Themenbereiche anhand eines Ausschließungsverfahren erschließen. Sehen wir uns den verstehenden Prozess im Rahmen des Assessments nun genauer an (Abb. 1.1).

Dieser ganzheitliche systemische Zugang bezieht sich letztendlich auch auf das MIBUK-Managementkonzept, welches uns im zweiten Teil dieses Buches ausführlich beschäftigen wird. Der bereits angesprochene systemische Zugang soll über fünf Kernkompetenzen zu den nichtmedikamentösen Therapieformen führen. Die fünf MIBUK-Kompetenzen bilden letztendlich die Grundlage für unsere nichtmedikamentösen Interventionen bei Menschen, die an einem BPSD leiden. Die fünf MIBUK-Kompetenzen sind ihr roter Faden, der sie vom Assessment zur Pflegediagnose über die Zielsetzung zu den notwendigen und individuellen Interventionsmöglichkeiten führt. Dieser rote Faden stellt sicher, dass Sie stets einen ganzheitlichen Blick auf ihre BewohnerInnen, die an einem BPSD leiden, haben können. Leiten wir nun mit einer kleinen „Geschichte" in unser Thema ein.

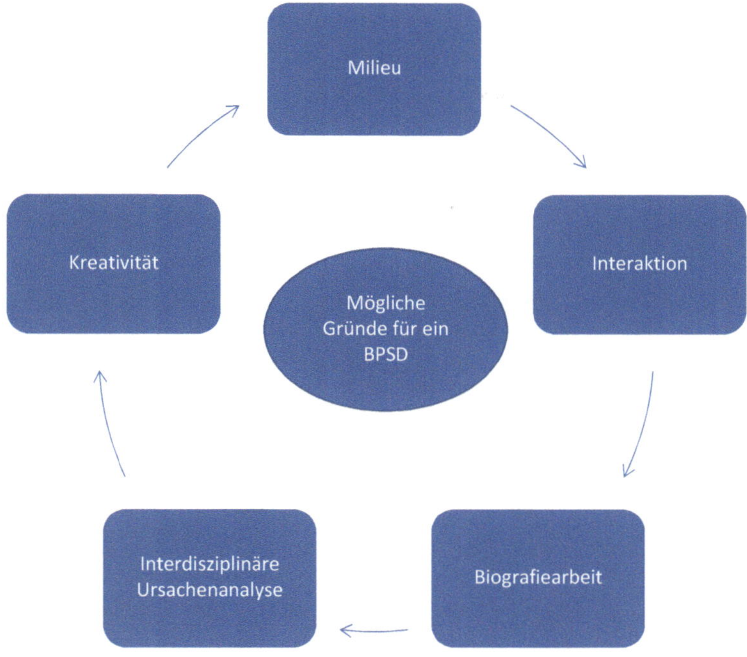

Abb. 1.1 Der MIBUK-Prozess (Moik 2019)

1.4 Eine Gschicht aus'm Pflegeheim

Diese Geschichte, die in jedem beliebigen Pflegeheim spielen könnte, soll uns zeigen, wie schwer es ist, einen ganzheitlichen Blick auf den einzelnen Menschen zu haben, wenn die Rahmenbedingungen nicht vorhanden sind. Diese Geschichte ist frei erfunden, ebenso alle darin vorkommenden Personen. Ähnlichkeiten sind daher rein zufällig. Diese Geschichte soll den nun in der Einleitung so ausführlich beschriebenen kulturellen Aspekt, Zeitmangel, Ängste und Sorgen, fehlende Strukturen und persönliche Themen der Pflegekräfte einschließen, denn auch in der Realität müssen wir mit all diesen Dingen umgehen und einen Weg finden, der es uns ermöglicht, die unterschiedlichen Bedürfnisse von BewohnerInnen, Pflegekräften und Unternehmen in Einklang zu bringen, das ist oft aufgrund der Rahmenbedingungen einfach nicht mehr möglich. Lassen Sie sich nun also ein auf diesen kleinen Ausflug in die Welt der Pflege.

Es ist 6.30 Uhr morgens. Pflegerin Eva ist bereits seit 10 Minuten im Dienst und sitzt bei der morgendlichen Dienstübergabe von Karin. „Mein Gott, wie die wieder herumredet und bei jedem Bewohner etwas zu erzählen hat. Uns läuft ja eh schon wieder die Zeit davon, Martin ist krank, er fehlt in meiner Gruppe, das heißt, ich muss heute 8 Bewohner völlig allein versorgen. Mah, am liebsten würde ich in den Krankenstand gehen, immer das gleiche, kein Tag, an dem mal alle da sind, ich halt das echt nicht mehr aus."

Die Dienstübergabe schreitet fort … Eva fragt, wie es Fr. Mayer ginge, da diese in ihrer letzten Nacht so unruhig war. Eva: „Sie schrie den ganzen Tag und in der Nacht ‚Hiiilfe, Hiiilfe‘, hat sich das gelegt?" Karin meint: „Nein, Fr. Mayer ist nicht mehr auszuhalten, sie spricht auf nichts an, schlägt bei der Körperpflege um sich und schreit Hiiilfe, alle würden schon völlig entnervt sein." Gestern schlug sie völlig unverhofft mit dem Gehstock auf Edith ein, die hatte einen Striemen am Arm! Die Bereichsleitung, Fr. Körner, hat eh schon mit dem Arzt geredet, er kommt heute zur Visite und wird was zur Beruhigung verschreiben. Sie meint wir sollen viel im Pflegebericht dokumentieren, damit der Verlauf sichtbar ist, wenn die Bewohnervertretung kommt."

Karin meint: „Was sollen wir dokumentieren, wir haben ja so schon keine Zeit, die soll sich doch selbst hinstellen und dokumentieren!" Hat der Landeshauptmann nicht gesagt, sie schaffen die Bürokratie ab? „Wer ist denn morgen im Dienst? Ach, ja der Hermann, der kann wieder nichts heben, wegen seinem Bandscheibenvorfall, ja super, da habe ich ja eine lustige Woche vor mir."

Karin fragt: „Wieso wurde denn Carmen aus der Pflege genommen, jetzt sind wir noch eine weniger!"

Maria meldet sich und meint: „Carmen ist Heimhilfe, die darf nicht in der Pflege arbeiten, die Heimaufsicht war da und hat sich morts darüber mokiert, jetzt hat die PDL verboten, dass sie in der Pflege arbeitet." „Na super, und wer kommt statt ihr in die Pflege?"

„Na keiner, glaubst du, das interessiert jemanden von da oben? Der Heimleiter war da und hat sich aufgeregt, dass wir den Essenswagen nie pünktlich in die Küche bringen können, die Küche will pünktlich in die Pause." Carmen äfft den Heimleiter nach.

„Na, da bin ich froh, wenn die Küche pünktlich in die Pause gehen kann, dann sollen sie sich den Wagen selber abholen, das ist ja eh nicht unsere Aufgabe, sagt ihm das mal jemand!", meint Karin.

„Vergiss es, da bekommst nur Ärger, die Küche ist heilig, wir sind die Dummen, das ist doch eh nichts Neues! So, jetzt müssen wir los", meint Maria. „Wir werden nicht fertig, es fehlen heute zwei", meint Karin und rümpft die Nase.

Alle schwirren aus, Glocken läuten die BewohnerInnen werden gewaschen angezogen und zum Frühstück gesetzt. Einer fertig zum Nächsten. Herr Mayer leidet an einer fortgeschrittenen Demenz, er schlägt und kratzt die Pfleger, er ist noch sehr mobil und seine Schläge sind daher zu fürchten, man muss höllisch aufpassen, sonst verpasst er einem ein blaues Auge. Schon zwei Kolleginnen hatten eins. Wer sich aber Zeit lässt und mit Herrn Mayer über sein Hobby, die Jagd, spricht, lernt einen witzigen, voller Leidenschaft steckenden Mann kennen, der viel zu erzählen hat. Er leidet so sehr unter dem Tod seiner Frau, den er einfach nicht wahrhaben möchte.

Karin geht zu Herrn Mayer ins Zimmer. „Guten Morgen, Herr Mayer, gehen Sie mit mir waschen?" Herr Mayer: „Schleich dich raus hier, ich bin schon fertig, was willst du von mir? Wo ist meine Frau, hol sie endlich, du dumme Kuh, oder ich hau dir eine runter."

Karin: „Na, na, Herr Mayer, beruhigen Sie sich, soll ich später wiederkommen, ich hätte so gern eine Geschichte von der Jagd gehört!" Herr Mayer: „Ah, die Jagd, ja das waren halt noch schöne Zeiten, weißt, als ich meinen ersten Keiler schoss, das war in

Niederösterreich …" Das Handy von Karin läutet, eine Bewohnerin ist kollabiert, sie soll helfen kommen. „Herr Mayer, ich muss schnell weg, ich komme aber gleich wieder." „Schleich dich, ich mach das alles alleine, hat ja eh keiner Zeit."

„OK! Herr Mayer ich komme später, aber dann müssen sie sich schon unterstützen lassen, ich weiß ja eh, dass sie alles selber machen, aber sehen's doch, ihr Hemd das ist ein bisschen schmutzig, kaum zu sehen, aber doch, ihre Frau würd sicher darauf bestehen, dass sie es wechseln, meinen's nicht?" „Ja meine Frau hätt das schon zweimal erledigt und das Frühstück wäre auch schon längst fertig. Ich will kein Frühstück, bring mich endlich nach Hause, meine Frau macht das mit dem Frühstück, ich will hier weg."

Schon steht er auf und will los, dabei stolpert er über seinen Schuh, fällt ungebremst auf den Boden und auf das Gesicht. Die Nase blutet, er schreit auf. Karin eilt auf ihn zu, er beschimpft sie noch mehr, sie läutet den Alarm. Maria kommt nach 3 Minuten und gemeinsam hieven sie Herrn Mayer ins Bett. Fragen nach Schmerzen, reinigen und verbinden die Nase und verständigen den Arzt.

Der Arzt kommt frühestens am Nachmittag, meint, es wäre besser, den Bewohner ins Krankenhaus zu schicken. Die Bereichsleitung ruft die Rettung, Herr Mayer fährt ins Spital, schreiend und schimpfend, nicht wollend, das Frühstück wurde ihm eingepackt und die Rettung informiert, dass er noch nichts gegessen hat.

Karin, nun mit einer Stunde Verspätung, geht zu ihrer nächsten zugeteilten Bewohnerin, Fr. Geiger. Diese begrüßt sie: „So spät kommst daher, heute kommt mein Enkerl, ich muss mich anziehen. Karin sagt: „Entschuldigen Sie, Fr. Geiger, aber ich hatte einen Notfall."

Fr. Geiger: „Ja, das sagt ihr immer, für Leute wie mich habt ihr keine Zeit."

Karin: „Fr. Geiger, jetzt schimpfen Sie nicht so, ich habe doch auch nur zwei Hände".

Fr. Geiger:" Ja ich weiß eh, bist eh so eine Liebe und Fleißige, aber es ist halt eine Schweinerei, dass ihr so wenige seit's und keiner sagt was. Aber alle werden alt, auch die Politiker, aber die haben genug Geld, die leisten sich dann eine Privatbetreuung."
Karin unterstützt Fr. Geiger bei der Körperpflege und beim Anziehen, dann begleitet sie sie in den Wohnbereich auf ihren Platz. Dort angekommen, schreit eine Männerstimme: „Schwester, Schwester."

Karin: „Ja, Herr Dr. Winter?" Dieser sagt nichts mehr, sitzt vor seinem Teller, auf dem ein Marmeladesemmerl liegt und starrt es an.

Karin sagt: „Herr Dr. Winter, essen's doch ihr Frühstück!". Herr Winter schaut auf, als würde er erwachen, nimmt ein Stück Semmerl und lässt es aber gleich wieder fallen. Karin setzt sich zu ihm, und streichelt seine Hand und sagt: „Herr Dr. Winter, kommen's doch, essen's ein Stückchen." Sie nimmt ein Stück der Semmel und gibt diese Herrn Winter in den Mund. Herr Winter lächelt und öffnet den Mund. Er greift nach der Hand von Karin und tätschelt ihre Hand. Karin bietet ihm Kaffee an, er trinkt. Karin holt ihr Telefon und fragt hinein: „Wo ist denn die Elfriede, die muss der Carmen helfen. Sie soll ins Wohnzimmer kommen und Herrn Dr. Winter beim Essen unterstützen, ich muss noch zwei Bewohnerinnen fertig machen." Karin: „So, Herr Dr. Winter, jetzt noch ein

Stückchen Semmerl." Sie will gehen, Herr Dr. Winter ergreift ihre Hand, sie löst den Griff und sagt: „Ich muss jetzt gehen, ich komme eh wieder."

Karin notiert sich: Herr Winter wirkt apathisch, Dosierung Psychopharmaka?

Um 11.00 ist Karin bei ihrer letzten Bewohnerin, Fr. Sladic. Fr. Sladic lächelt sie an und nimmt ihre Hand. Fr. Sladic wird im Bett gewaschen, sie leidet an einer weit fortgeschrittenen Demenz und liegt mittlerweile die meiste Zeit im Bett. Sie kann keine Handlungen mehr zielgerichtet ausführen und sie hat Pflegestufe 7. Essen wird ihr eingegeben, das hat heute Maria übernommen. Karin wäscht flink Fr. Sladic, setzt sie querbett und mit dem Rutschbrett in den Geriatriestuhl.

So, nun ist es bereits dreiviertel zwölf, das Mittagessen bereits da ... Die Stunde konnte bis jetzt nicht hereingearbeitet werden, das Essen von Frau Sladic wird püriert. Um 12.15 Uhr geht Karin in die Pause, dann sind sie im Wohnbereich nur mehr zu zweit, nach ihrer Pause von einer Stunde wird sie alle BewohnerInnen auf die Toilette begleiten, sie für den Kaffee vorbereiten, den Kaffee und Kuchen von der Küche holen, diesen austeilen, Bewohner mobilisieren und vielleicht geht sich ein kurzer Spaziergang mit Frau Geiger aus. Eine Partie Schach mit den beiden Herren wäre auch mal wieder fällig. Ihre Dokumentation konnte sie bis jetzt nicht durchführen. Das wird sie dann auch am Nachmittag erledigen. Sie hofft, dass die Diplomkrankenpflegerin Jasmin den Sturz auf dem Sturzprotokoll ausgefüllt hat. Die Angehörigen wurden von der Bereichsleitung verständigt.

So vergeht der Nachmittag wie im Flug und schon ist es Zeit für die Vorbereitungen zum Abendessen, Toilettengänge, Essenwagen holen, Essen eingeben, positionieren, Essen wieder in den Geschirrspüler einräumen, Essenswagen in die Küche fahren, vielleicht können wir dann „Mensch ärgere dich nicht" spielen mit unseren drei Damen aus dem Südflügel, die hatten heute echt nicht viel Ansprache, ehe wir an die Abendarbeit gehen. BewohnerInnen für den Abend vorbereiten, Körperpflege durchführen, Pyjama und Nachthemden anziehen, ein paar Worte wechseln, dann alles verräumen, Tabletts für die Nacht vorbereiten, dokumentieren, wozu ich den ganzen Tag nicht gekommen bin. Dienstübergabe vorbereiten, Dienstübergabe und endlich nach Hause.

Vielleicht sehe ich meine beiden Kids noch vor dem Schlafen-Gehen ... Da läutet das Telefon, der erste Nachtdienst wird sich verspäten, ein Unfall – es staut bereits 3 km zurück, das heißt mindestens 30 Minuten Verspätung. Karin muss nun noch bleiben, damit gehen auch heute ihre Kinder ohne sie schlafen. Im gleichen Augenblick kommt die Rettung mit Herrn Mayer, der auf der Trage schläft. Sie begleitet die Sanitäter ins Zimmer, unterstützt Herrn Mayer beim Ausziehen und fragt ihn, ob er Hunger hat. Woraufhin er sagt: „Ja und wie, und Durst habe ich auch, ich habe stundenlang gewartet." Sie gibt ihm Essen und Trinken, er bedankt sich und lächelt sie an. Trotz seiner fortgeschrittenen Demenz meint er: „Die Geschichte von der Jagd erzähl ich dir morgen." Inzwischen ist der Nachdienst eingelangt und die Dienstübergabe kann beginnen. Traurig und müde beginnt sie mit der Dienstübergabe für den zweiten Nachtdienst. Sie verlässt das Pflegeheim um 20.00 Uhr und wird morgen um 6.45 Uhr wieder ihren Dienst beginnen. In der Regel hat sie pro Monat zwischen 20 und 30 Überstunden, manchmal auch mehr.

Sie ist für 62% angestellt, die Mehrstunden bringen ihr finanziell nichts und es gibt eigentlich nur Nachteile, wenn sie nicht pünktlich nach Hause kommt. Wenn es so weitergeht, wird sie sich einen anderen Job suchen, einen, bei dem sie mehr Zeit für ihre Familie hat und geregelte Dienstzeiten, sie hat ein Angebot von einem Wellnesshotel bekommen, das ganz in der Nähe ist, das wird sie wohl annehmen. Dort sind glückliche Kunden, fröhliche Menschen und eine geregelte Arbeitszeit, keine Spät- und Nachtschichten. Vor allem aber möchte sie endlich Zeit für das, was sie tut, haben. Sie will nicht mehr wie am Förderband arbeiten und keine Zeit haben, sich mit den BewohnerInnen zu beschäftigen. Dieses Gefühl, keine Zeit für Menschlichkeit zu haben, macht sie krank.

Dieses Beispiel ist erfunden, doch höre ich immer wieder von hohem Zeitdruck, kurzfristigen Dienstplanänderungen und wenig Möglichkeiten, auf diese Dinge Einfluss zu nehmen. Wenn wir uns mit dem Thema herausforderndem Verhalten (Behavioural psychical Symptoms by Demenz, BPSD) widmen, werden wir stabile Teams und wenig Zeitdruck benötigen, denn nur dann schaffen wir ein Umfeld, welches BewohnerInnen, die an BPSD leiden, die notwendige Struktur und den notwendigen Halt gibt, um sich selbstständig und autonom zurechtzufinden. Zeitdruck, Stress, wenig Zeit, um auf die Bedürfnisse der Menschen einzugehen, die an Demenz leiden, können ein herausforderndes Verhalten verursachen. Bestätigt wird dies durchaus auch von der Volksanwaltschaft, welche schreibt: „Das Missverhältnis zwischen steigenden Herausforderungen und den tatsächlichen personellen Ressourcen in Einrichtungen wird von allen Kommissionen der VA wahrgenommen" (Kräuter et al. 2017, S. 26).

Jedes Konzept zur Verbesserung der Situation von BewohnerInnen, die an Demenz erkrankt sind, erfordert auch eine Veränderung an den Rahmenbedingungen des Unternehmens.

Fehlende Zeit und Stress führen häufig zu einer Fehleinschätzung von herausforderndem Verhalten, die Suche nach den Ursachen wird kaum oder nur unzureichend durchgeführt. Schnell wird das Verhalten als Teil des demenziellen Abbauprozesses abgetan. Dies hat für BewohnerInnen nicht selten fatale Folgen, führt dies zum Verlust von Alltagsfähigkeiten bei den BewohnerInnen, was wiederum die Abhängigkeit erhöht und letztendlich in einem höheren Pflegebedarf mündet. Je funktionaler die Organisation strukturiert ist, umso eher werden Individualität und damit das Normalitätsprinzip der BewohnerInnen hinten angestellt, was die Orientierung und Eigenständigkeit gefährdet. Zeitmangel ist der größte Feind nichtmedikamentöser Therapieformen.

Literatur

Bureick S et al (2011) Herausforderndes Verhalten besser begegnen: Fortbildung und Fallkonferenz von Ärzten und Pflegenden haben positiven Einfluss, Leuchtturmprojekt Demenz Bundesministerium für Gesundheit DE

Kräuter G, Brinek G, Fichtenbauer P (2017) Bericht der Volksanwaltschaft an den Nationalrat und den Bundesrat. Präventive Menschenrechtskontrolle

Lutzenberger K, Graessel E (2010) Ganzheitliche Förderung von Geist und Körper, Multimodale Aktivierungsthrapie bei Demenz im Pflegeheim (MAKS-aktiv), Leuchtturmprojekt Bundesministerium für Gesundheit DE

Savaskan E et al (2014) Empfehlung zur Diagnostik und Therapie der behaviouralen und psychologischen Symptome der Demenz (BPSD), Therapy Guidelines for Behavioural and psychological Symptoms of Dementia. Originalartikel Praxis Schweizerische Gesellschaft für Alterspychiatrie & Alterspsychologie (SGAP)

Allgemeine Begriffsdefinitionen

2

Inhaltsverzeichnis

Es sei festgehalten, dass das Wissen zu Demenzformen, deren Symptomatik als auch medikamentöse Therapieformen hier nicht näher erläutert werden. Diese wichtigen Grundlagen müssen vorausgesetzt werden. Eine Erweiterung um diese Themenbereiche würde den Rahmen dieses Buches sprengen. Es sei jedoch an dieser Stelle angemerkt, dass es von größter Bedeutung ist, dass Pflegepersonen ihr Wissen, bezüglich Demenzformen, Symptome der Demenz als auch Auswirkungen und Nebenwirkungen von Psychopharmaka aneignen. Erst dadurch entsteht ein breites Wissen und dieses Wissen unterstützt selbstverständlich die nichtmedikamentösen Therapieformen. Das Wissen

© Springer-Verlag GmbH Deutschland, ein Teil von Springer Nature 2020

C. Moik, *Nichtmedikamentöse Therapie von herausforderndem Verhalten bei Demenz,*
https://doi.org/10.1007/978-3-662-60647-6_2

15

bezüglich Psychopharmaka, im Besonderen der Neuroleptika und deren Wirkung und Nebenwirkungen als auch Wechselwirkungen, sind weitere zwingende Grundvoraussetzung. Es ist von großer Bedeutung, dass Pflegepersonen Wirkung, Nebenwirkungen, Wechselwirkungen und natürlich Überdosierungen beobachten können, um jederzeit auf Auffälligkeiten angemessen zu reagieren.

2.1 BPSD

Beginnen wir also mit dem ersten Begriff und versuchen wir diesen näher zu definieren. Behavioural and Psychological Symptoms by Demenz (BPSD) stellt eine Begleiterscheinung bei Menschen dar, die an Demenz erkrankt sind. In der Pflege sprechen wir hier von einem herausfordernden Verhalten im Rahmen eines dementiellen Abbauprozesses. BPSD kann demnach, wenn die Symptome monodisziplinär betrachtet werden, auch als herausforderndes Verhalten bezeichnet werden. Wir wollen aber in diesem Buch besonderen Wert auf die multiprofessionelle Zusammenarbeit legen, da ich der Meinung bin, dass nur dann der gewünschte Effekt für unsere anvertrauten Menschen bezogen auf die nichtmedikamentösen Therapien eintritt. Wir verwenden daher bewusst den Begriff des BPSD im Wissen, dass wir dann auch den medizinisch-psychiatrisch sowie den neurologischen Part angemessen miteinbeziehen müssen (Savaskan et al. 2014, S. 135).

Wenn wir also von BPSD sprechen, reden wir über Verhaltensweisen, die aufgrund einer demenziellen Erkrankung auftreten können, aber auch von andere Faktoren beeinflusst werden können. Beispielhaft sei hier angeführt: unbefriedigte Bedürfnisse, ebenso ein sich Unwohl-Fühlen bis hin zu Schmerzen, die nicht anders zum Ausdruck gebracht werden können. Das Verhalten selbst kann von Formen der Agitiertheit bis hin zu Formen der Apathie reichen. Die Schweizerische Gesellschaft für Alterspsychiatrie teilt dieses Verhalten in folgende Gruppen ein: Agitation/Aggression, psychotische Symptome, Depression (Angst, Apathie, Wahn, Halluzination), Schlaf-Wach-Rhythmusstörungen, disruptive Vokalisation, sexuelle Enthemmung, mangelnde oder vermehrte Nahrungsaufnahme (Savaskan et al. 2014, S. 140). Die Pflegewissenschaften sprechen monodisziplinär von einem herausfordernden Verhalten und definiert Sutter den Begriff wie folgt: „Die Pflegewissenschaften sprechen von herausforderndem Verhalten. Deutlich jünger und anschaulicher ist der aus dem angelsächsischen Sprachraum übernommene Begriff der Behavioural and Psychological Symptoms of Dementia (BPSD)" (Sutter et al. 2015, S. 7).

Ich möchte hier auch noch darauf hinweisen, dass wir Begriffe wie Verhaltensstörungen oder Problemverhalten nicht verwenden und aus diesem Grund den neutraleren Begriff des BPSD bedienen. Letztendlich ist dies auch der Tatsache geschuldet, dass eine nichtmedikamentöse Therapie eine enge Kooperation mit

Fachärzten, niedergelassenen Ärzten und den Interventionen von verschiedenen Gesundheitsberufen braucht.

2.2   Verstehende Pflege

Die Werthaltung, also die Pflegephilosophie im Umgang mit BPSD sollte einem verstehenden Pflegeprozess entsprechen. Hierzu möchte ich vorab den Begriff der verstehenden Pflege näher erläutern. In der gängigen Literatur wird dieser Begriff als der Grundstein für ein Gelingen der nichtmedikamentösen Therapie im Umgang mit BPSD angesehen. Der Begriff wurde von Bartholomeyczik et al. im Rahmen des Leuchtturmprojekts Demenz als pflegewissenschaftlicher Begriff dargestellt. Der Begriff bezeichnet eine pflegerische Haltung, welcher eine suchende und forschende Einstellung zugrunde liegt, um herausforderndes Verhalten zu verstehen. Die verstehende Pflege unterstreicht ebenso einen ganzheitlichen Zugang zur Thematik (Savaskan et al. 2014, S. 138–139).

Die große Herausforderung ist es im Sinne einer verstehenden Pflege, jene unerfüllten Bedürfnisse zu finden, die als Auslöser für das Verhalten in Betracht kommen könnten. Um diese Suche zu erleichtern, habe ich einen Assessmentbogen entworfen, der wie bereits mitgeteilt über die fünf MIBUK-Kompetenzen diese ganzheitliche Suche nach der Ursache unterstützen soll. Verstehende Pflege heißt daher für uns, beobachten, beschreiben, ausschließen, reflektieren, das Beobachtete mit der Theorie abgleichen, sich im Team besprechen.

2.3   Verstehende Diagnostik

Als verstehende Pflege bezeichnen wir jenen Prozess den Pflegekräfte durchlaufen, um herauszufinden was die Ursache für das herausfordernde Verhalten der/des Bewohnerin/Bewohners ist. Eine verstehende Diagnostik setzt voraus, dass ein ausführliches Pflegeassessment bezogen auf das herausfordernde Verhalten (BPSD) durchgeführt wurde. Im Rahmen dieses Assessments machen wir uns auf die Suche nach den Ursachen für das Verhalten, letztendlich mündet diese Suche in einer validen Pflegediagnose. Das Verstehen unsererseits bezieht sich auf das „warum" sich der Mensch so verhält. Verstehende Diagnostik stellt nun den Prozess dar, der uns vom Assessment zur Diagnose führt. Hierzu bedienen wir uns verschiedener Techniken, unter anderem der Fallarbeit als auch einer theoriegeleiteten Analyse der Daten welche in der Pflege- und Betreuungsdiagnose münden. Diesen strukturierten Prozess bezeichnen wir als „verstehende Diagnostik" (Schrems 2018, S. 25).

Im Sinne eines verstehenden Pflege- und Betreuungsprozesses, welchen wir mithilfe der fünf MIBUK-Kompetenzen durchführen, wollen wir der Ursache für das Verhalten ausführlich auf den Grund gehen. Die fünf MIBUK-Kompetenzen unterstützen hierbei einen ganzheitlichen Zugang zur Thematik. Wir wenden in diesem Prozess eine deskriptive Vorgangsweise, die uns uns zum Ziel nämlich ganzheitlichen nichtmedikamentösen Therapieformen im multiprofessionellen Team führt.

2.4   Psychosoziale Pflegediagnosen

Die psychosoziale Pflegediagnose ist die Erkenntnis unserer Hypothese aus dem Assessmentprozess und den Fallbesprechungen im multiprofessionellen Team. Das Ergebnis aus dem Hypothetisieren, also der Suche nach Antworten, die in dem Erkenntnisprozess der psychosozialen Pflegediagnose mündet. Die psychosoziale Pflegediagnose beschreibt nun im Detail die Form des BPSD soweit als möglich wertfrei. Eine psychosoziale Pflegediagnose kann eine aktuelle und/oder eine Risikodiagnose darstellen. Die psychosoziale Pflegediagnose beschreibt umfangreich die Art der Problemstellung eines/einer BewohnerIn, den Grund für das „Unwohlsein".

2.5   Fallorientiertes Arbeiten

Fallorientiertes Arbeiten bedeutet im Rahmen unseres verstehenden Pflegeprozesses das gemeinsame Analysieren der erhobenen Daten. Diese Fallarbeit bezieht sich auf alle Prozessphasen im Sinne einer verstehenden Pflege und verstehenden Pflegediagnostik. Fallorientiertes Arbeiten bedeutet, dass alle am Pflege- und Betreuungsprozess beteiligten Personen in regelmäßigen Abständen im Rahmen einer fallzentrierten Besprechung ihre erhobenen Daten und Fakten austauschen, analysieren und vergleichen, so dass eine gemeinsame Sicht auf die Thematik erarbeitet wird (Schrems 2018, S. 33). Dabei sollen so möglichst viele Unsicherheitsfaktoren ausgeschlossen werden. Fallorientiertes Arbeiten muss gelernt sein und setzt ausreichend Zeit voraus, um sich im Team zu besprechen. In MIBUK wird fallorientiertes Arbeiten stets im multiprofessionellen Team ausgeführt, um so unterschiedliche Perspektiven in allen Prozesschritten einzuarbeiten.

- Fallorientiertes Arbeiten kann dazu beitragen, dass das Pflege- und Betreuungsteam seine Lösungskompetenzen erhöht.
- Fallorientiertes Arbeiten kann dazu dienen, ethische Aspekte gemeinsam aus unterschiedlichen Perspektiven zu betrachten, zu diskutieren, den fachlichen Diskurs zu verbessern und damit die Professionalität unseres Handelns kontinuierlich zu verbessern und sich auch ethisch mit der Thematik auseinanderzusetzen.

> • Fallorientiertes Arbeiten dient uns dazu, unser Handeln regelmäßig im Team
> zu reflektieren, so können wir uns im Team weiterentwickeln. Neue Erkennt-
> nisse werden im Team entwickelt, um den größtmöglichen Nutzen für den/die
> Bewohner/in zu erlangen (Schrems 2019, S. 16–17).

Fallorientiertes Arbeiten wächst so zur zentralen Aufgabe der Pflegenden und anderen Berufsgruppen, die an diesem Prozess teilnehmen. Fallarbeit hilft uns, unterschiedliche Sichtweisen auf ein Thema zu bündeln, sie unterstützt uns, unser Handeln zu reflektieren, um so andere Anschauungen und anderes Wissen wahrzunehmen, darüber nachzudenken und, wenn notwendig, unser eigenes Denken so zu erweitern und weiterzuentwickeln. Um diesen Prozess voranzutreiben, erscheint es mir von besonderer Bedeutung, für diese Fallbesprechungen Moderatoren festzulegen. In MIBUK soll diese wichtige Aufgabe durch eine Diplomierte Gesundheits- und KrankenpflegerIn (DGKP) übernommen werden. Diese pragmatische Entscheidung bedingt sich aus der Tatsache, dass von Gesetzes wegen die DGKP ohnehin den Pflegeprozess durchzuführen hat und damit mit der Verschriftlichung des gesamten Prozesses vertraut ist und sie außerdem in der Kunst des Diagnostizierens bereits geschult ist.

2.6   Hypothetisieren versus Hypothese

Ein weiterer Begriff, welcher uns in diesem Buch aber auch in unserer Arbeit mit Menschen, welche an einem BPSD leiden, begegnen wird, ist der Begriff der Hypothese. Nachdem wir im Rahmen unseres Assessments eine Vielzahl an Informationen, die als Ursache für das herausfordernde Verhalten infrage kommen könnten, gesammelt haben, geht es daran, eine Hypothese zu bilden. Die Bildung der Hypothese, also der Annahme, warum sich etwas so verhält, erfolgt im Rahmen der Fallarbeit. Wir suchen also gemeinsam fachliche Begründungen für das Verhalten aus unserem Assessment. Diesen Prozess bezeichnen wir als „hypothetisieren." Bestätigt sich unsere Hypothese, formulieren wir nun daraus unsere psychosoziale Pflegediagnose. Wir unterscheiden in diesem Prozess die Verifikation, welche die Bestätigung unserer Hypothese beschreibt, die sich nach der Überprüfung als richtig herausstellt. Ist dies nicht der Fall, sprechen wir von Falsifikation, welche die Falschheit einer Hypothese beschreibt. Damit würde die Hypothese zu keiner psychosozialen Pflegediagnose führen. Der Begriff der Modifizierung würde in diesem Zusammenhang bedeuten, dass die Hypothese abgewandelt wurde; sie wurde modifiziert (Schrems 2019, S. 111). So kann es außerdem vorkommen, dass aus mehreren Hypothesen eine Haupthypothese gebildet wird, in unserem Fall eine psychosoziale Pflegediagnose, welche sich aus den Mustern des herausfordernden Verhaltens zusammensetzt und zu einem gemeinsamen Überbegriff als psychosoziale Pflegediagnose zusammengefasst wird.

2.6.1 MIBUK – Spezielle Begriffsdefinitionen

MIBUK ist ein Pflegekonzept, dessen Handlungskompetenz von einem verstehenden Pflegeprozess geleitet ist. Dieser verstehende Pflegeprozess beginnt bereits mit dem ausführlichen MIBUK-Assessment, der daraus abzuleitenden Diagnose, welche als Grundlage für unsere Zielsetzungen und den daraus resultierenden MIBUK-Interventionen dienen wird. Der verstehende Pflegeprozess im Rahmen unseres MIBUK-Konzepts ist die Grundvoraussetzung, um nichtmedikamentöse Therapieformen anwenden zu können. Dem voraus geht ein sachgerechter Umgang mit Menschen die an Demenz erkrankt sind, hierzu zählt eine sorgfältige Diagnoseabklärung. Aus diesem Grund legen wir in MIBUK großen Wert auf eine interdisziplinäre Zusammenarbeit, die es gilt aufzubauen.

Neben der Interdisziplinarität in der Diagnostik von Demenz kommt der pflegerischen Haltung große Bedeutung zu, die ich nun näher erklären möchte. Um herausforderndem Verhalten angemessen begegnen zu können, müssen wir nach den Gründen für das Verhalten suchen. Dieser Ansatz zwingt uns Pflegekräfte dazu, uns intensiv mit den Ursachen für das Verhalten auseinanderzusetzen, sich eben einer „verstehen wollenden" pflegerischen Haltung zu bedienen. Das bedeutet, sich auf die Suche nach den Ursachen zu machen. Denn häufig liegen die Ursachen für das Verhalten in unbefriedigten Bedürfnissen oder anderen körperlichen Einschränkungen, die uns indirekt durch ein herausforderndes Verhalten mitgeteilt werden. Zahlreiche Faktoren können dazu beitragen, dass ein Mensch der an Demenz erkrankt ist, ein herausforderndes Verhalten entwickelt. Die Kunst ist es also die Ursachen für das herausfordernde Verhalten herauszufinden. Über unsere fünf MIBUK-Kompetenzen wollen wir dies erreichen. Besonders erwähnen möchte ich in diesem Zusammenhang das Leuchtturmprojekt Demenz, welches dazu beigetragen hat, dass in der Pflege, Betreuung und Therapie ein Paradigmenwechsel hin zu einer ganzheitlichen Sicht ermöglicht wurde. Dazu zählt auch, dass der Begriff des „herausfordernden Verhaltens" als nicht bewertende Bezeichnung Eingang in die Pflegesprache gefunden hat (Reuschenbach und Mahler 2011, S. 371). Auch in MIBUK nimmt diese Haltung eine zentrale Rolle ein. MIBUK steht daher für einen ganzheitlichen Zugang im Umgang mit herausforderndem Verhalten, die fünf MIBUK-Disziplinen sollen dies möglich machen und stehen daher für: M=Milieugestaltung, I=Interaktionsformen, B=Biografiearbeit, U=Ursachenanalyse, K=Kreativität.

2.6.2 Wissenswertes zu den MIBUK-Kompetenzen

Die fünf MIBUK-Kompetenzen stehen für ein ganzheitliches, systemisches nichtmedikamentöses Pflegekonzept. Dieses Pflegekonzept soll eine angemessene Pflege und Betreuung von Menschen sicherstellen, welche an Demenz erkrankt sind und im Zuge dieser Erkrankung ein BPSD entwickelt haben. Mit unseren fünf MIBUK- Kompetenzen versuchen wir, angemessen auf das herausfordernde Verhalten zu reagieren, um so den Erhalt der höchstmöglichen Autonomie, den Erhalt und das Wiedererlangen der Selbstständigkeit und letztendlich eine hohe Ich-Bezogenheit, sicherzustellen. Wie bereits mehrmals festgehalten, kommt unserer pflegerischen Werthaltung in diesem Zusammenhang eine Schlüsselrolle zu. Unser professionelles Handeln ist von einem „Verstehen-Wollen" geprägt. Wir nehmen das BPSD nicht als gegeben hin. Der Begriff des „verstehenden Pflegeprozesses" impliziert, dass wir in unserem pflegerischen Handeln davon ausgehen, dass der Mensch, welcher an einem herausfordernden Verhalten leidet, in jedem Fall ein Unwohlsein zum Ausdruck bringen möchte. Dieses Unwohlsein kann eine Vielzahl von Ursachen haben, denen es in Form der fünf MIBUK-Kompetenzen auf den Grund zu gehen gilt. Die Vielzahl an möglichen Ursachen, die das Verhalten begründen könnten, erfordert ein systematisches Vorgehen, welches wir durch unser MIBUK-Assessment umsetzen. Die Ziele unseres Handelns in MIBUK sind daher:

- das Normalitätsprinzip der BewohnerInnen fördern;
- die Selbstständigkeit erhalten und fördern;
- die Ich-Bezogenheit durch Biografiearbeit gezielt in den Pflege- und Betreuungsalltag zu integrieren; Der Ursache für das Verhalten auf den Grund gehen;

Die fünf MIBUK-Kompetenzen unterstützen Sie einerseits bei der Suche nach den Ursachen für das herausfordernde Verhalten, andererseits sind die fünf MIBUK-Kompetenzen auch bereits erste Interventionsmöglichkeit, die sich aus der Ursachenanalyse ergeben. Die fünf MIBUK-Kompetenzen möchte ich Ihnen nun anhand einer grafischen Darstellung näher erläutern (Abb. 2.1).

Das MIBUK-Konzept versucht über die fünf Kompetenzen den Ursachen für das Verhalten auf die Spur zu kommen. Damit wird das Milieu, also die unmittelbare Umgebung, als mögliche Ursache für ein Auftreten von BPSD angesehen. Nicht zuletzt mag das BPSD Ausdruck einer mangelnden oder inkohärenten Interaktion sein, die als mögliche Ursache identifiziert werden kann. Die Biografie kann als wichtige Grundlage angesehen werden, um zu verstehen, was am Verhalten vielleicht Ausdruck der Persönlichkeit sein könnte oder aber auf ein unerfülltes Bedürfnis hinweist. Die Ursachenanalyse, vor allem die klinische Untersuchung im interdisziplinären Team, soll mögliche Krankheitssymptome erfassen und erkennen lassen. Hierbei kommt der Kooperation mit den unterschiedlichen medizinischen Disziplinen große Bedeutung zu. Nicht zuletzt werden hier auch Bedürfnisse wie essen und trinken, schlafen und entspannen usw. erforscht. Die Fallarbeit ermöglicht es, unsere Erkenntnisse zu und um den kranken Menschen kontinuierlich zu erweitern. Dieser Entwicklunsgprozess ermöglicht es uns

Abb. 2.1 Systemische Darstellung der fünf MIBUK-Kompetenzen. (Aus: Moik 2019)

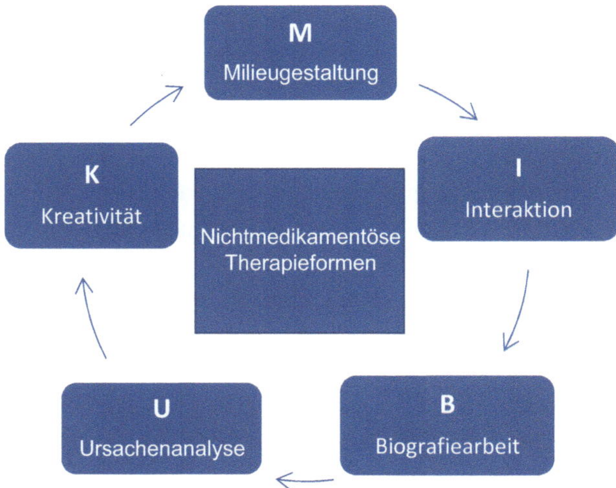

schließlich kreative Lösungen für das herausfordernde Verhalten hin zu hoher Selbstbestimmtheit und hoher Lebensqualität zu entwickeln.

Wir leben den Ansatz, dass Systeme sich gegenseitig beeinflussen und ein System mit seinen Subsystemen die anderen positiv wie auch negativ beeinflussen kann. Wenn der Milieugestaltung zu wenig Aufmerksamkeit geschenkt wird (zum Beispiel den Tagesablauf an zu Hause anpassen), bewirkt dies nicht selten eine veränderte Interaktion durch den/die BewohnerIn. Die Veränderung im persönlichen Umfeld kann sich unter anderem in einem ängstlichen, zurückhaltenderen oder aber mitunter aggressiven Verhalten zeigen. Nicht selten liegt dies auch am Fehlen von biografischem Wissen zu und um den/die Bewohner/in kann ein herausforderndes Verhalten verstärken. Die Suche nach den Ursachen, die uns als Begründung für das Verhalten dienen sollen, stellt einen langwierigen Prozess dar. Wir werden nun die einzelnen Begriffe der fünf MIBUK-Kompetenzen näher definieren, um so deren Sinnhaftigkeit besser verstehen zu können.

2.7　M – Milieu

Die Begriffe des Milieus und des Lebensstils werden häufig miteinander vermischt, wir wollen diese Begriffe hier getrennt voneinander betrachten. Der Lebensstil betrifft häufig eher oberflächliche Themenbereiche, die sich auch sehr rasch ändern können, wie zum Beispiel Kleidungsstil oder Hobbys. Oft unterliegen diese Themenbereiche Trends, die dann aber auch nicht sehr viel Aufschluss über die Charaktereigenschaften oder Haltungen, die sich aus dem Milieu durchaus ableiten lassen, ergeben. Der Begriff des Milieus bezeichnet unter anderem eine Gruppenzugehörigkeit, deren Werte durchaus gleichbleibend und miteinander verwoben sind. Neben der

Gruppenzugehörigkeit spricht die gemeinsame Werthaltung ebenso für ein soziales Milieu. Lebensstil bezeichnet im Gegensatz eher kurzfristige Neigungen, wie zum Beispiel einen Kleidungsstil. Ein Sinusmilieu differenziert noch genauer, indem es Lebensauffassungen und Lebensweisen von kleineren Menschgruppierungen beschreibt. Deshalb eignet sich dieser Begriff zur Beschreibung unseres „Milieus" besonders gut, denn das Sinusmilieu beschreibt das Bezugssystem in seiner Lebenswelt (Barth et al. 2018, S. 4–5). Dies wiederum verdeutlicht den Zusammenhang des Milieus unserer BewohnerInnen und den Kontext hin zur stationären Pflegeeinrichtung als Bezugssystem, welches wir mit der Lebenswelt der BewohnerInnen verbinden müssen. Tun wir dies nicht, zwingen wir diese Menschen unsere Lebenswelt zu übernehmen. Dies wiederum fällt Menschen, die an Demenz erkrankt sind besonders schwer, da es Ihnen aufgrund des dementiellen Abbauprozesses häufig an der Fähigkeit mangelt, sich anzupassen. Dies wiederum kann ein herausforderndes Verhalten hervorrufen.

Diese Sicht von Milieu erscheint mir im Zusammenhang mit der Suche nach den Ursachen für ein BPSD sehr bedeutend. Barth geht in seiner Definition davon aus, dass sich eine Rekonstruktion der sozialen Wirklichkeit, die sich nicht objektiv fassen lässt, nur über das Alltagsbewusstsein erfassen lässt. Dies wiederum würde bezogen auf unser Thema bedeuten, dass jemand, der in ein Pflegeheim kommt, seine Wirklichkeit verlassen musste. Die Rekonstruktion dieser Wirklichkeit kann und wird nur über das Alltagsbewusstsein erfassbar sein. Was letztendlich auch bedeuten muss, dass wir uns im Alltag auf die Menschen besonders einlassen müssen, um in Erfahrung bringen zu können, wie denn ihr „Sinusmilieu" gestaltet war, um es dann im Pflegeheim ein Stück weit zu rekonstruieren. Dies wiederum entspräche dann unserer Auffassung der Schaffung des „Normalitätsprinzip."

Was dann auch bedeutet, dass wir schon beim Einzug so viel wie möglich über die Lebenswelt des Menschen vorher erfahren müssen, um dieses Wissen dann in unseren Pflegeheimalltag zu integrieren. Wir wissen, dass Veränderungen im Lebensstil für Menschen, die an Demenz erkrankt sind, weitreichende Auswirkungen haben. Eine Orientierung wird so schwerer möglich, Abhängigkeiten nehmen zu, was die Chance, an einem BPSD zu leiden, deutlich erhöht. Das Milieu bietet somit eine Fülle an Ursachen, welche ein BPSD auslösen können. Damit wird auch deutlich, dass, um den Menschen und sein Verhalten verstehen zu können, wir die Alltagswelt unserer BewohnerInnen entdecken müssen. Umgekehrt steigt die Gefahr des BPSD deutlich an, wenn wir auf die individuelle Gestaltung des Milieus keine Rücksicht nehmen. Die Aufgabe von Pflegekräften ist es daher, herauszufinden, was die Einstellungen, Werthaltungen, Wünsche, Ängste und Träume unserer leidenden Menschen sind, wenn wir ihnen ihr Leid durch nichtmedikamentöse Therapien lindern helfen möchten. „Milieu" bezieht sich somit auf unser ganz persönliches Alltagsgeschehen, mit allen unseren sozialen Kontakten, unseren Möglichkeiten, den Alltag zu gestalten und zu formen. Milieu gibt uns so gesehen Halt und Struktur, die uns wiederum Sicherheit vermittelt. Wir gehören einer Gruppe an, wir fühlen uns sicher, das Milieu stärkt unsere Persönlichkeit. Außerhalb unseres Milieus fühlen wir uns verunsichert, allein, es kann uns beängstigen.

Stellen wir uns nun vor, an einer Demenz erkrankt zu sein, uns fehlt die Fähigkeit, unsere Ängste zu kommunizieren, dann werden wir nach anderen Wegen suchen, unserem Unwohlsein Ausdruck zu verleihen. Sei es durch lautes Rufen, ruheloses Umherwandern, Weinen oder sonstiger Formen von Agitiertheit oder Apathie. Einer Gruppe anzugehören, im Sinne von Gleichgesinnte zu treffen, schafft Vertrauen und vermittelt das Gefühl der Sicherheit und der Wärme. Es schafft auch ein Wir-Gefühl. Bricht nun dieses Milieu weg und kommt hinzu, dass aufgrund der kognitiven Einschränkung eine Anpassung an ein neues Milieu umso schwerer fällt, kann dieser Stress und das Gefühl des Alleinseins durchaus zu einem BPSD führen. Es ist daher wichtige Aufgabe, dass wir im Rahmen der Milieugestaltung in Erfahrung bringen, wie das Milieu und damit im Sinne des Sinusmilieus das Alltagsgeschehen unserer BewohnerInnen gestaltet war. Nur so kann es uns gelingen, ein Stück Normalität in den Alltag unserer anvertrauten BewohnerInnen zu bringen. Wir können hier also festhalten, dass im Sinne unserer nichtmedikamentösen Interventionen das Milieu direkten Einfluss auf das Verhalten von Menschen mit Demenz hat. Je mehr wir also den Menschen, die an Demenz erkrankt sind, eine Anpassung an unser Milieu abverlangen, desto mehr werden wir diese irritieren und die Grundlage für ein BPSD schaffen.

Je funktionaler unsere Abläufe gestaltet sind, desto eher besteht die Gefahr, dass eine individuelle Milieugestaltung nicht mehr möglich ist. Je geringer die personelle Besetzung, desto eher werden funktionale Arbeitsabläufe bevorzugt, was wiederum nun bereits bekannte Folgen haben kann. Kitwood beschreibt dies überaus ausführlich bezogen auf das Milieu in Pflegeheimen und dessen Auswirkungen auf die BewohnerInnen. Der Einfluss des Milieus auf das Wohlbefinden der BewohnerInnen hat auch bei ihm einen sehr hohen Stellenwert (Reuschenbach und Mahler 2011, S. 371). In jüngeren Studien bezogen auf Gründe für die Entwicklung eins herausfordernden Verhaltens in Zusammenhang mit demenziellen Abbauprozessen werden stets Aspekte des sozialen Umfeldes als wichtiger Indikator für ein mögliches Auftreten von BPSD genannt. Je mehr ein Pflegeheim in der Funktionsarbeit verhaftet ist, umso leichter kann ein Mensch, der an Demenz erkrankt ist, ein herausforderndes Verhalten entwickeln (Bartholomeyczik et al. 2011, S. 16–17).

Aufgrund dieser Erkenntnisse und meinen persönlichen Erfahrungen aus den Projekten zu MIBUK kann ich die angeführten Theorien nur bestätigen. Die bewusste Gestaltung des Milieus der BewohnerInnen unterstützt die Ich-Bezogenheit, welche im Rahmen von demenziellen Erkrankungen verloren geht. Milieugestaltung ist daher eine wichtige Interventionsmöglichkeit, wenn es darum geht, ein BPSD zu reduzieren oder aber diesem bereits vorzubeugen. Die bekannte Umgebung, die bekannten Rituale, der täglich altbekannte Ablauf in der Tagesstruktur, wie dieser Mensch sie die letzten 10 Jahre durchführte, muss daher in unseren Pflegeheimen ausreichend Berücksichtigung finden. Diese bekannte Routine gibt Halt und vermittelt Sicherheit. Milieu im weiteren Sinn wird dann auch vom Unternehmen selbst geprägt. Je starrer das System, desto weniger Individualität kann im Alltag gelebt werden und desto eher kommt es vor, dass sich aus einer kognitiven Einschränkung ein herausforderndes Verhalten entwickelt, weil MitarbeiterInnen dann in ihren funktionalen Aufgaben oft unter hohem Zeitdruck diesen Aufgaben nicht nachkommen können. Führungskräfte haben also die Chance, eine Unternehmenskultur und ein Umfeld zu etablieren, welches die Interventionsmöglichkeiten für die MitarbeiterInnen hin zu deren BewohnerInnen deutlich verbessert, sodass wir das Normalitätsprinzip ausreichend in den Arbeitsalltag integrieren.

Fassen wir also zusammen: Der Begriff des Milieus definiert in MIBUK jene Bedingungen, die sich aus dem individuellen Milieu der BewohnerInnen und dem Alltagsgeschehen der Station definiert. Je mehr der BewohnerInnenalltag vom Stationsalltag geprägt wird, oder anders gesagt, je mehr sich der an Demenz erkrankte Mensch dem Stationsalltag anpassen muss und sein eigenes Milieu nicht leben kann, desto höher ist die Wahrscheinlichkeit, dass es zu Anpassungsproblemen des kranken Menschen kommt. Dieses Leiden zeigt sich dann durchaus auch in einer Form von Agitiertheit oder Apathie, sprich einem BPSD. Je mehr es uns gelingt, unsere Pflegeheimstrukturen auf die BewohnerInnenbedürfnisse abzustimmen, desto besser können wir mit nichtmedikamentösen Methoden eine Umgebung schaffen, die ein Gefühl des Vertrauens, ein Wir-Gefühl auslöst und eine Ich-Bezogenheit unterstützt. Je unpersönlicher und funktionaler der Stationsalltag gestaltet ist, umso eher kann BPSD auftreten.

Milieu beschreibt den Stationsalltag, die Funktionalität der Station, ebenso die bauliche und räumliche Ausstattung, die Privatsphäre, die Möglichkeit des geselligen Beisammenseins bis hin zu den Plätzen, die Ruhe ausstrahlen und zum Verweilen einladen. Letztendlich werden unsere Pflegesysteme (Funktionspflege, Gruppenpflege, Primary Nursing) großen Einfluss auf das Verhalten unserer BewohnerInnen ausüben. Nicht zuletzt sei hier die Unternehmenskultur, also der Umgang miteinander, die personelle Ausstattung und der damit einhergehende Zeitdruck angesprochen; je höher dieser ist, desto weniger wird man Zeit finden, auf eine individuelle Gestaltung des Tagesablaufes Rücksicht zu nehmen. Die Gestaltung des Alltags, die liebgewordene Routine beim Aufstehen und zu Bett gehen, die Rituale, die wir ermöglichen, werden ein Gefühl des Sich-geborgen-Fühlens erzeugen oder aber ein Unwohlsein hervorrufen. Das betrifft die Zusammenarbeit im Team ebenso wie die Gestaltung der Räumlichkeiten und die vorherrschende Sitzordnung sowie die bewusste Gestaltung von gruppendynamischen Prozessen bis hin zu unserer Kommunikation mit den BewohnerInnen. Milieu beschreibt in MIBUK die Art und Weise, wie wir bewusst Zusammenleben gestalten wollen. Wir gehen also davon aus, dass unser Milieu direkten Einfluss auf die Entwicklung eines herausforderndes Verhaltens haben kann. Was ja bereits eine wichtige Interventionsmöglichkeit zum Vorschein bringt, nämlich die bewusste Gestaltung des Milieus mit und um den/die BewohnerIn. Daher kommt der Ursachensuche bezogen auf Themen, die das Milieu betreffen, große Bedeutung zu. Wollen wir uns nun neben dem Begriff des Milieus auch die Begriffe der Milieugestaltung und des Lebensstils ansehen, da diese im Sinne eines „therapeutisches Milieus" in Pflegeheimen eine gewisse Relevanz in der Abklärung des BPSD aufweisen.

2.7.1 Milieugestaltung

Der Begriff der Milieugestaltung wird in Zusammenhang mit BPSD sehr häufig verwendet und damit wird der Gestaltung des Milieus eine sehr große Bedeutung zugesprochen. Nicht zuletzt reden wir, wenn wir von Milieugestaltung sprechen, von Individualität, dem, was eine Persönlichkeit letztendlich nach außen abgrenzt, sie auch zu etwas Einzigartigem macht. So wie wir unser Leben gestalten, hängt auch von unseren Möglichkeiten des Zusammenlebens ab. Mit dem Fortschreiten eines demenziellen Abbauprozesses verlieren Menschen mehr und mehr die Fähigkeit, ihr Leben bewusst und selbstständig zu gestalten. Sie schlittern in unterschiedliche Abhängigkeiten. Je institutionalisierter ein Pflegeheim geführt wird, desto rascher können natürlich auch diese Abhängigkeiten wachsen. Dies wiederum führt zu einem Unwohlsein, macht Angst und schüchtert vielleicht ein. Diese Abhängigkeit führt in weiterer Folge zu einer Erhöhung des Pflegebedarfes. Es muss uns daher ein zentrales Anliegen sein, durch die bewusste Milieugestaltung, die Abhängigkeiten auf das kleinste mögliche Maß zu reduzieren. Je mehr der Verlust von Unabhängigkeit fortschreitet, umso mehr entgleitet das Leben, was uns wiederum dazu bringt, alles zu tun, um die Kontrolle über unser Leben zurückzugewinnen. Dieses Zurückgewinnen geht oft einher mit den unterschiedlichen Formen von BPSD. Sei es im Verräumen liebgewordener Gegenstände, damit diese für immer erhalten bleiben. Sei es im Horten von Essen, aus Angst, es könnte verschwinden. Sei es im ständigen Fragen nach der Uhrzeit aus Angst, einen wichtigen Termin vergessen zu können. Die Liste ist lang an Möglichkeiten, die Kontrolle über sein Leben zu verlieren. Je sicherer sich jemand in seiner Umgebung fühlen kann, umso weniger Angst erzeugt das Milieu und umso selbstständiger ist die Lebensführung.

Für unseren Themenbereich erscheint die Aussage, dass ein Lebensstilkonzept, die Wahlfreiheit und Expression in den Vordergrund stellt, sehr wichtig. Denn Wahlfreiheit und Expression sind beides Fähigkeiten, die durch einen demenziellen Abbauprozess eingeschränkt möglich sind. Umso wichtiger für uns, den Menschen, welcher an Demenz erkrankt ist, das Gefühl zu vermitteln, eine Wahl zu haben, eine Entscheidung treffen zu können. Womit wir wiederum bei unseren Werthaltungen angekommen sind. Wenn wir BewohnerInnen das Gefühl geben, nichts mehr entscheiden zu können, nichts mehr selbstbestimmt durchführen zu können, erhöhen wir die Chance eines BPSD. Damit haben wir bereits einen weiteren wesentlichen Punkt, der uns unterstützt, nichtmedikamentöse Therapieformen zu fördern. Die Fremdartigkeit von Lebensstilen und Milieus, ausgelöst durch die Institutionalisierung oder einer fehlenden Vertrautheit durch die Pflegekräfte selbst, schafft ein Milieu, welches das Auftreten von BPSD begünstigt. Milieugestaltung bedeutet zusammenfassend und pointiert, den BewohnerInnen das Gefühl der Geborgenheit zu vermitteln, in dem wir versuchen das Milieu, aus dem der/die BewohnerIn kommt, so realistisch wie möglich nachzubilden. Wir gestalten ein Umfeld, welches die Persönlichkeit, die sich in der Lebensart spiegelt, Raum zu geben. Wir versuchen in allem, die höchstmögliche Selbstständigkeit zu erhalten oder diese sogar zu verbessern. Wir schaffen ein Milieu, welches die Selbstbestimmtheit und damit das Normalitätsprinzip des Einzelnen größtmöglich widerspiegelt. Wir müssen erkennen, dass wir es sind, die Milieu aktiv gestalten. Hierbei darf die Organisation selbst nicht außer Acht gelassen werden, haben doch die Rahmenbedingungen natürlich eine bedeutende Auswirkung auf die Möglichkeiten der Pflegekräfte, das Milieu für die BewohnerInnen zu gestalten und sind es wir Pflegende als auch die Organisation selbst, die dieses Milieu prägen. Unsere Unternehmenskultur, unsere Werthaltungen, unsere Weltanschauungen beeinflussen tagein, tagaus das Wohlbefinden unserer BewohnerInnen. Wenn sie selbst darüber nachdenken, fallen Ihnen wahrscheinlich unzählige weitere Beispiele ein, die ihre Arbeit mit Menschen, die ein BPSD zeigen, positiv, aber auch negativ beeinflussen können. Letztendlich sind es wir, die erkennen müssen, diesen Einflüssen nur bedingt ausgeliefert zu sein und dass wir täglich entscheiden können, wie wir heute das Milieu für und um unsere BewohnerInnen gestalten möchten.

So suchen wir nach sinnstiftenden Beschäftigungen, die sich aus deren Lebensgeschichte und deren Lebensstil heraus entwickeln. Wir bieten Beschäftigung und soziale Kontakte an, wir unterstützen die Bildung von sozialen Gruppen, in denen wir Gleichgesinnten Platz und Raum für ein Zusammentreffen schaffen. Wir gestalten milieubewusst und überlassen es nicht dem Zufall, wer am Tisch mit wem sitzt. Wir passen uns dem Tagesrhythmus der BewohnerInnen an, und nicht umgekehrt. Mit dieser wichtigen Erkenntnis tragen wir schon viel dazu bei, das Leid, welches durch BPSD entsteht, zu verringern. Außerdem nähern wir uns bereits damit einer verstehenden Pflege. Wir arbeiten im Team und unterstützen uns gegenseitig. Wir lernen voneinander, wir tauschen uns auf professionelle Weise aus. Wir sind Teil des Milieus und unser Wohnbereich spiegelt unseren gemeinsamen „Lebensraum" wider. Die Strukturen sind offen und lassen Veränderung und Flexibilität zu. Hierzu zählen kleine Wohngruppen, die Gestaltung der Aufenthaltsbereiche, Gärten, die zum Verweilen einladen. Viele unterschiedliche Möglichkeiten der Beschäftigung für Männer und für Frauen, abgestimmt auf deren Biografie, sind Teil dieses Pflegekonzeptes.

2.7.2   Milieugestaltung und Multiprofessionalität

Milieugestaltung ist auch Ausdruck des Lebensstils, den kleinen Dingen die uns Freude bereiten, sei es das Lieblingskleid, das es gilt entsprechend zu würdigen, oder die Geschichte über die Jagd, die uns immer wieder erzählt werden. Geliebte Haustiere abgeben zu müssen, sind dramatische Einschnitte in den Lebensstil des Einzelnen. Waren diese oft ein wichtiger Anker im Leben unserer Senioren, ist der Verlust nur schwer zu verkraften und ein weiteres Element, das BPSD fördern kann. Heime für Haustiere zu öffnen wäre ein wichtiger Schritt in einer positiven Milieugestaltung. Sport und Bewegung ist ebenso ein Ausdruck eines Lebensstils. Sport im Sinne von Bewegung zu ermöglichen, ist auch in der Milieugestaltung zu beachten. Hierzu braucht es Physiotherapie als auch Musiktherapeuten. Gerade Musik beflügelt unsere Emotionen und unterstützt so die Wahrnehmung des eigenen Ichs. So konnte in zahlreichen Studien festgestellt werden, dass es zu signifikanten Verbesserungen im Verhalten kam, wenn für ausreichend Bewegungsmöglichkeit gesorgt war (Luttenberger und Graessel 2011, S. 20).

Die Verbesserung der Funktionsfähigkeit durch Bewegung minimiert funktionellen Abbau und ist der Gesundheit und dem Wohlbefinden zuträglich, besonders bei Menschen, die an Demenz erkrankt sind. Es sollte uns daher ein großes Anliegen sein, Bewegung in all ihren Facetten zu fördern. Hierzu sind multiprofessionelle Teams erforderlich, welche einen großen Teil dieser wichtigen Intervention abdecken können. Sprechen wir hier von Physiotherapie, Ergotherapie, Musiktherapie u.v.m. Im Rahmen der Milieugestaltung kommt natürlich auch den Möglichkeiten des Kontaktknüpfens große Bedeutung zu. Das Einbinden von Laienpflege und Angehörigen erscheint mir ein wichtiger Punkt, welchem durchaus viel mehr Aufmerksamkeit und Bedeutung zu schenken ist. Angehörigenarbeit ist ein wesentlicher Teil pflegerischen Handelns, das durchaus intensiviert werden muss. Viele Angehörige sind selbst mit der Situation überfordert, und nicht selten ist der Weg ins Pflegeheim der letzte Ausweg für Angehörige (Sawaskan 2014, S. 137). Die bewusste Gestaltung des Pflegeheimalltags im Sinne des Begriffs „Sinusmilieu" mit all seinen Facetten, stellt ein großes Potenzial dar, das es gilt, bewusst in die nichtmedikamentösen Therapieformen zu integrieren.

2.8   I – Interaktion

Unter dem Begriff der Interaktion verstehen wir in MIBUK jegliche Form des Interagierens, des In-Beziehung-Tretens. Der Begriff der Interaktion wird im Lexikon für Soziologie und Sozialtheorie wie folgt dargestellt: „Interaktion ist der soziologische Fachbegriff für Gespräch und andere Typen des direkten Sozialkontaktes unter mindestens zwei Anwesenden" (Farzin und Jordan 2008, 2015). Weiterhin wird unter dem Begriff der Interaktion auch festgehalten, dass die Interaktion auf bestimmten Werten und Normen beruht, in Form von gemeinsamen Rechts- und Moralvorstellungen. Luhmann hingegen spricht wiederum von einer Inklusion verschiedener gesellschaftlicher Teilbereiche. Zusammenfassend kann Interaktion als das Aushandeln unterschiedlicher Interessen zwischen Personen angesehen werden. Diese Zugehörigkeit zu einer

Gruppe impliziert eine emotionale Beziehung zu anderen Menschen in diesem Milieu (Farzin und Jordan 2008, 2015, S. 129–130).

Interaktion bezieht also jegliche Form des Interagierens ein, sei es verbal als auch nonverbal. Die Interaktion bezieht sich ebenso auf gesellschaftliche Interaktion, die gewissen Werten und Normen entspricht, was wir ja auch in Langzeitpflegeeinrichtungen haben. Diese Werte und Normen sind oft ohne die BewohnerInnen erarbeitet und festgeschrieben, ergeben sich aus den Wertvorstellungen, welche das Unternehmen prägen. Diese müssen nicht unbedingt mit den BewohnerInnen und Pflegekräften in Einklang stehen, was wiederum eine deutliche Anpassung durch den an Demenz erkrankten Menschen bedeutet, dessen Anpassungsfähigkeit aufgrund der Krankheit deutlich reduziert ist.

Dies führt zu Deintegration, was wiederum als Auslöser für eine Form von BPSD anzusehen ist. Für uns stellt das einen wichtigen Hinweis dar, unsere Normen und Werte bezogen auf unser Pflegeverständnis regelmäßig zu hinterfragen und zu durchleuchten, ob diese die Interaktion hin zu den uns anvertrauten BewohnerInnen fördern oder hemmen. Letztendlich werden wir unsere Werte und Normen vertreten wollen und Abweichungen davon als unangenehm, ja sogar ablehnend wahrnehmen. Diese wesentliche Erkenntnis sollte auch auf die Unternehmenskultur ausgeweitet werden, da gerade die Unternehmenskultur Werte und Normen prägt, die für den Beziehungsprozess hin zu Menschen, die an Demenz erkrankt sind, förderlich, aber auch hemmend sein können.

2.8.1   Wechselwirkung von Interaktion

Die Interaktion zwischen BewohnerInnen, Pflege-/Gesundheitspersonal, Angehörigen sowie dem Unternehmen selbst ist von bestimmten Werten und auch Normen geprägt, die es gilt, regelmäßig zu hinterfragen und an veränderte Bedingungen anzupassen. Hierzu müssen auch wechselseitige Interaktionsmuster als solche erkannt, reflektiert und, wenn notwendig, verändert werden. Interaktion bezieht die Form unserer Kommunikation, also unserer Kommunikationsmuster mit ein. Die Art, wie wir Beziehungen leben und gestalten, erzeugt eine Wechselwirkung, die es gilt, professionell zu gestalten und entsprechend professionell zu interpretieren. In diesem Zusammenhang kommt der verstehenden Pflege und dem verstehenden Pflegeprozess große Bedeutung zu. Insofern, dass dieser Bezugsrahmen es uns ermöglicht, unsere Interaktion dahingehend aufzubauen. Wenn also dieser Bezugsrahmen im Gegensatz zu unseren Prinzipien des Verstehen-Wollens ist, führt dies unweigerlich zu Konflikten. Das Prinzip des „Verstehen-Wollens" impliziert zuhören, beobachten, reflektieren, kommunizieren. Der Begriff der Interaktion beschreibt die wechselseitigen Signale, die wir senden und empfangen. Interaktion drückt die Wechselwirkung eines Kommunikationsprozesses aus, den wir über die verstehende Pflege positiv beeinflussen wollen.

Der Begriff der Interaktion als Kompetenz in Zusammenhang mit MIBUK impliziert also das Zusammenspiel als auch die Wechselwirkungen unseres Handelns als einzelne Person, als Gruppe und als Unternehmen, welches durch seine Unternehmenskultur den Bezugsrahmen bildet und daher auch massiven Einfluss auf die Form der Interaktion nimmt. Hier sei vor allem das Wechselspiel von Aktion und Reaktion zwischen BewohnerInnen und Pflegepersonen angesprochen. Dieses Wechselspiel ist gerade in der Betreuung von Menschen, die an Demenz erkrankt sind und ein BPSD entwickelt haben, von großer Bedeutung. Denn wenn wir zum Beispiel das herausfordernde Verhalten persönlich nehmen, kann es sein, dass wir auf eine Art reagieren, die das Verhalten verstärkt. Wenn wir gewisse Grundregeln in der Kommunikation mit Menschen, die an Demenz leiden, nicht beachten, wird unsere Interaktion entsprechend schwieriger, der Beziehungsprozess wird Störungen unterliegen, die letztendlich ein BPSD verstärken können. Wenn es uns an Zeit mangelt, wird dies Auswirkungen auf unseren Interaktionsprozess haben, deren Wechselwirkung wir dann in Form von herausforderndem Verhalten wahrnehmen könnten.

2.8.2　Interaktion ist Beziehung

Der Begriff der Interaktion wird als ein „Aufeinander-bezogen-Sein" dargestellt. Dies bedeutet, dass unsere Aktion auch von unseren Beziehungen gestaltet wird und damit auch Abhängigkeiten schafft. Wenn ich also nicht gerne zu jemanden ins Zimmer gehe, weil ich mich vor dem aggressiven Verhalten fürchte und deshalb ausweiche, kann dieses Aufeinander-bezogen-Sein negative Auswirkungen haben, weil das Ausweichen vonseiten der Bewohnerin/des Bewohners missinterpretiert wird. Damit könnte man im Umkehrschluss auch festhalten, je mehr Interaktion zufällig passiert und diese „Wechselspiele" nicht erkannt werden, umso leichter kann es zu Störungen in der Interaktion kommen. Sei es, weil wir uns zu wenig Zeit zum Erklären nehmen, sei es, weil wir jemanden meinen, zurechtweisen zu müssen, der vielleicht gar nicht versteht, was jetzt falsch gelaufen ist, weil wir uns zum Beispiel nicht die Zeit nehmen, bis der/die BewohnerIn das Brot alleine geschmiert hat. Es gibt eine Vielzahl an Möglichkeiten, wo und wann unsere Interaktion unterbrochen oder negativen Wechselspielen ausgeliefert ist. Die MIBUK-Kompetenz der Interaktion erfordert also ein bewusstes „Hinschauen" auf unsere Interaktion, ein bewusstes Gestalten des Interaktionsprozesses mit dem Bewohner/der Bewohnerin, im Bewusstsein, dass aufgrund der kognitiven Einschränkung wir es sind, die eine positive Interaktion anbieten sollen. So gesehen hat der Begriff der Interaktion das „Bezogen-Sein" auf etwas in unserem Fall zweierlei Bedeutung. Es beschreibt die Bezogenheit hin zu den uns anvertrauten Menschen, gleichzeitig aber auch die Bezogenheit zu uns und unseren Verhaltensmustern, die unsere Interaktion hin zu den BewohnerInnen beeinflussen. Umso wichtiger ist es, unsere Bezogenheit regelmäßig zu hinterfragen. Dazu eignet sich auch unsere Fallarbeit, in der wir unsere Interaktion hin zu den BewohnerInnen kritisch beleuchten, sodass wir gemeinsam neue Wege der Interaktion beschreiten. Eine bewusste Auseinandersetzung mit unseren Interaktionsmustern, unseren Abhängigkeiten fördert eine bewusste Gestaltung der Kommunikationsprozesse. Unsere Interaktion hin zu den BewohnerInnen zeigt Zusammenhänge zwischen den unterschiedlichen Akteuren und deren Wechselwirkungen auf. Dass die Darstellung dieser Wechselwirkungen durch bewusstes Reflektieren unserer Interaktion miteinander und rund um die uns anvertrauten BewohnerInnen letztendlich das Maß an Individualität versus Unabhängigkeit möglich macht, sehe ich als die zentrale Botschaft an.

2.9   B – Biografie

Kommen wir nun zu unserer nächsten MIBUK-Kompetenz, die es gilt, in unsere Arbeit mit den BewohnerInnen ausreichend zu integrieren. Hierzu möchte ich vorab den Begriff der Biografie näher definieren und den Zusammenhang zu MIBUK herstellen.

Biografie kann aus unterschiedlichen wissenschaftlichen Standpunkten aus betrachtet werden. Sei es aus der Perspektive der Psychoanalyse, der Soziologie oder aber das Festhalten zeitgenössischer Tatsachen, dann sprechen wir von History. Wir in der Pflege und hier vorrangig in der Arbeit mit Menschen, die ein herausforderndes Verhalten zeigen, brauchen biografisches Wissen über unsere BewohnerInnen, um den Pflegealltag auf die Bedürfnisse unserer BewohnerInnen abstimmen zu können. Denn nur dann gelingt es uns, ein hohes Maß an „Normalität" aus BewohnerInnensicht in den Alltag zu integrieren. Je mehr es uns gelingt, das Normalitätsprinzip in unsere Arbeit zu implementieren, umso mehr werden wir Erfolg in der nichtmedikamentösen Therapie von BPSD haben. Die Biografie ist Teil der Entwicklungsgeschichte unserer BewohnerInnen. Die Biografie im Sinne von persönlicher Lebensgeschichte hat so auch Spuren hinterlassen, quasi den Charakter geformt. Unsere Erlebnisse haben in der Nachschau unterschiedliche Wirkung auf uns. So können Erlebnisse aus der Vergangenheit Ängste hochkommen lassen.

Genauso können uns Erlebnisse aus der Vergangenheit motivieren und unterstützen, Problemfelder zu lösen, weil wir auf Mechanismen der Vergangenheit zurückgreifen können und Lösungsansätze, die uns damals halfen, nun auch hilfreich sein können. In der Regel lösen unsere Erinnerungen Emotionen aus. Um unsere BewohnerInnen besser verstehen zu können, brauchen wir Wissen zu und über ihre Geschichte. Wir können so positive Ereignisse heranholen und daraus positive Gefühle ableiten und fördern. Im Rahmen demenzieller Abbauprozesse entstehen Lücken in dieser Erinnerung, da die Biografie unsere Lebensgeschichte und damit auch ein Teil von uns ist, entstehen Lücken in unserer „Ich-Bezogenheit", die mitunter große Ängste oder aber auch die Suche nach dem Füllen dieser Lücken hervorrufen können, welche sich nun in vielfältiger Weise im Außen zeigen können. Zum Beispiel im ruhelosen Umherwandern, im Verräumen und Herumräumen, im dauerhaften Fragen nach etwas. Die Biografie und vor allem die Erinnerung an sie ermöglicht es, sich der eigenen Stärken und Kompetenzen bewusst zu werden. Die Überwindung von Krisen oder anderen belastenden Situationen hilft uns, neue Belastungen anhand unserer Erfahrungen zu lösen. So kennen wir unsere Stärken, die uns auch stolz auf das Geleistete machen. In unseren Gesprächen mit den BewohnerInnen können wir diese Erinnerungen hervorrufen und so die Gefühlswelt positiv beeinflussen (Dlugosch 2/2015, S. 66).

Die Biografie liefert uns, so gesehen, Aspekte aus dem Leben eines Menschen als eine Abfolge seiner Entwicklung und Erlebnisse. In Zusammenhang mit BPSD kann die Biografie hilfreich sein, das Verhalten einerseits zu verstehen, und andererseits kann das Wissen zur Biografie hilfreiche Anregung bei der Gestaltung von Interventionsmöglichkeiten sein, in der Form, dass wir eine sinnstiftende Beschäftigung finden. Außerdem kann durch das Wissen über positive Ereignisse im Leben dieses Menschen eine positive Stimmung erzeugt und Lösungen für Probleme aus diesem Wissen möglich gemacht werden. Letztendlich kann so viel wie möglich an Normalität ins Pflegeheim geholt werden. Darüber hinaus kann es dazu beitragen, dass wir das suchende und vielleicht auch weinende Herumwandern besser verstehen können. Zudem werden wir, je mehr wir über den uns anvertrauten Menschen in Erfahrung bringen können, in seine Lebenswelt eintreten, das Verstehen unsererseits kann so wachsen. Im Verstehen über die Biografie erkennen wir auch, ob das Verhalten Teil des Charakters oder aber vielleicht ein mögliches Zeichen eines nicht erfüllten Bedürfnisses sein kann. Biografiearbeit ist eine weitere wichtige pflegerische Kompetenz, die wir systematisch erheben wollen.

Wenn uns BewohnerInnen keine Hinweise mehr zu ihrer Biografie geben können, sind wir von Angehörigen abhängig. Es sei angemerkt, dass diese Biografie bereits eine Interpretation eines Außenstehenden darstellt und als das müssen wir sie auch sehen. Bleibt anzumerken, dass es nicht darum geht, so viel wie möglich an Informationen zu sammeln, sondern gezielt bestimmte Informationen einzuholen, nämlich jene Informationen, die uns unterstützen, das Normalitätsprinzip besser organisieren zu können oder uns unterstützen, das Verhalten besser verstehen zu können. Alle Informationen der Biografie sollten im Kontext des Verstehen-Wollens erhoben werden.

Nicht selten findet man in der Pflege seitenlange Biografien und wenn man dann Pflegende fragt, was konkret sie davon umsetzen würden, wird deutlich, dass nur wenig in den täglichen Alltag eingebaut wird. Auch in meinen Projekten machte ich diese Erfahrung. Ein Grund für dieses Phänomen schien die Tatsache zu sein, dass die Biografie nicht in den Pflegeprozess eingearbeitet wird. Aus diesem Grund werden wir die erhobenen Themen aus der Biografie nicht nur im Rahmen der Ressourcen festhalten, sondern stets auch in den Interventionsplan aufnehmen. Wir versuchen in der Erhebungsarbeit zur Biografie die für das Normalitätsprinzip notwendigen Informationen einzuholen und achten dabei auf einen sorgsamen Umgang mit den Daten. Informationen zur Alltagsgestaltung, persönliche Routinen und liebgewordene Handlungen sind hierbei oft die wichtigsten Parameter, dem Normalitätsprinzip näher zu kommen. Die Biografie ermöglicht uns ein ganz persönliches Kennenlernen der Person, die wir vor uns haben, mit all ihren Eigenheiten und Eigenschaften ihrer Persönlichkeit. Die individuelle Lebensgeschichte fördert unser Verständnis hin zur Person und erleichtert bereits durch das Verstehen den Umgang mit herausforderndem Verhalten. So gesehen ist die Biografie auch eine Ressource, mit der wir therapeutisch arbeiten können und sollen. Die Biografie unterstützt so auch ganz individuell die Milieugestaltung und den Interaktionsprozess mit und um den Menschen, den wir pflegen und betreuen wollen).

2.10   U – Ursachenanalyse

Im Rahmen der näheren Beschreibung der Kompetenz „Ursachenanalyse" beschäftigen wir uns mit jenen Ursachen als Auslöser für ein BPSD, welche in Zusammenhang mit dem medizinisch-therapeutischen Kompetenzbereich pflegerischen Handelns zu sehen ist, mit dem Ziel, herauszufinden, ob und inwiefern vorhandene Krankheitsbilder Einfluss auf das Verhalten nehmen könnten. Ebenso werden weitere „ungestillte" Bedürfnisse wie Hunger, Durst, Schmerzen, Harndrang, Obstipation u.v.m. analysiert. Nicht zu vergessen Nebenwirkungen oder Wechselwirkungen von Medikamenten im Sinne einer Polypharmazie, die ein BPSD begünstigen könnten. Hierbei ist die Einbeziehung und das fachliche Urteil und damit die interdisziplinäre Kooperation mit den zuständigen ärztlichen Disziplinen wie Allgemeinmedizin, Psychiatrie, Neurologie und Psychologie von großer Bedeutung. Zur leichteren Erfassung dieser vielen Themenbereiche nutzen wir auch unterschiedliche Scores, die wir im Rahmen der Analyse des MIBUK-Assessments noch genau bearbeiten werden. Die ärztliche Abklärung sollte, wenn möglich, direkt in der Langzeiteinrichtung erfolgen, da ein Ortswechsel in der Regel eine Verschlechterung des Zustandsbildes verursacht. Eine Vielzahl an Befundungen kann im Pflegeheim durchgeführt werden, dies bestätigen bereits zahlreiche Studien zu diesem Themenkomplex (Dal-Bianco P. et al. 2019, S. 36). Die diplomierte Gesundheits- und KrankenpflegerIn bereitet die Themenfelder vor, führt die Scores durch und bezieht die notwendigen Fachdisziplinen ein.

Nachdem alle Fakten und möglichen Ursachen erhoben wurden, geht es nun daran, mit dem Team die Analyse der Daten durchzuführen. Hierbei werden Themenbereiche sachlich begründet ausgeschlossen und jene Themenbereiche, die als Ursache identifiziert werden konnten, weiterbearbeitet. Mit dem Instrument der Fallarbeit werden wir nun die erhobenen Daten analysieren und weiterbearbeiten.

2.11   K – Kreativität

Last but not least wenden wir uns der letzten Kompetenz, der Kreativität, zu. Diese Kompetenz wurde bewusst an den Schluss gereiht, weil diese bereits die Analyse der anderen vier Kompetenzen voraussetzt. Denn Kreativität kann nur dort gedeihen, wo ausreichend Wissen vorhanden ist. Kreativität ist also jener Teil in MIBUK, in dem die aus der Fallarbeit erarbeiteten Erkenntnisse zum notwendigen Wissen führt, um kreative Lösungen zu den erkannten Ursachen auszuarbeiten. Diese Kreativität erfordert ein hohes Maß an Fachwissen zu den unterschiedlichen bereits beschriebenen Kompetenzen und letztendlich hohes Fachwissen zum Krankheitsbild Demenz. Ebenso ist umfangreiches Wissen bezogen auf andere Krankheiten und deren Verlauf notwendig, um zwischen Symptomen von Krankheiten, ungestillten Bedürfnissen und einem BPSD unterscheiden zu können.

Braucht Kreativität und der damit einhergehende kreative Prozess das Instrument der Interaktion, um zu reflektieren, was uns bewegt, bestimmte Handlungen durchzuführen? In diesem kreativen Prozess, welcher eigentlich aus der Fallarbeit entsteht, können wir neue Erkenntnisse gewinnen, die wir dann in unsere Ursachenanalyse einbauen und so gestellte Hypothesen einer neuen Bewertung unterziehen. Diese neuen Erkenntnisse unterstützen uns bei der Festlegung von nichtmedikamentösen Therapieformen. Die Kreativität unterstützt die Reflexionsfähigkeit des Einzelnen und des gesamten Teams. Kreativität setzt daher ein kommunikatives Wesen, ein empathisches Sich-hineinfühlen-Können als auch die Abgrenzung zum anderen voraus, wobei gleichzeitig eine Idee durch die Diskussion und eine theoriegeleitete Moderation auch verworfen werden kann zugunsten einer anderen. Kreativität wäre somit etwas Neues, das durch den reflexiven Prozess in unseren Fallbesprechungen entstehen kann, indem wir theoretisches Wissen mit unseren praktischen Erfahrungen austauschen, um daraus neue Erkenntnisse zu gewinnen.

Kreativität bedeutet in MIBUK eine neugierige Haltung rund um die zu pflegende Person, enormes Wissen zu den Krankheitszeichen und deren Behandlungsmöglichkeiten, Sicherheit in der Suche nach den Ursachen und letztendlich ein Umfeld, welches Kreativität zulässt und fördert. MIBUK und dessen fünf Kernkompetenzen sind ein fließender Prozess, der sich von einer zur nächsten Kompetenz hinbewegt und manchmal durchaus auch wieder zurückschwingt oder nochmals auf eine der Kompetenzen zusteuert, wenn es gilt, noch weitere Informationen einzuholen.

Kreative Prozesse können dann entstehen, wenn wir den Kopf frei haben, um uns einem Thema ausführlich widmen zu können. Hierzu zählt auch die Bereitschaft, unser Denken und Handeln stetig zu erweitern, und uns ebenso auf den Diskurs mit anderen einzulassen. Unser „Andersdenken" kann als inspirierend angesehen und so unser eigenes Wachstum gefördert werden. Erst dann können wir durch unsere Kreativität dem/der BewohnerIn individuelle Interventionsmöglichkeiten anbieten, die sich an theoriegeleiteten Konzepten orientierend entwickeln.

Literatur

Bartholomyenczik S et al (2011) Rahmenempfehlungen zum Umgang mit herausforderndem Verhalten bei Menschen mit Demenz in der Altenpflege. Bundesministerium für Gesundheit, Deutschland

Barth B, Flaig BB, Schäuble N, Tautscher M (2018) Praxis der Sinus-Milieus, Gegenwart und Zukunft einer modernen Gesellschaft und Zielgruppenmodells. Springer VS

Dal-Bianco P et al (2019) Qualität 4 Fachkompetenz, Demenzstrategie Gut leben mit Demenz. Bundesministerium für Arbeit, Soziales, Gesundheit und Konsumentenschutz

Dlugosch P (2015) Tablettgestützte biografische Spurensuche fördert die Erinnerungsleistung bei Demenkranken. Zeitschrift Neuro Geriatrie

Farzin S, Jordan S (2008, 2015) Lexikon der Soziologie und Sozialtheorie Hundert Grundbegriffe. Verlag Reclam

Luttenberger K, Grassel E (2011) Leuchtturmprojekt Demenz. Ganzheitliche Förderung von Geist und Körper, Gesundheitsministerium Deutschland

Moik Ch (2019) Statistik MIBUK Projektauswertung

Reuschenbach B, Mahler C (2011) Pflegebezogene Assessmentinstrumente, Internationales Handbuch für Pflegeforschung und-praxis, 1. Aufl. Verlag Hans-Huber, Hogrefe Bern

Savaskan E et al (2014) Empfehlung zur Diagnostik und Therapie der behaviouralen und psychologischen Symptome der Demenz (BPSD), Therapy Guidelines for Behavioural and psychological Symptoms of Dementia. Originalartikel Praxis 103(3) (Schweizerische Gesellschaft für Alterspychiatrie & Alterspsychologie (SGAP))

Sutter R et al (2015) Evidenzbasierte Musiktherapie bei Behavioral and Psychological Symptoms of Dementia (BPSD), Wirkung und klinische Anwendung von aktiven und rezeptiven Vorgangsweisen, 1. Aufl. Elsevier GmbH München

Schrems, B (2018) Verstehende Pflegediagnostik, Grundlagen zum angemessenen Pflegehandeln, 2. überarbeitete Aufl, Facultas Verlag

Schrems B (2019) Fallarbeit in der Pflege, 3. überarbeitete Aufl, Facultas Verlag

Die Teilschritte eines verstehenden Pflegeprozesses

3

Inhaltsverzeichnis

Nachdem wir die wichtigsten Begriffe, die uns in diesem Buch beschäftigen werden, definiert, beschrieben und ausführlich erläutert haben, wenden wir uns nun dem ersten Schritt im Rahmen des verstehenden Pflegeprozesses, dem MIBUK-Assessment, zu.

Elektronisches Zusatzmaterial Die elektronische Version dieses Kapitels enthält Zusatzmaterial, das berechtigten Benutzern zur Verfügung steht https://doi.org/10.1007/978-3-662-60647-6_3.

© Springer-Verlag GmbH Deutschland, ein Teil von Springer Nature 2020   37
C. Moik, *Nichtmedikamentöse Therapie von herausforderndem Verhalten bei Demenz,*
https://doi.org/10.1007/978-3-662-60647-6_3

Im Rahmen des Assessments wollen wir darangehen, die Ursachen für das herausfordernde Verhalten herauszufinden. Unsere neugierige Grundhaltung, mit der wir uns nun auf den Weg zur Ursachensuche begeben, begleitet uns durch den gesamten Pflegeprozess. Wir werden im Rahmen der Erhebungsarbeiten auch eine Vielzahl unterschiedlicher Scores kennenlernen, die uns die Einschätzung diverser Risiken erleichtern sollen. Der Assessmentbogen selbst als auch die weiteren Einschätzungsinstrumente ermöglichen es uns, die komplexen Zusammenhänge auf systematische Weise abzubilden und im Sinne eines Ausschlussverfahrens, bestimmte Bereiche einzugrenzen und so der Ursache für das Verhalten ein Stück näher zu rücken. An dieser Stelle möchte ich anmerken, dass die Scores eine Empfehlung darstellen, das Einverständnis für die Verwendung jedoch mit den Autoren abzuklären ist.

Abschließend sei festgehalten, dass das MIBUK-Konzept mit jedem Pflegemodell kompatibel ist. Ein verstehender Pflegeprozess kann mit jedem Pflegemodelle verbunden und so sinnvolle Ergänzung sein. Beginnen wir nun mit dem ersten Schritt im Rahmen des verstehenden Pflegeprozesses, dem MIBUK-Assessment.

3.1 Das MIBUK-Assessment – theoretische Grundlagen

Der Begriff MIBUK-Bewertung beschreibt eine umfangreiche Informationssammlung, mit dem Ziel, die Ursachen für das BPSD herauszufinden. Dieser sehr aufwendige Prozess wird mithilfe eines strukturierten Assessmentbogens durchgeführt. Wir wissen bereits, dass wir uns hierzu einer neugierigen, forschenden Haltung bedienen und auf systematische Weise unsere gesammelten Daten analysieren. Die Exklusion (Ausschließung) unterstützt uns, bestimmte Themenfelder theoretisch begründet auszuschließen. Auf diese Weise soll es möglich sein, etwaige Ursachen des BPSD systematisch zu reduzieren. So werden Hypothesen verifiziert oder falsifiziert. Um diesen Prozess angemessen durchführen zu können, bedienen wir uns unter anderem dem Instrument der Fallarbeit. Das hohe fachliche Wissen aus unterschiedlichen Disziplinen, als auch die theoriegeleitete Diskussion bringen uns zu neuen Erkenntnissen, die wir in unseren Assessmentprozess einarbeiten (Schrems 2019, S. 111). Wir werden anhand des MIBUK-Assessmentbogens alle Bereiche des Menschseins abtasten und versuchen, die Ursache für das herausfordernde Verhalten herauszufinden. Wir versuchen, die praktischen Erfahrungen mit dem theoriegeleiteten Wissen systematisch zu verbinden; dies gestalten wir über einen sogenannten reflexiven Prozess, welcher in der Fallarbeit begründet ist. Diese Fallbesprechungen begleiten uns während des gesamten Assessmentprozesses und darüber hinaus in jeder Phase des verstehenden Pflegeprozesses. Die Fallarbeit stellt eine der Hauptsäulen in der Ursachensuche, aber auch im darauf folgenden Analyseprozess dar. Das Einbinden anderer Berufsgruppen wie den unterschiedlichen Fachdisziplinen der Medizin, aber fallweise auch aus anderen Gesundheitsberufen, führt uns zum tatsächlichen Problem und der Pflege und Betreuungsdiagnose, die uns nun als Grundlage für die nichtmedikamentöse Therapie von BPSD dient.

Wie wir bereits wissen, kommt einer ganzheitlichen Sicht auf den Bewohner/die Bewohnerin bei der Suche nach den Ursachen enorme Bedeutung zu, da wir davon ausgehen, dass BPSD nicht unbedingt in der medizinischen Diagnose Demenz begründet sein muss. Wir gehen davon aus, dass es Menschen, die an Demenz erkrankt sind, durchaus an Möglichkeiten fehlt, sich in der üblichen Form Gehör zu verschaffen, wenn es darum geht, Bedürfnisse mitzuteilen oder ein „Unwohlsein" auszudrücken. Aus dieser Erkenntnis heraus gibt es zahllose Möglichkeiten, die ein BPSD auslösen könnten. Anhand der fünf MIBUK-Kompetenzen werden alle infrage kommenden Bedürfnisse einer genauen Analyse unterzogen, welche durch den teilstandardisierten Assessmentbogen unterstützt wird. Die strukturierte Vorgehensweise erleichtert die Ursachensuche und unterstützt so auch die Fallarbeit im interdisziplinären Team. Die fünf MIBUK-Kompetenzen unterstützen das Herausfinden diverser Bedürfnisse, beschränken sich aber nicht nur darauf, sondern binden auch körperliche Gebrechen, Nebenwirkungen von Medikamenten u. v. m. mit ein. Letztendlich startete ich den Versuch, diesen komplexen Prozess desAssessments durch einen teilstandardisierten Assessmentbogen abzubilden und in eine Systematik zu bringen. Neben dieser strukturierten Vorgehensweise soll die Moderation der Fallarbeit durch eine diplomierte Gesundheits- und Krankenpflegeperson den Informationsfluss zwischen den unterschiedlichen Berufsgruppen sicherstellen. Diese Interdisziplinarität zeigte in allen Projekten große Anerkennung und ebenso führten der Austausch und die unterschiedliche Sichtweise der Fachexperten stets zu transparenten, professionellen und individuellen Lösungen, die unter anderem auch dem unnötigen Aufenthalt in Krankenhäusern entgegenwirkten. In den Projekten zeigte sich bei einer Großzahl der BewohnerInnen anhand dieser Vorgehensweise eine deutliche Verbesserung im Verhalten, was wiederum ein Beitrag zu mehr Lebensqualität bei den BewohnerInnen zur Folge hatte (Moik 2019). Wollen wir uns nun die fünf MIBUK-Kompetenzen und deren Untergliederung im Rahmen des Assessments näher ansehen (Tab. 3.1).

Die fünf MIBUK-Kompetenzen bilden im Sinne der Systemtheorie jeweils ein System mit dem jeweiligen Subsystem. Die Systeme stehen in Bezug zueinander und nehmen daher auch Einfluss aufeinander. Diese Einflussnahme nutzen wir, um unsere Interventionen stets mehrdimensional anbieten zu können. Wir ändern etwas am Milieu, das positive Auswirkungen auf die Interaktion hat, und bauen die Biografie in den Pflegealltag ein. Folglich beziehen sich alle unsere Interventionen in der Regel auf alle fünf Disziplinen. Wir versuchen also, alle fünf Kompetenzen miteinander in Einklang zu bringen. Die Berufsgruppe der diplomierten Gesundheits- und KrankenpflegerInnen ist aufgrund ihrer hohen fachlichen Ausbildung, ihrer Nähe zur Medizin einerseits, aber auch ihrer ganzheitlichen Sicht aufgrund ihrer pflegerischen Werthaltung andererseits bestens geeignet, die Rolle der ModeratorIn und der KoordinatorIn zu übernehmen. So werden die erhobenen Themenbereiche und Daten im Rahmen der Fallarbeit theoriegeleitet analysiert, reflektiert und weiterverarbeitet. Eine ganzheitliche Pflege und Betreuung von Menschen, welche an einem BPSD leiden, erfordert in MIBUK eine enge

Tab. 3.1 Themenschwerpunkte aus dem MIBUK-Assessmentbogen. (Aus: Moik 2019)

Milieu	Interaktion	Biografie	Ursachenanalyse (klinische Untersuchung)	Kreativität
Personalkriterien Normalitätsprinzip Tagesstruktur (Pflegesystem, Instituionalisierungsgrad, Platz für Individualität) Raumkonzept (Wohnraumgestaltung, Privatsphäre sicherstellen) Umgebungsatmosphäre (Lautstärke, Geräuschkulisse, Privatsphäre..)	Wechselwirkung der Interaktionsmuster (die Art der Beziehungsgestaltung, die Beziehung um den/die Bewohnerin- dem Team – dem Unternehmen, das Pflegeverständnis...) Kommunikation und Beziehungen zu den BewohnerInnen, zur Pflege Beschäftigungsdefizite Charakter/Persönlichkeit (Ausdruck der Persönlichkeit), Selbstbestimmtheit (wie wird diese umgesetzt, Entscheidungsmöglichkeiten)	Lebensstil (persönliche Tagesstruktur, Vorlieben, was ist Ausdruck des Lebensstils) Lebenslauf/Ich-Bezogenheit Beschäftigung/Hobbys (konkret, welche Musik, welche Instrumente, welche Bücher) Normalitätsprinzip: Biografie aus den Aktivitäten, Beziehungen, existenzielle Erfahrungen des Lebens (AEBDL) herausarbeiten (Krohwinkel 2013) Charaktereigenschaften erkennen(was macht die Persönlichkeit aus, was waren/sind deren Wertvorstellungen und Normen) Grad der Selbstbestimmtheit herausfinden	Körperliche Themenfelder Erkrankungen, Schmerzen... usw. Medikamente: Neben- und Wechselwirkungen Psycho-soziale Themenfelder: Stress, Einsamkeit, Unsicherheit, Schlafstörungen, soziales Leben Kognitive Themenfelder: Demenzgrad, Einschränkungen durch Testung feststellen. Auswirkungen der Einschränkungen auf psycho-soziale Themenfelder	Entdeckungen aus den vier Kompetenzen (Was konnten wir noch entdecken?) Veränderungspotentiale (Was trägt zu einer positiven Veränderung der Situation bei?) Konkretes Wissen aus dem Assessment (Was haben wir erkannt?) Schlussfolgerungen: (Was haben wir erkannt und können wir beeinflussen?)

Tab. 3.2 MIBUK-Assessmentbogen

MIBUK-ASSESSMENTBOGEN	Zimmer:		Name:
Beschreibung des Verhaltens aus Mindmapping	Cohen-Mansfieldskala ausfüllen	Notizen	Cornell Depressionsskala ausfüllen
1. M - MILIEU	**Fragenkatalog**	**Anmerkungen**	**Interventionsvorschläge**
Themen aus der Unternehmenskultur: Personalpolitik	Gab es einen außergewöhnlichen Wechsel bei den MitarbeiterInnen?		
	Gab oder gibt es Probleme im Team? (außergewöhnlich hohe Krankenstände, Engpässe, Fluktuation, Unstimmigkeiten)		
Normalitätsprinzip	Gab es Veränderungen an den Arbeitsabläufen?		
	Wurde an der persönlichen Tagesstruktur der BewohnerInnen Veränderungen vorgenommene?		
	Gab es Änderungen in de Wohnformen (größere Bereiche, Veränderungen an den Räumlichkeiten?		
	Wurde etwas an den Sitzordnungen, der Tischgestaltung verändert?		
	Gab es Änderungen am Tagesablauf der Pflege?		
	Kann ein Bezug vom Verhalten hin zur Gruppendynamik hergestellt werden?		
	Ist etwas anders als gewöhnlich?		
	Wie ist die Stimmung im Wohnbereich zwischen den Bew. Zwischen Pflege und BewohnerInnen?		
Raumkonzept	Lärmlevel, Lichtlevel, Schattenbildung sonstige irritierende Möglichkeiten?		
	Tritt das Verhalten in bestimmten Räumlichkeiten auf?		
	Was kann am Verhalten durch die Umgebung ausgelöst worden sein-Umbebungsbeobachtung:		
	Fehlt es an sozialen Kontakten? Zuviele soziale Kontakte?		
	Tritt das Verhaltenin Gesellschaft oder allein auf?		
	Welche Rückzugsmöglichkeiten gibt es außerhalb des eigenen Zimmers?		
Umgebungsatmosphäre	Wie verhalten sich MitbewohnerInnen zur Beobachtungsperson?		
	Wie häufig, wann, wie lange, wie stark tritt das Verhalten auf (Cohen-Mansfield und Cornell Depressionsskala verwenden) Rückschlüsse daraus?		
	Wie sind die Umstände bzw. der Rahmen, in dem das Verhalten stattfindet?		
	Lässt sich das Verhalten durch das Stadium der Demenz erklären?		

(Fortsetzung)

Tab. 3.2 (Fortsetzung)

		Anmerkungen	Mögliche Interventionen
	Können belastende Abhängigkeiten in den Alltagsaktivitäten das Verhalten ausgelöst haben?		
	Gibt es Stresssituationen, die neu sind?		
	Hat sich etwas aus dem Alltag des Bewohners/ der BewohnerIn geändert?		
2I - INTERAKTION	**Fragenkatalog**	**Anmerkungen**	**Mögliche Interventionen**
Wechselwirkung der Interaktionsmuster	Wie gestalten wir unsere Beziehungen zu den BewohnerInnen-KollegInnen-Vorgesetzten-Unternehmen? Fehlende Möglichkeit, sich mitzuteilen? Könnte das Verhalten eine Form des sich Ausdrücken wollens sein?		
Kommunikations schafft Beziehungen	Werden alle Grundregeln der Kommunikation mit Menschen, die an Demenz erkrankt sind eingehalten? Gibt es zwischenmenschliche Probleme zwischen Pflege-BewohnerIn? Treten die Probleme bei allen Pflegepersonen auf? Wenn nein, was machen jene anders, bei denen das Verhalten nicht auftritt? Was fällt ihnen diesbezüglich noch auf? Anrede (du oder sie…)		
Pflege-therapeutische Beziehung	Wie sind die Beziehungen zur Pflege selbst? In wie weit kann die pflegetherapeutische Beziehung durch notwendige Pflegehandlungen gestört sein? Können wir Pflegehandlungen verändern oder eventuell reduzieren?		
	Beachten alle die Grundsätze der Kommunikation bei Menschen welche an Demenz erkrankt sind?		
	Wie sind die Beziehungen zu Mitbewohnern?		
Beschäftigungsdefizite	Kann das Verhalten ein Zeichen für Langeweile sein? Was wissen wir bezüglich Beschäftigungsmöglichkeiten?		
	Kann das Verhalten ein Ausdruck von Stress sein?		
	Wie ist die Atmosphäre? (laut, leise…) kann die Atmosphäre die derzeitige Kommunikation beeinflussen?		
Ausdruck der Persönlichkeit	Kann das Verhalten Ausdruck der Persönlichkeit sein?		
Zeitfaktoren	Nehmen wir uns ausreichend Zeit für die Kommunikation?		
	Mehrdimensionale Kommunikation wir angeboten?		
	Was könnte die Interaktion verbessern helfen?		
	Könnte die Interaktion durch gezielte Beschäftigung (aus der Biografie heraus) mit und um den/die BewohnerIn verbessert werden?		
Interaktion	Was an unserer Interaktionsform könnten wir verbessern?		
	Fehlt es an persönlicher Zuwendung?		
	Was an unserer Interaktion könnte das Verhalten begünstigen?		
	Ist die Beschäftigung auf den/die BewohnerIn abgestimmt? Hat die Beschäftigung einen Bezug zur Biografie?		
Selbstbestimmtheit-Persönliche Ausdrucksform	Könnte das Verhalten Ausdruck verlorener Fähigkeiten sein?		
	Könnte das Verhalten aufgrund fehlender sozialer Kontakte auftreten?		
	Gibt es hohe Abhängigkeiten zwischen Pflege und BewohnerIn?		

(Fortsetzung)

Tab. 3.2 (Fortsetzung)

3. B – BIOGRAFIE	Fragenkatalog	Anmerkungen	Mögliche Interventionen
	Könnte das Verhalten als Ausdrucksmöglichkeit der Persönlichkeit sein?		
	Auf welche Interaktion reagiert der/die BewohnerIn positiv?		
	Auf welche Interaktion, die von uns ausgeht, reagiert sie/er positiv/negativ? Was macht den Unterschied?		
Lebensstil/Lebenslauf	Wie selbständig war/ist die BewohnerIn?		
	Wie bringt der/die BewohnerIn ihre Wünsche und Bedürfnisse zum Ausdruck?		
	Haben wir die Selbständigkeit ausreichend beachtet? Fördern wir diese?		
	Welche Möglichkeiten hat der/die BewohnerIn sich mitzuteilen?		
Beschäftigung/Hobby	Welchen Beschäftigungen ging der/die BewohnerIn nach? Wurden diese bereits angeboten?		
	Welche Musik hörte der/die BewohnerIn? Wie konkret können wir die Musikrichtung bestimmen?		
	Was wissen wir über Bewegungsmöglichkeiten? In wie weit kommen wir dem Bewegungsdrang nach?		
Beschäftigung in den letzten 5-10 Jahren	Was waren die Beschäftigungsfelder in den letzten 5-10 Jahren? Was können wir hier anbieten?		
Gewohnheiten nach den Aktivitäten und Bedürfnissen des täglichen Lebens (ABDL)	kommunizieren können: sich bewegen können,		
Sich pflegen und kleiden können:	Rituale zur Körperpflege, zur Haarpflege, Kleitungsstücke nach den Wünschen des/der BewohnerIn (nicht immer nach Praktikabilität für die Pflege). Art der Rasur, Art des Schminkens, Friseurtermine wie oft, Maniküre und Pediküre…		
Ausscheiden können:	WC Gänge ermöglichen, auf regelmäßigen Stuhlgang achten (Bauchschmerzen), die richtigen Einlagen, Möglichkeiten auch in der Nacht das WC aufzusuchen.		
Essen und trinken können:	Die Essenszeiten auf den/die BewohnerIn abstimmen, Portionsgrößen beachten, ebenso die Wünsche zum Frühstück beachten – Aufstehzeiten, Spätjause...welche Rituale wurden gepflegt?		
Ruhen und schlafen und sich entspannen können:	Die Schlafgewohnheiten inkl. Rituale genau erheben, den Schlaf- und Wachrythmus an die Wünsche des/der BewohnerIn anpassen. Was half sich zu entspannen, was sind die Aufreger?		
	Kann das Verhalten auf Gewohnheiten hinweisen die wir bis jetzt nicht beachtet haben?		
Die eigene Sexualität leben können:	Ist dies ein Thema? Haben wir Möglichkeiten Sexualität zu ermöglichen? Nehmen wir auf die unterschiedlichen Bedürfnisse der Geschlechter Rücksicht. Kann ein Mann sein Mann-Sein leben, eine Frau ihr Frau-Sein. Wie äußern sich geschlechtspezifische Bedürfnisse?		

(Fortsetzung)

Tab. 3.2 (Fortsetzung)

Für eine sichere und fördernde Umgebung sorgen:	Gefahren bezogen auf eine Selbstgefährdung oder Fremdgefährdung (falsche Einschätzung von Situationen (heißes Wasser nicht von kalten unterscheiden können, Haluzinationen die für andere eine Gefahr werden könnten. Strassenverkehr nicht mehr richtig einzuschätzen......		
	Was macht dem/der BewohnerIn Spass, woran mag sie/er sich beteiligen. Welcher Beschäftigung ging sie/er nach?		
	Wie wurde Stress früher abgebaut?		
	Welche Musik könnte in bestimmten Situationen passend sein? Wie reagiert der/die BewohnerIn auf Tanzen und Bewegung? Wie reagiert er/sie auf Gruppen, spazieren im Freien? Allein sein…		
Familiensystem	Sprache und soziales Miteinander (Einzelgänger, gerne in Gesellschaft)? Nehmen wir darauf Rücksicht?		
	Welche sozialen Kontakte gab es und könnten wir diese vielleicht intensivieren?		
Charaktereigenschaften	Gesellig, Einzelgänger, Familienmensch, Partylöwe …		
	Tritt das Verhalten auch auf, wenn Familienmitglieder da sind?		
	Können Familienmitglieder in die Betreuung eingebunden werden? Wie erleben diese das Verhalten, haben sie Vorschläge für uns?		
4. U - URSACHENANALYSE	**Fragenkatalog (alle hier angeführten Scors werden im Kap. 3.1.2 U = Ursachenanalyse ausführlich behandelt)**	**Anmerkungen**	**Mögliche Intervention**
Themenfelder zum physischen Bereichen:	Können körperliche Einschränkungen, das Fortschreiten bekannter Krankheiten als Ursache für das Verhalten ausgemacht werden?		
	Kann das Verhalten mit Medikamentennebenwirkungen in Zusammenhang gebracht werden (Überdosierung, Wechselwirkungen)?		
	Wer ist der Hausarzt? Brauchen wir dahingehendUnterstützung?		
	Für wann ist ein Termin mit dem Hausarzt oder Facharzt geplant?		
	Könnte der/die BewohnerIn Schmerzen haben? ECPA, Doloplus Fremdeinschätzung Schmerz durchführen	Punktezahl VAS: Punkteanzahl ECPA:	eingeleitete Maßnahmen
	Diabetes mell und BZ Werte-HBA1C:		
	Schilddrüse, M. Parkinson		
	Harnwegsinfekt (Streifentest), der Auslöser für das Verhalten sein kann		
	Hunger/Durst freie Beschreibung, Gewichtskontrolle und BMI, Zeichen der Exikose beachten		
	Obstipation		
Scors:	Selbst- oder Fremdgefährdung Cohen-Mansfieldskala und Cornell Depressionsskala durchführen	Punkte:	
	MNA zu den Ernährungsgewohnheiten durchführen	Punkte:	
	Mini-Mental-State-Untersuchung (MMSE), Uhrentest	Punkte:	
	Eva-Bogen bei Aggressionbogen ausfüllen	Punkte:	
	Binstein für Pneumonierisiko und Atemproblematik erheben	Punkte:	
	Morse-Fall bei Sturzrisiko erheben	Punkte:	

(Fortsetzung)

Tab. 3.2 (Fortsetzung)

Themenfelder zum psycho-sozialen Bereich	Fragenkatalog	Anmerkungen	Mögliche Interventionen
	Sind psychiatrische Diagnosen bekannt? Wurde diesbezüglich auch Angehörige befragt?		
	Wenn ja, ist ein Psychiater in die Behandlung eingebunden worden?		
	Wenn nein, Psychiater evt. einbinden: bis wann erledigt?		
	Könnte das Verhalten der sozialen Selbststimulation dienen?		
	Könnte es an Beschäftigung fehlen?		
	Könnte es an Zuwendung fehlen?		
	Bekommt der/die BewohnerIn Psychopharmaka? Wenn ja seit wann? Könnten dies Zeichen von Nebenwirkungen sein?		
	Wie sieht der Schlaf-Wach-Rhythmus aus? Gibt es hierzu Auffälligkeiten die ein Grund für das Verhalten sein könnten?		
	Kann das Verhalten eine Nebenwirkung von anderen Medikamenten sein?		
	Ist ein Demenz-Delir auszuschließen?		
	Sind Nebenwirkungen von Neuroleptika ausgeschlossen?		
	Gibt es andere freiheitsbeschränkende Maßnahmen, die das Verhalten auslösen könnten?		
	Fehlt es an Bewegung?		
	Wie sind die Lichtverhältnisse?		
	Wie oft ist der/die BewohnerIn im Freien?		
5. K – KREATIVITÄT	**Fragen**	**Anmerkungen**	**Mögliche Intervention**
Entdeckungen:	Entdeckungen aus den vier Kompetenzen: Was an dem/der BewohnerIn mögen wir besonders? Was haben wir konkret herausgefunden		
Veränderungspotential:	Was für ein Veränderungspotential ergibt sich daraus für uns?		
Konkretes:	Konkretisieren des neuen Wissens (Zum Beispiel; Was am Normalitätsprinzip könnten wir verbessern?)		
Schlussfolgerung:	Schlussfolgerungen mögliche Lösungsansätze: Was könnten wir an der Situation sofort verbessern?		
Sonstiges:			

Kooperation mit allen am Pflege- und Betreuungsprozess beteiligten Personen (Monsch et al. 2008, (8), S. 146–147). Der MIBUK-Assessmentbogen soll sie unterstützen, die Ursachen für das BPSD herauszufinden. Dazu habe ich ihnen Themenschwerpunkte zu den einzelnen MIBUK-Disziplinen ausgearbeitet. Zu diesen Themenschwerpunkten gibt es jeweils einen Fragenkatalog, der Sie bei der Suche unterstützen soll. Dieser Fragenkatalog hat nicht den Anspruch auf Vollständigkeit und kann durch weitere Subthemen erweitert werden. Sie finden den gesamten MIBUK-Assessmentbogen in Tab. 3.2.

3.1.1   Der Assessmentbogen

Der Assessmentbogen ist in die fünf Kompetenzen **Milieu, Interaktion, Biografie, Ursachenanalyse** – klinische Untersuchung: körperlich, psychisch, kognitiv und **Kreativität** gegliedert. Jeder Kompetenz sind spezielle Themenbereiche zugeordnet, die Themenbereiche sollen dann entsprechend untersucht und durch die Akteure hinterfragt und beschrieben werden. Im Besonderen sei hier auf die Kompetenz Ursachenanalyse hingewiesen. Dieses System soll den medizinisch-therapeutischen Themenkreis abbilden. Im Rahmen der Kompetenz Ursachenanalyse werden eine Vielzahl an Scores durchgeführt. Damit versuchen wir eine Risikobewertung für bestimmte Situationen vorzunehmen, um so möglichen körperlichen Ursachen für das Verhalten auf die Spur zu kommen. Als Risiken können wir festhalten: Risiken die sich aus dem herausfordernden Verhalten ergeben (Selbst- oder Fremdgefährdung), Unter- oder Mangelernährung, Schmerz uvm. Die Scores sollen Sie unterstützen, mögliche Risiken rechtzeitig zu erkennen und entsprechend frühzeitig gegenzusteuern. Die kreativen LeserInnen sind durchaus angehalten, sich selbst Gedanken zu weiteren möglichen Themenkomplexen Gedanken zu machen.

Gegenständlich gibt Ihnen der Assessmentbogen eine Orientierungsmöglichkeit bei der Vielzahl an Faktoren, die ein BPSD begünstigen könnten (Tab. 3.2). Durchaus sind die LeserInnen angehalten, sich selbst Gedanken zu weiteren Möglichkeiten, die ein BPSD fördern oder sogar auslösen könnten, einzubringen. Die Bearbeitung der Themenbereiche erfolgt im Rahmen der Fallarbeit im multiprofessionellen Team. Ich empfehle hierzu, die Moderation bereits im Vorfeld festzulegen. Die kontinuierliche Durchführung der Fallarbeit stellt eine wichtige Grundlage dar, wenn es darum geht, theoriegeleitet neue Erkenntnisse zu erlangen. Die Häufigkeit der Durchführung von Fallbesprechungen hängt sehr stark mit der Intensität des Pflege- und Betreuungsprozesses ab und muss daher entsprechend individuell gestaltet werden. Die DGKP beruft diese Besprechungen ein und moderiert sie auch. Die Fallarbeit begleitet uns im gesamten Pflegeprozess und wird durch die zuständige DGKP koordiniert, moderiert, geplant und bearbeitet.

3.1.2 Die fünf MIBUK-Kompetenzen im Kontext zum Assessment

Einleitend zu diesem Kapitel sollen nun die fünf Disziplinen mit ihren Unterkapiteln und ihre tiefere Bedeutung bezogen auf unser Assessment näher erläutert werden. Beginnen wir also damit, die einzelnen Disziplinen, sofern sie nicht bereits in einem vorigen Kapitel ausreichend definiert wurden, hier spezifisch im Rahmen des ersten Schrittes des Pflegeprozesses zu analysieren. Es sei an dieser Stelle nochmals darauf hingewiesen, dass uns die Erkenntnis leitet, dass BPSD kein Phänomen ist, welches dem demenziellen Abbauprozess zugeschrieben werden kann, sondern vielmehr ein Zusammenspiel aus mehreren Faktoren darstellt, welche sich aus dem Grad der Demenz, der Persönlichkeit, dem Abhängigkeitsgrad und den Möglichkeiten, das Leben weitestgehend selbstbestimmt zu leben, zusammensetzen. Letztendlich sind es die fünf MIBUK-Disziplinen und deren Wechselwirkung die enormen Einfluss auf die Entwicklung eines BPSD nehmen. Diese Wechselwirkungen wollen wir im Rahmen unseres Assessment erkennen und herausarbeiten. Beginnen wir nun mit der ersten Kompetenz, dem **Milieu** und dessen Einfluss auf die Entstehung eines BPSD im Rahmen unseres Assessments.

M - Milieu

In Rahmen der Milieugestaltung widmen wir uns folgenden Themenbereichen: Normalitätsprinzip, Stabilität der persönlichen Strukturen, inwieweit kann auf die persönliche Tagesstruktur eingegangen werden (Fluktuation, Zeitdruck). Wie gut ist die Teamarbeit, ist die Stimmung und das Pflegeverständnis allen klar und wird dieses auch gelebt. Inwieweit können wir die Privatsphäre der BewohnerInnen gewährleisten, wie ist die Umgebungsatmosphäre (Esskultur, Gesellschaft mit anderen BewohnerInnen, die Möglichkeit, sich frei zu bewegen, sich auszuruhen und doch Teil der Gruppe zu sein). Wie gestalten wir gruppendynamische Prozesse, stehen wir unter Zeitdruck u. v. m.

Zu diesen Überbegriffen wurden eine Vielzahl an Fragen formuliert, welche uns auf der Suche nach den Ursachen unterstützen sollen. Dabei müssen wir unser eigenes Handeln kritisch hinterfragen. Es sei angemerkt, dass gerade in der Milieugestaltung eine Vielzahl an Möglichkeiten für die Pflege zur Verfügung stehen, das Umfeld der Bewohnerin/des Bewohners sehr individuell nach deren Bedürfnissen zu gestalten. Unsere Fragen beziehen sich also auf die Tatsache, wie und in welcher Weise das Milieu ein BPSD begünstigen könnte. Je mehr wir hierbei das Normalitätsprinzip berücksichtigen können, umso eher können wir das BPSD reduzieren helfen. Wir betrachten sozusagen die Rahmenbedingungen, die uns zur Verfügung stehen und gleichen diese mit den persönlichen Milieuaspekten der kranken Menschen ab. Je kohärenter wir dies gestalten, umso höher die Chance, dass sich Zeichen eines BPSD reduzieren.

Damit kommt der personellen Ausstattung eine wichtige Bedeutung zu, da diese federführend an der Gestaltung des Milieus beteiligt ist. Steter Zeitdruck, hohe

Fluktuation, fehlende sinnstiftende Beschäftigung, wenig Möglichkeiten für Bewegung und wenig Einfluss auf die Gestaltung des sozialen Miteinanders erhöhen die Gefahr eines BPSD. Je funktionaler die Arbeitsabläufe gestaltet sind, desto mehr Anpassung ist vonseiten der BewohnerInnen notwendig, was wiederum als Auslöser für ein BPSD ausgemacht werden kann. Je höher der Zeitdruck, desto rascher werden Arbeitsabläufe funktional gestaltet und damit die Autonomie der BewohnerInnen reduziert. Beengte Räumlichkeiten, hallende Räume, unzureichende Beleuchtung, Überhitzung der Räumlichkeiten, zu kalte Räume, wenig Möglichkeiten, selbstständig ins Freie zu gehen, wenig Orientierungshilfen, all dies trägt dazu bei, dass wir ein Sinusmilieu erzeugen, welches einer hohen Autonomie und Selbstbestimmtheit gegenläufig ist. Fehlende individuelle Tagesstruktur, wenig Zeit für eine aktive Gestaltung des Gemeinschaftslebens, all das fördert das Auftreten eines BPSD. Das bedeutet auch, dass wir uns im Rahmen des Assessments auf die Suche nach jenen Faktoren machen, die im Rahmen der Milieugestaltung das BPSD begünstigen könnten.

Wir wissen, dass eine hohe Funktionalität nicht selten auf Kosten der Individualität geht. Letztendlich werden wir hier auch auf das Pflegesystem achten müssen, welches einer Bezugspflege ähneln sollte. Es muss in jedem Fall möglich sein, von den Routineprozessen abzuweichen und auf individuelle Bedürfnisse von Menschen mit BPSD einzugehen (z. B. flexible Essenszeiten, individuelle Schlafenszeiten, Beschäftigung auch am Abend, Berücksichtigung der Schlafgewohnheiten oder der Gewohnheiten zur Körperpflege, nachts, bei Unruhe, die Zeit zu finden, sich einzulassen, ins Gespräch zu gehen …). Das Milieu nimmt enormen Einfluss auf Menschen mit Demenz und BPSD und kann der Auslöser für ein BPSD sein. Gleichzeitig liegt aber darin auch eine große Chance für uns Pflegende, nämlich ein Milieu zu schaffen, welches dazu beiträgt, einem BPSD vorzubeugen oder aber dieses zu verringern. Aus der praktischen Umsetzung von MIBUK weiß ich, dass es nicht selten die positiven Veränderungen am Milieu waren, welche dazu beitrugen, dass das BPSD deutlich minimiert werden konnten.

Eine ganz wichtige nichtmedikamentöse Intervention bei BPSD ist es daher, bewusst das Milieu zu gestalten und auf die individuellen Bedürfnisse der BewohnerInnen anzupassen. Das erfordert Zeit, sich mit den BewohnerInnen auseinanderzusetzen, das bewusste Einbeziehen von Angehörigen als auch Veränderungen an den Strukturen von Pflegeheimen vorzunehmen. Gleichbedeutend mit einer deutlichen Erhöhung der personellen Ressourcen, kommt wenig personellem Wechsel, stabilen Teams, wenig Hektik, Zeit für den Einzelnen große Bedeutung zu (Kuhlmey 2011). Zu wenige personelle Ressourcen sind häufig ein Grund dafür, dass BPSD vermehrt auftritt, gerade bei den Erhebungsarbeiten zum Milieu wurde das recht deutlich sichtbar. Hoher Wechsel an vertrauten Pflegepersonen, wenig Möglichkeiten einer individuellen Förderung der vorhandenen Fähigkeiten und letztendlich fehlende sinnstiftende Beschäftigung wirken sich negativ auf das Verhalten aus. Stabile Teams in überschaubaren Wohneinheiten fördern einen sehr persönlichen Bezug hin zu den BewohnerInnen (Wolf-Ostermann 2011, S. 89).

Der Personalschlüssel sowie ein Pflegesystem hin zur Bezugspflege dürfen durchaus als wesentliche Grundstruktur für nichtmedikamentöse Therapieformen im Rahmen eines BPSD angesehen werden. Kleine Wohnbereiche sind gleichbedeutend mit kleineren Pflegeteams, die in stabilen Wohneinheiten fix zugeteilt sein sollten. Nicht zuletzt wird die personelle Ausstattung auch Auswirkungen auf die Atmosphäre im Wohnbereich haben, in der Form, dass im Sinne der Leistungserbringung eine sehr hektische Stimmung sich auf BewohnerInnen überträgt und dies nicht selten zum „Sich-unwohl-Fühlen" führt, was wiederum ein BPSD auslösen kann.

Letztendlich bestimmt die personelle Ausstattung die Atmosphäre in der Gruppe mit. Es seien hier auch die Unternehmenskultur und die definierten Werthaltungen des Unternehmens angesprochen, die sich hin zu einer verstehenden Pflege entwickeln sollten. Wir erkennen bereits jetzt, dass Milieugestaltung sehr an die strukturellen Rahmenbedingungen geknüpft ist. Sind diese funktional, unpersönlich, stressig und mit wenig Atmosphäre, kann dies zu einem verstärkten Auftreten von BPSD führen. Diese wechselseitigen Abhängigkeiten gilt es anzuerkennen und zugunsten einer hohen Lebensqualität für die BewohnerInnen zu verändern. Diesbezüglich werden wir noch viel im zweiten Teil dieses Buches erfahren, werden dort die Rahmenbedingungen zu einer verstehenden Pflege sehr genau analysiert und mögliche Umsetzungsstrategien vorgestellt.

Zusammenfassung

Die Milieugestaltung trägt zur Stabilität des/der Bewohnerin bei, dazu gehören auch stabile Teams. Milieu bedeutet auch das Schaffen von Lebenswelten, die sich in der Ausgestaltung der Räumlichkeiten und in den Möglichkeiten, zu verweilen und sich zu bewegen – im Haus und im Freien – zeigen. Plätze, die zum Verweilen einladen, Möglichkeiten, sich ein bisschen auszuruhen, sich zurückzuziehen oder die Gesellschaft zu suchen. Eine Atmosphäre aufzubauen, die Ruhe und Entspanntheit zum Ausdruck bringt. Neben diesen individuellen Dingen bezogen auf das Wohnen braucht es leicht verständliche Orientierungshilfen, eine gute Beleuchtung, ebenso indirekte Beleuchtung und letztendlich das Schaffen von individuellen Tagesstrukturen, die ein hohes Maß an „Normalität" ermöglichen. Durchaus kann hier der Assessmentbogen dem Einzelnen, aber auch dem Unternehmen eine wichtige Hilfestellung sein, den notwendigen Veränderungsbedarf zu erkennen und anzupassen.

I - Interaktion

Im Rahmen unserer Erhebungsarbeiten versuchen wir anhand der zweiten MIBUK-Kompetenz, der **Interaktion** und deren Themenschwerpunkten, auf mögliche Problemfelder, die ein herausforderndes Verhalten in Zusammenhang mit der Interaktion begünstigen könnten zu analysieren. Im Rahmen des Assessments hinterfragen wir unsere Interaktion, sehen kritisch auf unser Pflegeverständnis und auf unsere Beziehungen zu und um die/den Bewohner/in.

Könnte es also sein, dass der/die BewohnerIn etwas ausdrücken möchte, dass ihm/ihr aufgrund der kognitiven Einschränkung jedoch nicht mehr auf unsere bekannte Weise möglich ist. Im Sinne des Begriffs der Interaktion wissen wir bereits, dass Interaktion als Wechselbeziehung zwischen zwei oder mehreren Personen gesehen werden kann. Diese Tatsache führt uns ja bereits zu möglichen Kommunikationsproblemen. So kann durchaus Bevormundung, Zurechtweisung oder einfach die Tatsache, dass man gestresst auf etwas reagiert als Auslöser für ein BPSD in Frage kommen.

Interaktion heißt, in Wechselwirkung zu stehen, meine Interaktion löst etwas aus, ich trete in Beziehung hin zu dem/der BewohnerIn. Kann die Form der Interaktion auch der Ausdruck der Persönlichkeit sein? Dies gilt es herauszufinden durch Beobachtung, Reflexion und Fallarbeit, bewusstes Gestalten der Interaktionsprozesse hin zu den BewohnerInnen, sei es, um Beschäftigung anzubieten, die Beziehung zu verbessern oder einfach das Gefühl zu vermitteln, dass jemand da ist; all dies ist Interaktion und soll als bewusster Prozess gestaltet und geführt werden. Auch hier ist Hektik, laute Kulisse und eine Ansprache im Vorbeigehen fehl am Platz. Die Form unserer Interaktion sollte einer verstehenden Pflege, einem verstehenden Pflegeprozess entsprechen.

Die Interaktion drückt sich sehr deutlich in der Körpersprache aus. Daher ist auch hier das Beobachten der Situation, die Reflexion unserer Körpersprache und die des/der Bewohnerin von hoher Bedeutung und ein wichtiger Baustein, unsere Interaktionsprozesse laufend zu reflektieren und so auch zu verbessern.

Beispiel

Eine Bewohnerin reagiert jedes Mal, wenn eine Pflegeperson auf sie zugeht, um eine Pflegetätigkeit durchzuführen, äußerst aggressiv, indem sie die Pflegekraft zu schlagen versucht, sie beißt und kratzt. Es gibt genau drei Pflegepersonen, bei denen sie dieses Verhalten nicht zeigt. Bei genauerem Hinsehen wird deutlich: Die drei kennen die Bewohnerin am besten. Im Gespräch wird klar, dass es in letzter Zeit viele neue Gesichter im Wohnbereich gab und niemand so genau weiß, wie man mit Fr. X umgehen soll. Es fällt weiter auf, dass Fr. X in letzter Zeit häufig versucht, das Haus zu verlassen. Seit 14 Tagen wird Fr. X bereits am Vormittag in eine Beschäftigungsgruppe gebracht. Außerdem stellten Pflegekräfte fest, dass sie sich in der Beschäftigung kaum mitteilt. Sie nimmt dort kaum Essen zu sich, kommt am Nachmittag schlecht gelaunt in den Wohnbereich zurück. Im Wohnbereich isst sie dann ohne Probleme.

In der Fallarbeit wird deutlich, dass Fr. X ein hohes Bedürfnis nach Vertrauen hat, örtliche Veränderung nehmen so massiven Einfluss auf ihr Verhalten. Offensichtlich kann sie gut zwischen Pflegepersonen unterscheiden und weiß sehr genau, wer zu ihren Vertrauenspersonen zählt. „Fremden", gegenüber reagiert sie mit Distanz, ja mitunter auch mit Aggression, wenn diese in ihre Privatsphäre eindringen (Körperpflege). Im Rahmen des Assessments wird in der Fallarbeit mehr und mehr deutlich, dass die vertraute Umgebung und vertraute Pflegekräfte sich äußerst positiv auf das Verhalten auswirken. Also beschloss das Team, die Bewohnerin nicht mehr zur Beschäftigung zu schicken und stattdessen im Wohnbereich selbst für Beschäftigung zu sorgen. Hierzu wurden nun ausführliche Erhebungsarbeiten zur Biografie durchgeführt. Mit dem Ziel eine sinnstiftende Beschäftigung für Fr. X zu finden. Außerdem wurden wenn möglich die gleichen Pflegekräfte eingeteilt. Nach drei Wochen war das Verhalten völlig verschwunden, der Drang, das Haus zu verlassen, deutlich reduziert. Die Kinder und Enkelkinder wurden in das Therapiekonzept einbezogen und übernahmen nun vier Mal die Woche einen ausgiebigen Spaziergang mit Fr. X, immer am späten Nachmittag, was deutlich zu mehr innerer Ruhe führte. Zusammengefasst können wir festhalten, dass durch die Umgestaltung des Milieus und einer anderen Form der Interaktion eine deutliche Verbesserung im Verhalten erzielt werden konnte.

Theoriegeleitete Reflexion muss daher bereits während des Assessments in Form der Fallarbeit gerade im Rahmen der Interaktion möglich gemacht werden. Dass diese Form des Arbeitens gelernt und geübt werden muss, ist eine wichtige Grundvoraussetzung, und auch das ist Teil eines positiven Beziehungsprozesses.

Die Mehrdimensionalität in der Interaktion unterstützt die nichtmedikamentösen Therapieformen, so kann Musiktherapie ein Vordringen in die Gefühlswelt des kranken Menschen unterstützen, der Spaziergang die innere Anspannung lösen und nun Interaktion leichter vollzogen werden. Die Kunst ist es, Interaktion in Verbindung mit vielen anderen Themen zu bringen. Auch hier können wir die Kombination unserer Interaktionen und deren Wechselwirkung hin zu den unterschiedlichen MIBUK-Kompetenzen recht deutlich wahrnehmen (Arrouas et al. 2015, S. 29). ◄

Zusammenfassung
Wenn wir uns professionell der Interaktion mit dem Bewohner/der Bewohnerin annähern wollen, müssen wir die Unterstützung durch andere Berufsgruppen einfordern, sei es durch Psychologen und Psychiater, Neurologen, Allgemeinmediziner oder anderen Gesundheitsberufen. Deren Expertenwissen und Ideen unterstützen unser Handeln und führen letztendlich zu einer Steigerung der Lebensqualität von Menschen, die an Demenz erkrankt sind und ein BPSD entwickelt haben. Nichtmedikamentöse Therapieformen anzuwenden, bedeutet auch ein verstärktes Arbeiten im multiprofessionellen Team. Das Arbeiten mit Menschen, die an Demenz erkrankt sind und ein BPSD entwickelt haben, erfordert eine Vielzahl an therapeutischen Interaktionsmustern, die Pflegekräfte alleine längst nicht mehr abdecken und zielführend umsetzen können.

Die Fallarbeit als reflexiver Interaktionsprozess unterstützt das multiprofessionelle Team in der Fähigkeit, aus den Beobachtungen im Rahmen des Assessments die richtigen Schlüsse zu ziehen und aus den neuen Erkenntnissen die nichtmedikamentösen Interventionsmöglichkeiten mehrdimensional (Angebot aus unterschiedlichen Blickwinkeln betrachten: zum Beispiel ein Lied singen und marschieren, singen und tanzen) umzusetzen. Wenn wir nun die Ursachensuche zum Thema Interaktion soweit abgeschlossen haben, wenden wir uns dem nächsten Punkt, der Biografiearbeit, zu.

B – Biografie

Die Biografie, im Sinne des Verstehen-Wollens, warum ein Mensch so reagiert, wie er eben reagiert, bedeutet, dessen Biografie ein Stück zu kennen, da diese und die damit einhergehenden Elemente wie wichtige Lebensereignisse, Erziehung, Arbeitsplatz, zeitgeschichtliche Ereignisse das Leben und damit auch die Persönlichkeit geprägt haben. Die Biografie unterstützt uns daher bei der Suche nach nichtmedikamentösen Therapievorschlägen. Die Biografie ist so gesehen die Ressource, die uns bei der Suche nach nichtmedikamentösen Therapievorschlägen reich beschenkt. Neben den Ursachen für das BPSD, die sich aus der Biografie entwickelt haben könnten, lässt sich durch das Erkennen der unterschiedlichen Charakterzüge eine Differenzierung vornehmen, nämlich jene, ob es sich hier um eine Form von BPSD oder einfach den Ausdruck der Persönlichkeit handelt.

Ist es die Nähe oder die Distanz, die es braucht, um in Kontakt treten zu können? Sind es Berührungen, die Vertrautheit erzeugen oder erschweren diese den Beziehungsprozess? Was von der Biografie kann dazu beitragen, die Orientierung zu verbessern, seien es die persönlichen Gegenstände im privaten Wohnbereich oder aber die Fotos, die es gilt täglich anzusehen, oder ist es das gemeinsame Singen, das die notwendige Vertrautheit vermittelt?

Schwerpunktthemen sind daher in unserem Assessmentbogen: Lebensstil/Lebenslauf, Verhalten und Ausdrucksmöglichkeiten, die dem Charakter entsprechen, Herstellen des Ich-Bezugs, Beschäftigung/Hobby, Normalität erleben. Rituale zu den AEDLs und auch hier, was war die Normalität hierbei (Körperpflege wurde wie und wann durchgeführt, kann ein Bad beruhigen oder eben nicht, was sind die Lieblingsgerichte, welche Schlafrituale gibt es, wie wurde das Frau/Mann-Sein ausgedrückt, wie wurden Krisen bewältigt, was waren die besonderen Fähigkeiten des Bewohners/der Bewohnerin, was aus dem Familiensystem könnte hilfreich sein, soziale Aspekte der Persönlichkeit, Einzelgänger, Partylöwe, usw.).

Was können die Angehörigen an Informationen für uns liefern? Gibt es Dinge, die wir besorgen könnten (Musikinstrumente, Fotos, Gegenstände usw.)? Wie reagiert der/die BewohnerIn auf Musik und Bewegung? Was waren die Lieblingslieder (Emotion beachten)? Wie wurden Freude oder Stress zum Ausdruck gebracht? Hängt das Verhalten mit dem Sundowning zusammen, gibt es Möglichkeiten, den Bewegungsdrang auszuleben, was können wir organisieren? Welche Rituale könnten uns helfen, die Situation zu verbessern? Letztendlich werden wir anhand unserer Informationen versuchen den Tagesablauf so zu organisieren, dass dieser der „Normalität" des Bewohners/der Bewohnerin entspricht.

Gibt es nun Interventionen, die wir aus den gesammelten Informationen in den Pflegeprozess übernehmen oder aber als Ressourcen einbeziehen könnten? Neben diesen Fragen kommt der Biografie, die uns dabei unterstützt, eine individuelle Tagesstruktur aufzubauen, große Bedeutung zu. Ein individueller Tagesablauf, der dem zu Hause sehr nahe kommt, gibt Sicherheit und vermittelt das Gefühl, das Leben selbstbestimmt führen zu können. Diese individuelle Tagesstruktur ist Teil der

Milieugestaltung, ebenso Teil des Interaktionsprozesses und letztendlich aus der Biografie heraus festzulegen. Wir geben unsere Betriebsroutine zugunsten der persönlichen Routine unserer BewohnerInnen auf, sodass diese im Sinne des Normalitätsprinzips alte Gewohnheiten aktiv weiterleben können, um so die Selbstständigkeit zu fördern und zu erhalten. Nicht zuletzt versuchen wir Rituale herauszuarbeiten, diese oft liebgewordenen Gewohnheiten, die es zu fördern und erleben zu lassen gilt. Letztendlich werden wir unser Wissen aus der Biografie in unseren Interventionsplan einbauen. Sofern sie auch hier bereits erste Möglichkeiten erkennen, schreiben Sie sie auf und beginnen Sie diese im Team umzusetzen.

Beispiel

Dies ist ein banales Beispiel aus einem der MIBUK-Projekte mit durchaus extremen Folgen. Eine Bewohnerin wehrt sich gegen die Körperpflege so massiv, dass diese tagelang nicht durchgeführt werden kann. Im Rahmen unserer Erhebungsarbeit wird die Tochter bezüglich der Gewohnheiten zur Körperpflege befragt. Diese teilt mit, dass die Bewohnerin immer erst am Nachmittag geduscht oder gebadet wurde und das täglich. Niemals würde sie sich am Waschbecken waschen, im Pflegeheim wurde dies jedoch täglich seit über einem Jahr so durchgeführt. Also wurde vereinbart, dass der Bewohnerin am darauffolgenden Tag ein Bad angeboten wird. Nicht schwer nachzuvollziehen, das Baden war kein Problem. Die Bewohnerin ging sogar freiwillig und ohne Unterstützung in die Badewanne. Mit diesem Tag waren die Probleme der Aggressivität bei der Körperpflege Geschichte! ◄

U – Ursachenanalyse (klinische Untersuchung) körperlich/psychisch
In dieser Disziplin wenden wir uns jenen möglichen Ursachen zu, welche sich aus **körperlichen, kognitiven** oder auch **psychischen Grunderkrankungen** ergeben könnten. Für diese Kompetenz brauchen wir das Wissen und Können medizinischer Fachdisziplinen wie: Psychiater, Neurologen, Allgemeinmediziner (Halek 2016, S. 41–44).

Im System Ursachenanalyse behandeln wir folgende Themenschwerpunkte:

Körperliche Befindlichkeiten, kognitive Befindlichkeiten (sofern diese nicht bereits abgeklärt sind), psychisch-soziale Befindlichkeiten inklusive der möglichen Risiken, die ein BPSD fördern könnten. In diesem Themenbereich ist eine enge Kooperation einerseits mit den unterschiedlichen Disziplinen der Medizin andererseits auch mit anderen Gesundheitsberufen notwendig, da es sich in diesen Belangen häufig um den medizinisch-therapeutischen Kompetenzbereich der Pflege handelt (GuKG, § 15 Abs. 1–5).

Kommen wir in diesem System nun weiteren unerfüllten Bedürfnissen oder der Verschlechterung einer chronischen Erkrankung auf die Spur. Nicht selten können Verschlechterungen von Krankheitssymptomen oder zusätzliche Erkrankungen ein BPSD auslösen, zum Beispiel ein Harnwegsinfekt, ein Hinweis auf Mangelernährung, chronischer Schmerz oder Nebenwirkungen durch Medikamente, etwa durch

Überdosierungen. Im MIBUK-Assessmentbogen finden Sie eine ausführliche Auflistung diverser möglicher Ursachen aus diesem Bereich, aber auch hier sei festgehalten, dass es sich um mögliche Beispiele handelt und weitere Themenbereiche eingearbeitet werden müssen. Es obliegt letztendlich dem Arzt, weitere Recherchen hierzu durchzuführen.

Bezogen auf die kognitiven Fähigkeiten wollen wir so genau als möglich wissen, was der/die Bewohner/in in jedem Fall noch selbst durchführen kann. Hierzu kann eine aktuelle Austestung mithilfe des MMST (Minimental Status Test) inklusive des Uhrentests notwendig sein. Die Ergebnisse sollten durchaus im Rahmen der Fallarbeit besprochen werden, da wir durch das Wissen bezogen auf die konkreten Einschränkungen durch die Demenz unsere Maßnahmen gezielter auf den/die Bewohnerin abstimmen können. Durch Unwissenheit können gut gemeinte Interventionen aber genau die gegenteilige Wirkung erzielen und durch Überforderung des/der BewohnerIn zu dessen/deren Rückzug, aber auch einem aggressiven Verhalten, führen. Es ist daher wichtig, zu Wissen in welchen Bereichen des Gedächtnisses die Einschränkungen liegen, um dort mit unserer Unterstützung anzusetzen wo der/die Bewohnerin den größtmöglichen persönlichen Erfolg hat. Hierzu brauchen wir eine genau Abklärung der Demenzform, des Stadiums der Demenz und natürlich auch der vorhandenen kognitiven Fähigkeiten. Hierzu werden uns Neurologe und Psychiater eine wichtige Unterstützung sein. Dass diese ins Haus zur Abklärung kommen, wäre eine wünschenswerte Voraussetzung, da, wie wir wissen, jegliche Veränderungen nicht selten ein falsches Bild von dem/der BewohnerIn zeichnen können. Neben dieser wichtigen Aufgabe sind aber auch mögliche Einschränkungen durch andere neurologische Erkrankungen in die Analyse miteinzubeziehen, wie dies durch einen Morbus Parkinson der Fall sein könnte. Außerdem sind die Medikationen kritisch zu hinterfragen und systematisch als Ursache für das BPSD auszuschließen. Die DGKP kann hier wichtige Hinweise geben und gegebenenfalls weitere Informationen einholen, sie arbeitet in diesem Bereich eng mit der entsprechenden medizinischen Fachdisziplin zusammen.

Beispiel

Auf der Suche nach den Ursachen entdeckten wir bei einer Bewohnerin, dass sie eine Depression diagnostiziert bekommen hatte. Eine Medikation konnten wir diesbezüglich nicht finden. Nach Rücksprache mit den Angehörigen wurde deutlich, dass die Frau bereits seit ihrer Jugend an Depressionen litt und hierfür seit Jahren Medikamente einnimmt. Es sei verwunderlich, dass sie diese nicht mehr einnahm. Im Schreiben des Krankenhauses fanden wir auch keinen Hinweis diesbezüglich. Die Angehörigen brachten dann einen Befund mit, in dem eine entsprechende psychiatrische Diagnose stand und auch die Therapie festgeschrieben wurde. Also wurde nun der Psychiater kontaktiert, welcher auch ins Haus kam und die notwendigen Schritte einleitete. Das festgestellte herausfordernde Verhalten zeigte sich in Automatismen und distributiver Vokalisation. Nachdem sie wiederum ihre Medikamente erhalten hatte, verbesserte sich das Verhalten zusehend.

Nicht selten ist gerade der medizinisch-therapeutische Bereich ein sehr schwieriger und aufwendiger, weil zu wenige Fachärzte für die stationären Langzeiteinrichtungen zur Verfügung stehen. Polypharmazie ist ein großes Thema und durchaus auch in der Pflegebetreuung und Therapie von BPSD entsprechend sorgfältig zu hinterfragen. Hierzu braucht es eine enge Kooperation mit den zuständigen medizinischen Fachdisziplinen. Durchaus könnte man vielleicht einwenden, dass dies nicht Aufgabe des Pflegeheims ist. Aus meiner Sicht schon, denn eine Vielzahl an Problemen können durch eine genaue Analyse anhand von Befunden und Verordnungen durch die Experten einfach einer Lösung zugeführt werden, sodass Krankenhausaufenthalte verhindert werden können. Denn auch diese führen letztendlich zu weiteren Anpassungsschwierigkeiten für den/die BewohnerIn, was letztendlich zu einer Verschlechterung des Verhaltens beitragen kann. ◄

K – Kreativität
Die Kreativität als letztes System im Rahmen des MIBUK-Assessments und auch im gesamten verstehenden Pflegeprozess zeichnet sich durch eine offene Haltung, dem Durst nach dem Finden der Ursache und so gesehen durch eine forschende Grundhaltung aus. Aus diesem Grund wurden im Bereich der Kreativität keine Themenblöcke gebildet und auch auf vorgefertigte Fragestellungen verzichtet. Ich möchte hiermit zum Ausdruck bringen, dass letztendlich bei all dem evidenzbasierten Wissen, welches es gilt, in die Pflegepraxis einzubauen, das Gespür für den Menschen, die berufliche Erfahrung, eine empathische Grundhaltung und die Fallarbeit jene kreative Spannung erzeugen, die wir benötigen, um anhand neuer Erkenntnisse individuelle Interventionspläne im Sinne eines ganzheitlichen Prozesses zu erarbeiten. Kreativität ist also die Kunst, aus den unterschiedlichen Themenbereiche nun einen individuellen sinnstiftenden Interventionsplan festzulegen. Dieser soll wiederum das Normalitätsprinzip verbessern, die Autonomie und die Selbstbestimmtheit steigern. Dazu braucht es wiederum mutige Pflegekräfte und mutige Führungskräfte, die hohes Fachwissen sowie Interdisziplinarität fördern und fordern.

3.1.3   Das MIBUK-Assessment in der praktischen Umsetzung

Wenn wir daran gehen, unsere Erhebungsarbeiten durchzuführen, dann geht dieser Entscheidung meist ein längerer Prozess voraus, nämlich die Diskussion unter den Fachkräften: Haben wir es hier mit einem herausfordernden Verhalten zu tun? Einziges Kriterium, um das MIIBUK-Konzept zur Anwendung zu bringen, ist es, dass Pflegekräfte das Verhalten als Herausforderung erleben und eine Demenz vorliegt.

Die DGKP beginnt nun, gemeinsam mit den im Dienst befindlichen Teammitgliedern den Prozess der Ursachensuche und -analyse einzuleiten. Hierbei hat sich eine Zuteilung der BewohnerInnen zu bestimmten DGKP durchaus bewährt, im Sinne eines Bezugspflegesystems. Das Einbringen eines Bewohners/einer Bewohnerin in die Fallbesprechung sollte unbürokratisch erfolgen, das persönliche Erleben eines herausfordernden Verhaltens sollte als Entscheidungskriterium ausreichen. Ob es sich dann tatsächlich um ein BPSD handelt, werden wir im Laufe unseres Analyseprozesses sehen können. Zum leichteren Verständnis möchte ich Ihnen mithilfe der Systematik des Assessments nun die praktische Vorgehensweise zur Erhebungsarbeit verdeutlichen:

1. Verhalten wird von unterschiedlichen Fachkräften beobachtet und als herausfordernd erlebt. Terminvereinbarung für die erste Fallarbeit.
2. Die Beobachtungen werden in der ersten Fallbesprechung mithilfe des Mindmappings am Flipchart oder direkt am Assessmentbogen durch die Moderatorin (DGKP) festgehalten. Bei der Beschreibung am Flipchart wird zuerst versucht, einen Überbegriff für das Verhalten zu finden. Sei es Agitiertheit oder Apathie.
3. Nun werden die Überbegriffe für die Form des Verhaltens auf das Flipchart in der Mitte eingetragen. Im Sinne des Mindmap werden nun Äste gebildet, welche wiederum Unterpunkte festhalten. Zu jedem Ast gibt es nun weitere Verästelungen, die eine sorgfältige und sehr genaue Beschreibung des Verhaltens fördern. So könnte zum Beispiel Agitiertheit als Thema in der Mitte stehen, ein Ast erhält den Begriff Unruhe. Nun werden die Kennzeichen der Unruhe genau definiert. An einem weiteren Ast kommt der Begriff distributive Vokalisation; auch hier werden die Kennzeichen genau beschrieben: schreit „Hilfe" und berührt dabei andere BewohnerInnen, die irritiert weggehen möchten (siehe Abb. 3.1).
4. Zur näheren Bestimmung des herausforderndem Verhalten und dessen Häufigkeit verwenden wir für die Agitiertheit die Cohen-Mansfield-Skala und für die Apathie die Cornell-Depressions Skala.
5. Durch das Mindmapping erzeugen wir auch eine emotionale Distanz zum Problem, welche wichtig ist, um eine wertfreie Beschreibung und Haltung zu ermöglichen. Bereits hier werden unterschiedliche Wahrnehmungen im Team sichtbar und ausführlich besprochen. Diese Vorgehensweise unterstützt daher Pflege- und Betreuungspersonen, eine exakte und genaue Beschreibung abzugeben, dies wiederum fördert die Beobachtung, aber auch unsere Reflexionsfähigkeit, weil unterschiedliche Perspektiven in die Problemstellung einfließen können. Ich möchte an dieser Stelle eine Darstellung eines Mindmap illustrieren (Abb. 3.1).
6. Im nächsten Schritt beginnen wir nun anhand unseres Assessmentbogens den Bereich des Milieus gemeinsam zu erforschen. Ergebnisse aus dieser Diskussion werden durch die DGKP bereits direkt am Assessmentbogen festgehalten. Wir suchen also nach Zusammenhängen, Auslösern, die aus dem Bereich Milieu entstanden sein könnten.
7. Wir gehen nun alle MIBUK-Kompetenzen durch und versuchen mögliche Ursachen herauszufiltern. Im Rahmen der Ursachenanalyse werden zusätzlich medizinische Faktoren eingebunden, die wir durch Scores und die Einbindung

der entsprechenden medizinischen Fachdisziplin erweitern. Die Erhebungsarbeiten erstrecken sich über mehrere Tage. Durchaus kann es sein, dass wir bereits erste Hypothesen bilden und erste Interventionen einleiten, um unsere Hypothese zu bestätigen oder zu verwerfen.

8. Täglich erfolgen kurze Besprechungen zu den Punkten des Assessmentbogens. Informationen bezogen auf mögliche Interventionen werden bereits bei der Dienstübergabe an das gesamte Team weitergeleitet, sodass eine kontinuierliche Umsetzung möglich gemacht werden kann. Im Laufe der Arbeit können sich so Themen verdichten und andere ausgeschlossen werden. Die Antworten werden auf dem Assessmentbogen festgehalten.

9. Ergebnisse aus Besprechungen mit der Medizin unserer Screenings werden ebenso festgehalten. Dort, wo sich die Indizien verhärten und wir den Eindruck gewinnen, dies könnten nun mögliche Ursachen sein, versuchen wir erste Interventionsmöglichkeiten zu erarbeiten, die es dann konsequent von allen umzusetzen gilt. Hierbei ist die DGKP der Koordinator. Sie sorgt dafür, dass diese Informationen an alle Teammitglieder weitergegeben werden und verschriftlicht diese, wenn notwendig, auch im Pflegebericht.

Beispiel

Lassen sie mich die Ausführungen nun anhand eines Beispiels am Assessmentbogen noch verdeutlichen (Tab. 3.3).

Als weitere Zwischenschritte wird nun in der Fallarbeit das Erprobte analysiert und wie folgt umgesetzt: ◄

1. Die festgelegten Interventionen werden im Rahmen der Fallarbeit besprochen und die Wirkung gemeinsam analysiert. Ebenso werden die weiteren Punkte am Assessmentbogen in der nun beschriebenen Weise gemeinsam ausgearbeitet, analysiert sowie weitere Interventionen besprochen und umgesetzt.

2. Tägliche Weiterleitung der gesetzten Maßnahmen im Rahmen der Dienstübergaben an die anderen Teammitglieder.

3. Die laufenden Ergebnisse verdichten mehr und mehr unsere Hypothese, um diese nun zu verifizieren oder falsifizieren bzw., wenn notwendig, zu erweitern.

4. In diesem gesamten Prozess nimmt die DGKP eine Schlüsselrolle ein. Sie ist ModeratorIn, KoordinatorIn und auch fachliche AnsprechpartnerIn hin zu allen Berufsgruppen, welche in den Pflege- und Betreuungs- und Therapieprozess eingebunden sind.

5. Wenn unsere Hypothese verifziert ist, formulieren wir die daraus resultierende psychosoziale Pflegediagnose.

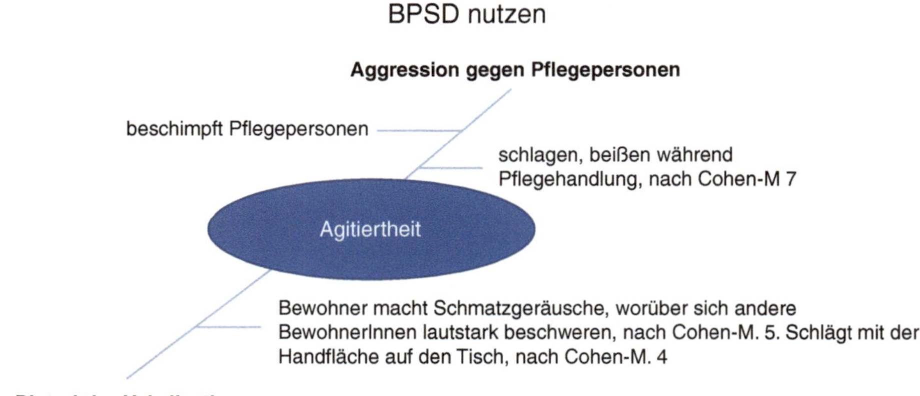

Abb. 3.1 Verhaltensbeschreibung mithilfe der Methode des Mindmappings. (Aus: Moik 2019)

Das Design zum Ablauf des Assessments ist eine wichtige Grundlage, die eine entsprechend offene Organisationsstruktur voraussetzt. Offen bedeutet, die MitarbeiterInnen können ihre Fallbesprechungen selbständig durchführen. Dies wiederum erfordert eben auch einen entsprechenden Zeitrahmen, der vom Unternehmen zur Verfügung gestellt werden muss. Arbeitsabläufe, Besprechungskultur und Teamentwicklungsprozesse sind wichtige Grundlagen, Fallarbeit in der nun vorgestellten Form durchführen zu können. Kleine überschaubare Wohneinheiten, fixe Teams sind daher eine wichtige Grundvoraussetzung für die Implementierung nichtmedikamentöser Therapieformen im Rahmen demenzieller Abbauprozesse (Bartholomeyczik 2006, S. 38–39). Genau aus diesem Grund werden wir uns im zweiten Teil dieses Buches mit dem notwendigen strukturellen Veränderungsbedarf auseinandersetzen, welcher eine Grundvoraussetzung für eine erfolgreiche Implementierung von nichtmedikamentösen Therapieformen darstellt.

3.1.4 Fallarbeit im Rahmen des MIBUK-Assessments

Teil des Designs von MIBUK ist die Fallarbeit; dieser wird eine große Bedeutung im Rahmen des verstehenden Pflegeprozesses zugeschrieben. In der Fallarbeit wollen wir uns einerseits der Ursachenforschung im multiprofessionellen Team widmen. Andererseits unterstützt die Fallarbeit, die unterschiedlichen Sichtweisen auf ein Problem zu erkennen, zuzulassen, fachlich zu diskutieren, um daraus dann eine gemeinsame Sichtweise zu entwickeln. In der Gruppe werden nun bestimmte Thesen aufgestellt und mit den theoretischen Konzepten aus MIBUK und den praktischen Fakten verglichen.

Die Einbindung anderer Berufsgruppen in die Fallarbeit stellt einen wichtigen Meilenstein in der Planung von nichtmedikamentösen Therapieformen dar. Das komplexe Wissen unterschiedlicher Experten kann so laufend in die Problemstellung eingebaut werden. Dies wiederum fördert eine hohe Fachkompetenz innerhalb des Pflege-Betreuungs- und Therapieteams. Wir setzen also einen stetigen Lernprozess in Gang.

Unsere verifizierte Hypothese ermöglicht uns nun die konkrete Formulierung einer psychosozialen Pflegediagnose. Nun können wir die weiteren Schritte des verstehenden Pflegeprozesses angehen. Erste Interventionsmöglichkeiten können nun festgelegt, dem Team im Rahmen der Dienstübergaben weitergegeben und täglich auf ihre Wirksamkeit durch die DGKP und ihr Kernteam überprüft werden.

Diese Phase des Assessments bezeichnen wir als reflexive Praxis, was bedeutet, dass wir unsere Informationen besprechen, reflektieren und mit theoretischen Konzepten vergleichen, um so neue Erkenntnisse zu erlangen und die Maßnahmen weiterzuführen oder abzuändern (Schrems 2018, S. 76–77). Abschließend sei an dieser Stelle festgehalten, dass es nicht immer gelingt, die Ursachen eindeutig zu bestimmen. Häufig ist es dann die Kombination aus den unterschiedlichen MIBUK-Kompetenzen, die den Erfolg bringen. Nicht immer sind unsere Handlungen von Erfolg gekrönt, doch ist die Erkenntnis, das Beste getan zu haben, auch eine wichtig für die Pflegenden und natürlich den Betroffenen selbst.

3.1.5 Screeningverfahren im Rahmen der MIBUK-Kompetenz – Untersuchungsmethoden

Wenn wir unseren MIBUK-Assessmentbogen ansehen, finden wir unter der Kompetenz U – Ursachenanalyse alle körperlichen, psychisch-sozialen, aber auch kognitiven Problemfelder, welche zu einem BPSD führen könnten, angeführt. Wir versuchen nun, diese Problemfelder gemeinsam mit der zuständigen medizinischen Fachdisziplin zu analysieren. Unabhängig davon führen wir auch eigene Scores durch, um weitere mögliche Problemfelder zu identifizieren. Nicht zuletzt wollen wir mögliche Risiken, welche sich für den/die Bewohnerin aus dem BPSD ergeben, rechtzeitig erkennen und die notwendigen Maßnahmen für die Sicherheit des/der Bewohnerin einleiten.

Nicht selten ist durch die kognitiven Einschränkungen eine Vielzahl an Risiken auszumachen, da der/die BewohnerIn nicht mehr in der Lage ist, uns verbal bestimmte Bedürfnisse oder auch Problemstellungen mitzuteilen. Die Anwendung von Scores kann

Tab. 3.3 Beispiel zum Design des Assessmentbogens. (Aus: Moik 2019)

M-MILIEU	Fragenkatalog	Anmerkungen	Mögliche Interventionen
Leistungser-bringung	Wurde an der persönlichen Tagesstruktur etwas geändert?	Ja, Fr. X war krank und hatte Fieber, sie hatte Bettruhe, ihre Tagesstruktur fiel daher völlig aus	Wir beginnen sofort mit der alten Tagesstruktur: Vor dem Frühstück nur Zähneputzen und Gesicht waschen, Frühstück im Wohnbereich um 8.30 Uhr anbieten usw.

Sie dabei unterstützen, diese Problemfelder zu identifizieren. Scores stellen ein zusätzliches Hilfsinstrument dar, ersetzten aber die klinische Beurteilung durch die DGKP in keinem Fall. Sie unterstützen neben der Beobachtung und Befragung eine automatisierte Messung und unterstützen so ein pflegewissenschaftliches Vorgehen im Rahmen des Assessments (Reuschenbach und Mahler 2011, S. 29).

Beispielhaft möchte ich hier anführen, dass ein ständiges Hungergefühl oder auch eine Mangelernährung (zu wenig Eiweiß, Vitaminmangel) ein herausforderndes Verhalten begünstigen könnte. Mit dem Score zur Erkennung einer Mangel- oder Unterernährung (MNA) können wir hier diesbezüglich erste Hinweise festmachen und entsprechend gegensteuern (Schiemann 2010, S. 53). Die Folgen von Mangelernährung gehen in der Regel auch mit einer verminderten kognitiven Leistung einher, welche gerade bei Menschen, die bereits an einer schweren neurologische Krankheit leiden, umso mehr Beachtung finden muss. Dies gilt im Übrigen auch für die Aufnahme von Flüssigkeit. Damit sind ebenso Zeichen der Dehydration sehr ernst zu nehmen. Ein frühzeitiges Erkennen diverser Gefahren, die sich aus körperlichen Gebrechen ableiten lassen, schützen den/die BewohnerIn vor einer weiteren zusätzlichen Verschlechterung des Krankheitsbildes, was letztendlich einer Erhöhung des Pflegebedarfes und damit einer Verminderung der Selbständigkeit entgegenwirkt. Sehr häufig können daher auch die Verschlechterung diverser körperlicher Symptome als Auslöser für ein BPSD betrachtet werden.

Scores tragen dazu bei, unsere Aufmerksamkeit auf ein bestimmtes Thema zu lenken, welches vielleicht sonst unentdeckt geblieben wäre. Es sei hier angemerkt, dass in dieser Arbeit bei weitem nicht alle möglichen Screeningverfahren angeführt sind. Durchaus können Sie eine Erweiterung dieser vornehmen. Schauen wir uns nun die einzelnen Einschätzungsinstrumente, welche in MIBUK im Rahmen der Ursachenanalyse zur Anwendung kommen, näher an.

Schmerzeinschätzung (ECPA)
Schmerzen sind ein sehr vielschichtiges Thema. Gerade im hohen Alter kommen Schmerzen und hier vor allem chronische Schmerzen sehr häufig vor. Büscher verdeutlicht einmal mehr, in welch hohem Ausmaß das Thema Schmerz gerade im Bereich der Geriatrie vorzufinden ist. Demnach ist Schmerz ist ein großes Thema auch in Zusammenhang mit BPSD. Eine sorgfältige Schmerzabklärung ist somit wichtige Grundlage in unserer Ursachensuche. Wesentlich hierbei sei die Tatsache, dass Frauen häufiger betroffen sind von chronischen, wiederkehrenden und stärkeren Schmerzen als Männer (Büscher 2015 S. 83). Schmerz ist auch im Rahmen dementieller Abbauprozesse ein großes Thema, dem es gilt in angemessener Weise zu begegnen. Schmerz ist ein häufiger Auslöser eines BPSD. Erschwerend kommt hinzu, dass Betroffene aufgrund ihrer Demenz Schmerzen oft nicht äußern können, was die Diagnostik deutlich erschwert. Aus diesem Grund führen wir in unserer Ursachenanalyse immer eine sorgfältige Schmerzdiagnostik durch, die aus mehreren Teilen besteht.

Wir werden bei der Schmerzeinschätzung immer vorab die persönliche Schmerzein-schätzung durch den/die BewohnerIn durchführen mittels der visuellen analogen Skala (VAS). Aufgrund der vorliegenden kognitiven Einschränkung, führen wir zusätzlich eine Fremdeinschätzung durch. Diese Fremdeinschätzung beurteilen wir anhand der Echelle comportementale de la douleur pour personnes âgées non communicantes = ECPA in der deutschen Übersetzung durch. Neben dieser Einschätzung werden folgende vier Punkte in die Erhebungsarbeiten miteinbezogen:

- Medizinische Diagnosen, die bereits auf eine Schmerzsymptomatik hinweisen.
- Angaben von Angehörigen bezüglich Schmerzen in der Vergangenheit
- Selbsteinschätzung
- Fremdeinschätzung

Bei der Fremdeinschätzung wird folgendermaßen vorgegangen:

- Die Einschätzung erfolgt zu unterschiedlichen Zeiten, von unterschiedlichen Personen möglichst über mehrere Tage verteilt.
- Grundsätzlich ist die Einschätzung eine Nachschau der letzten 14 Tage.
- Durchsicht der Pflegedokumentation auf Hinweise zu Schmerzen und Rück-sprache mit dem Team.

Die ECPA ist in Österreich sehr weit verbreitet und in allen gängigen österreichischen EDV-Systemen eingespielt, außerdem liegt eine Empfehlung des deutschen Netz-werkes für Qualitätsentwicklung in der Pflege vor (Büscher 2015, S. 105). Die ECPA hat den Nachteil, dass nach erfolgter Fremdeinschätzung keine klare Aussage dahin-gehend gemacht werden kann, was die erreichten Punkte nun für eine Schmerz-intensität darstellen. Grundsätzlich können 44 Punkte erreicht werden, was eine hohe Schmerzbelastung bedeuten würde. Es wäre daher erforderlich, die Schmerzintensität gemeinsam mit dem zuständigen Ärzten abzusprechen und die Schmerztherapie ent-sprechend gemeinsam einzuleiten. Wie bereits festgehalten, wird die Schmerzerhebung mehrmals hintereinander zu unterschiedlichen Zeiten durchgeführt. Die Ergebnisse werden dann miteinander verglichen und als Grundlage für eine Schmerztherapie heran-gezogen. Durchaus können hier auch andere Skalen verwendet werden. Es sei zu diesem Thema auch auf die österreichische Schmerzgesellschaft verwiesen, welche ebenso viele theoriegeleitete Impulse zum Thema Schmerz geben kann. Die hohe Brisanz des Themas Schmerz in Zusammenhang mit der Abklärung von BPSD wird auch von Bartholomeyczik et al. im Projekt Leuchtturm Demenz sehr deutlich festgehalten (2010, S. 34). Eine sorgfältige Schmerzabklärung impliziert somit durchaus auch die Anwendung diverser Screeningverfahren, um etwaige Auslöser rechtzeitig zu behandeln. Kommen wir nun zu einer weiteren möglichen körperlichen Ursache, die ein BPSD aus-lösen könnte, das Risiko der Mangel- oder Unterernährung.

Mini-nutritional-Test (MNA) Mangel- oder Unterernährungsrisiko

Die Testung bzw. das Screening zur Risikoeinschätzung einer Mangel- und Unterernährung ist in der nichtmedikamentösen Therapie von BPSD eine wichtige Aufgabe. Nicht selten können BewohnerInnen ihr Hungergefühl nicht mehr äußern. Sie zeigen vielleicht ein in unseren Augen herausforderndes Verhalten, leiden jedoch unter Hunger oder auch Durst. Lange Pausen vom Abendessen bis zum morgendlichen Frühstück kann für manchen latenten Diabetiker zum Problem werden, anderen wiederum kann das Hungergefühl durchaus den Schlaf rauben. BPSD kann durch das Gefühl von Hunger, zu niedrige oder zu hohe Blutzuckerwerte ausgelöst werden. So kommt der Ernährung in Zusammenhang mit BPSD eine sehr große Bedeutung zu. In einer Langzeitstudie rund um die Leiterin, Fr. Prof. Auer, der Donauuniversität Krems und der Karlsuniversität Prag wurde unter anderem auch die Gefahr einer Mangelernährung festgehalten (Auer 2018, S. 9). In weiteren Studien wird auch darauf hingewiesen, dass sowohl Zeitmangel als auch Unruhe während der Essenszeiten zu einer ablehnenden Haltung gegenüber der Esseneinnahme führen kann, vor allem, wenn die BewohnerInnen bei der Essenseinnahme Unterstützung benötigen. Auch dies kann eine Mangelernährung fördern, was wiederum ein BPSD begünstigen kann. Zeit für die Essenseinnahme, deren Präsentation, als auch die Atmosphäre tragen zu einer Senkung des Risikos der Mangelernährung bei, was sich wiederum auf das herausfordernde Verhalten positiv auswirken kann (Schiemann 2010, S. 53).

Der Mini-nutritional-Test ermöglicht es, zumindest Hinweise auf ein Risiko der Mangelernährung zu finden. Es sei hier auch angemerkt, dass die Anwendung eines Screenings als Unterstützung betrachtet werden sollte und bei einem bestehenden Risiko selbstverständlich weitere Maßnahmen mit dem zuständigen Ärzteteam einzubeziehen sind. Neben dieser Testung erfolgt auch hier eine klinische Beurteilung des Verhaltens, und natürlich ist die Biografie ein weiterer wichtiger Bestandteil der das Bedürfnis Essen und Trinken unbedingt miteinschließen muss.

Kommen wir zu dem Schluss, dass das BPSD mit den Essgewohnheiten in Zusammenhang zu bringen ist, oder anhand eines Screenings gar ein Risiko der Mangelernährung festgestellt werden konnte, sind unmittelbare Maßnahmen einzuleiten, mitunter auch der Hausarzt oder Facharzt einzubinden. Ebenso ist in diesem Zusammenhang der Flüssigkeitshaushalt angesprochen und dieser ebenso abzuklären. Nicht selten führt ein vermindertes Durstgefühl und fehlende Möglichkeiten, sich mitzuteilen auch zu Anzeichen der Dehydration. Dies wiederum kann einen Harnwegsinfekt begünstigen und somit können beide Faktoren als Auslöser für ein BPSD identifiziert werden. Womit wir bereits beim nächsten Punkt unserer Screeningverfahren angelangt sind, dem Harnstreifentest.

Harnstreifentest

Ein Harnstreifentest kann einen Harnwegsinfekt sichtbar machen, der durchaus auch ein Grund für ein BPSD sein kann. Da das Durstgefühl häufig reduziert ist, kommt es entsprechend leicht auch zu Harnwegsinfekten mit entsprechenden Verhaltensauffälligkeiten, die durch den Schmerz oder aber auch ein mögliches Harnverhalten bedingt sein können. Eine positive Testung erfordert selbstverständlich ein umgehendes Einbeziehen des zuständigen Arztes und die Veranlassung weiterer möglicher Abklärungsparameter, die dann der Arzt festlegt.

Mini-Mental-States-Prüfung

Der MMSE (Mini-Mental-States-Prüfung) ist eines der bekanntesten und am meisten verbreiteten Demenzscreeningverfahren. Das Testverfahren besteht aus zwei Teilen, in dem 30 Punkte erreicht werden können. Der erste Teil betrifft Fragen zur Orientierung, Aufnahmefähigkeit und Merkfähigkeit. Der zweite Teil berührt die Sprache und Sprachverständnis, das Erkennen von Gegenständen u. v. m. Im ersten Teil der Testung können 21 Punkte erreicht werden, im zweiten Teil neun Punkte (Reuschenbach und Mahler 2011, S. 352–353). Die Testung in Form der MMSE erfolgt grundsätzlich durch den Facharzt. Leider ist in Österreich die Versorgung als auch die Abklärung einer Demenz äußerst lückenhaft. Damit sind keine gesicherten Ergebnisse bezogen auf die Demenzform vorhanden. Ein aktueller MMSE-Test ist daher wichtig und wünschenswert! Selbstverständlich sollte dies nicht die einzige Form der Testung sein, ist diese aber, bezogen auf die Interaktion als auch die Beschäftigungsmöglichkeiten für die handelnden Personen von großer Wichtigkeit. Grundsätzlich käme der differenzierten und exakten Abklärung der Demenz große Bedeutung zu und wäre in vielen Bereichen deutlich zu forcieren. So empfiehlt die Schweiz in ihrer nationalen Demenzstrategie die interdisziplinäre Abklärung. In speziellen Fällen können die BewohnerInnen in spezialisierten Einrichtungen (Memory Clinic) genau untersucht werden. Das geriatrische Assessment ist hierbei von großer Bedeutung (Monsch 2008, S. 146). Zusätzlich zum MMSE kann noch der Uhrentest durchgeführt werden. Mit dem Uhrentest können visuell-räumliche Fähigkeiten und das abstrakte Denken mit der Konzeptionsbildung erfasst werden. Die Aufgabenstellung besteht darin das freie Zeichnen einer Uhr und das Einzeichnen einer vorgegebenen Uhrzeit durchzuführen ist. Die Auswertung erfolgt qualitativ und quantitativ. Bleibt festzuhalten, dass es eine Reihe weiterer Testungen bedarf, um ein aussagekräftiges Fähigkeitsprofil zu erstellen. Diese Testungen durchzuführen wäre dann aber die Aufgabe eines Neurologen. Uns unterstützen sie, die richtigen Interventionsmöglichkeiten festzulegen, ohne dabei den Betroffenen zu über- oder unterfordern (Reuschenbach und Mahler 2011).

Cohen-Mansfield-Agitation-Inventory-(CMAI-)Skala

Die Cohen-Mansfield-Skala unterstützt uns in der Beschreibung eines agitierten Verhaltens, aber auch in der Verlaufskontrolle, bezogen auf die Wirksamkeit unserer nicht-medikamentösen Interventionen. In der Cohen-Mansfield Agitation Inventory (CMAI) werden im Original 29 Verhaltensweisen, welche alle der Agitiertheit zuzuordnen sind, beschrieben. Es empfiehlt sich, die Skala zu Beginn unseres Prozesses im Rahmen einer Ursachenanalyse in die Verhaltensbeschreibung einzubeziehen und diese dann im Rahmen der Evaluation zu wiederholen. Die Cohen-Mansfield Agitation Inventory (CMAI) wurde für BewohnerInnen in Langzeitpflegeeinrichtungen in den 1990er- Jahren entwickelt. Es ist ein Assessment zur Einschätzung der Intensität agitierten Verhaltens bei demenziell erkrankten Menschen. Es ist wesentlich, dass dieser Score nur agitiertes Verhalten misst. Das Verhalten wird in Form von verbalen, vokalen oder motorischen Aktivitäten erfasst. Das Assessment besteht aus zwei Bereichen (A und B). In Teil A werden 29 Verhaltensweisen wie z. B. schlagen, sich selbst verletzen, sexuelle körperliche Annäherungsversuche, Nahrungsverweigerung oder anhaltendes Schreien benannt. Auf einer siebenstufigen Skala, die von nie bis mehrmals pro Stunde reicht, wird das Ausmaß herausfordernden Verhaltens festgehalten. In Teil B sollen Aussagen über etwaige Antriebsstörungen getroffen werden. Mithilfe des Tests können auch spätere Interventionen evaluiert werden, sodass Aussagen über den therapeutischen Erfolg getroffen werden können. Er sollte in regelmäßigen Abständen ausgefüllt werden, wobei grundsätzlich ein Zwei-Wochen-Rhythmus von den Autoren empfohlen wird (Reuschenbach und Mahler 2011, S. 371).

Wichtig ist in diesem Zusammenhang zu erwähnen, dass die Beschreibung der Formen von Agitiertheit nicht immer als wertfrei angesehen werden können. Dies wird mitunter auch von der Wissenschaft kritisch betrachtet. In unserem Fall werden wir den Score zu Beginn unseres Assessments im Rahmen des Mindmappings durchführen und dann 14-tägig evaluieren, sodass, bezogen auf die nichtmedikamentösen Therapieformen, der Erfolg messbar gemacht werden kann.

Cornell Depression Scale (CDS)
Hier soll eine weitere Skala angeführt werden, mithilfe derer sich herausforderndes Verhalten bezogen auf eher depressives Verhalten messen lässt. Der Beurteilungszeitraum beträgt auch hier die letzten 14 Tage. Grundsätzlich werden unterschiedliche Formen der Apathie abgefragt. Die Skala besteht in unterschiedlichen Themenbereichen aus folgenden Items: Stimmungslage, Verhaltensauffälligkeiten, körperliche Auffälligkeiten, Störungen des biologischen Rhythmus oder auch Auffälligkeiten bezüglich der Lebenseinstellung. Die Auftretenshäufigkeit wird in vier möglichen Unterteilungen festgehalten: nicht einschätzbar (a), nicht vorhanden (0), geringfügig oder zeitweise (1) und schwer und deutlich ausgeprägt (2). Ab einer Punkteanzahl von acht weist diese auf eine depressive Stimmungslage hin. Die CDS ist eine der wenigen Skalen, welche eine Fremdbewertung ermöglicht. Zusätzlich kann selbstverständlich auch eine Selbsteinschätzung vorgenommen werden. Auch hier empfiehlt es sich die Einschätzung von unterschiedlichen Personen vornehmen zu lassen und diese dann gemeinsam zu diskutieren.

3.1.6 Medizinische Abklärung

Wollen wir uns nun jenen Bereichen des Assessments zuwenden, die durch die Medizin abzuklären sind. Bereits im Vorfeld kann die DGKP eine Fülle an Informationen sammeln und diese in die fachliche Diskussion mit den unterschiedlichen medizinischen

Disziplinen einbringen. Wir teilen diese Bereiche in körperliche, kognitive und psychisch-soziale Untersuchungsfelder ein. Beginnen wir also mit dem ersten Punkt im Rahmen der medizinischen Abklärung.

Körperliche Untersuchung
Wie bereits erwähnt, könnte es sein, dass wir bereits aus dem Assessment erste Anhaltspunkte für Ursachen haben, die dem medizinischen Themenkreis angehören. Sei es die Schmerzsymptomatik, ein Problem im Bereich der Nahrungsaufnahme, der positive Harnstreifentest, oder der schlecht eingestellte Diabetes mellitus, welcher Harnwegsinfekte auslöst. Ebenso können Spätfolgen des Diabetes mellitus Ursache für eine sehr schmerzhafte periphere vaskuläre Verschlusskrankheit (PAVK) sein. Hierzu brauchen wir die Kooperation mit der zuständigen medizinischen Fachdisziplin, die es nun gilt in das Geschehen einzubeziehen. Die Vorarbeiten hierzu, sofern diese mit dem GUKG in Einklang stehen, wurden ja bereits von der DGKP durchgeführt. Letztendlich wenden wir uns auch dem großen Bereich der Polypharmazie zu, Wirkungen, Nebenwirkungen und Wechselwirkungen diverser Medikamente werden in die Analyse einbezogen. Chronische Herzinsuffizienz kann sowohl zu schweren Atemproblemen führen, als auch ein ständiges Gefühl der Angst auslösen, die sich in einer großen Unruhe zeigt. Die Multimorbidität einer Vielzahl an BewohnerInnen bedingt stets auch die Möglichkeit der Verschlechterung bereits bestehender chronischen Krankheitsbilder. Zahlreiche Parameter können direkt im Pflegeheim bestimmt werden und erfordern keinen Aufenthalt im Krankenhaus, der zudem eine weitere Belastung für die Betroffenen darstellt.

Kognitive und psychische Untersuchungen
So wie die körperlichen Problemfelder, können auch die kognitiven Veränderungen aufgrund der Demenz ein BPSD bedingen; dies gilt natürlich auch für die psychischen Themenbereiche. Nicht selten gehen mit der Erkrankung Demenz auch depressive Störungen einher. Unbehandelt können diese ein BPSD bewirken. Daher sollte immer auch an die Kooperation mit entsprechenden Fachärzten wie Psychiater und Neurologen gedacht werden. Dass diese direkt ins Pflegeheim kommen sollten, wäre eine wichtige Grundlage. Da jeder Ortswechsel die Situation zusätzlich verschlechtern kann, sollte ein solcher möglichst vermieden werden. Der medizinische Teil des Assessments und die daraus abzuleitenden Interventionen werden im Sinne des GUKG § 15 umgesetzt.

3.2 Datenanalyse-Assessment

Nachdem wir nun eine Vielzahl an Informationen gesammelt haben, sollten wir in der Lage sein, uns der Analyse der Daten zuzuwenden. Beginnen wir nun all jene Themenbereiche, die als Ursache für das BPSD nicht in Betracht kommen, auszuschließen. Wir gehen also unseren Assessmentbogen durch, sehen nach, was wir bereits ausschließen können, sehen uns jene Bereiche an, in welchen wir bereits Interventionen gesetzt haben, und evaluieren diese. Dabei kommt es durchaus vor, dass bereits erste Erfolge zu verzeichnen sind, die im Pflegebericht notiert wurden. Wir hinterfragen ebenso im Rahmen der Fallarbeit, wie die Situation von den einzelnen Personen wahrgenommen wurde und welche bereits gesetzten Interventionen Wirkung zeigen. Die Auswirkungen notieren wir uns neben unseren Aufzeichnungen zum Mindmapping. Wenden wir uns nun jenen Bereichen zu, die als Ursache für das BPSD infrage kommen. Aus diesen möglichen Ursachen versuchen wir unsere Hypothese zu bestätigen. Wenn diese zutrifft, werden wir sie in Form einer psychosozialen Pflegediagnose abbilden. Es kann durchaus sein, dass wir unsere Hypothese aufgrund unserer Informationen verändern oder auch ausweiten müssen. In dieser Fallbesprechung werden nun auch die Ergebnisse aus der interdisziplinären Zusammenarbeit besprochen.

Beispiel

Die Aggressionen bei der täglichen Körperpflege sind immer noch vorhanden. Aus den biografischen Daten können wir folgendes in Erfahrung bringen: Herr X hat laut seiner Frau morgens immer nur Zähne geputzt, hat sich das Gesicht gewaschen, um dann rasch in die Arbeit zu fahren, er war Tischler und liebte seinen Beruf. Er war ein Morgenmuffel und nutzte jede Minute, um auszuschlafen. Wir führen die Körperpflege seit seiner Aufnahme vollständig am Morgen durch.

Wir vereinbaren, die Morgentoilette nun so, wie von seiner Frau geschildert, durchzuführen, duschen nur mehr bei der Abendtoilette. Wir notieren weiterhin am Mindmap unter dem Ast Aggression: Herr X soll ausschlafen, wir werden ihn nicht wecken.

Eine Kollegin, die am nächsten Tag Dienst hat, gibt diese Informationen an das Team weiter. Weiterhin konnte bei der Arztvisite festgestellt werden, dass der Blutzucker von Herrn X nüchtern sehr hoch war, der Arzt ordnete ein HBA1C (Test, welcher den Glucosewert im Blut in der Rückschau abbilden kann, dies kann wichtige Hinweise zur Blutzuckereinstellung in der Vergangenheit liefern) an. Dieser Wert zeigte einen deutlich erhöhten Blutzuckerspiegel an. Da Herr X auch übergewichtig ist, wurde vereinbart, dass eine Diät und viel Bewegung vorab angeordnet wird. Täglich bei der morgendlichen Dienstübergabe wird nun einerseits das Ergebnis aus den ärztlichen Anordnungen aber auch das Verhalten neu beurteilt und im Pflegebericht festgehalten. Das tägliche Bewegungsangebot soll deutlich erhöht werden, da dies eine Senkung des Blutzuckerspiegels unterstützt (Trainingsfahrrad, Spaziergang usw.). ◄

Mehr und mehr gelangen wir nun zu neuen Erkenntnissen, wir erproben unsere Erkenntnisse, besprechen uns im Team und geben unsere Informationen gesichert bei allen Schichtübergaben weiter. So werden wir im Laufe der Fallarbeit bestimmte Themenkomplexe ausschließen können und andere in den Mittelpunkt unseres Handelns stellen. Jene, die uns weiter beschäftigen werden, sind in jedem Fall geeignet in der Pflege und im Betreuungsplan aufgenommen zu werden. So kristallisieren sich mehr und mehr Schwerpunkte heraus, welche wir nun in Form einer psychosozialen Pflegediagnose ausformulieren. Diese dient uns als Grundlage für unseren Pflege- und Betreuungsprozess.

3.3   Die psychosoziale Pflegediagnose

Anhand der nun übriggebliebenen Problemfelder und unserer Hypothese, die wir bereits bestätigen konnten, werden wir nun eine psychosoziale Pflegediagnose formulieren. Hierzu müssen wir die verbleibenden Symptome und Ursachen einer Hauptdiagnose zuordnen. Wir versuchen nun, für das Verhalten einen Überbegriff zu finden, den wir vielleicht schon im Rahmen des Mindmappings angedacht haben. In diesem Zusammenhang empfiehlt sich eine der international anerkannten Klassifikationssysteme zu verwenden wie zum Beispiel Nanda Pflegediagnosen (Herdeman, Heather, Kamitsuru 2015–2017) oder ENP-Praxisleitlinien (Wieteck 2020). Es sei hier noch angemerkt, dass es sich bei den psychosozialen Pflegediagnosen sowohl um aktuelle als auch Risikodiagnosen handeln kann. Wenn wir anhand der Kennzeichen, die wir beobachten konnten einen Pflegediagnosetitel gefunden haben, beschreiben wir die Ursache für das Verhalten, sofern wir dies eindeutig feststellen und begründen konnten. Letztendlich werden wir nun die Kennzeichen detailliert festhalten und unsere Auswertungen aus dem Screening einfließen lassen. Zur Erinnerung möchte ich hier kurz den Aufbau einer aktuellen Pflegediagnose festhalten.

1. Titel (dieser soll eine Vielzahl der von uns festgelegten Kennzeichen abdecken können).
2. Ursachenbeschreibung: Nun versuchen wir die Ursache für das Verhalten festzuhalten.
3. Kennzeichenbeschreibung. Hierzu können durchaus auch Aussagen des Bewohners/der Bewohnerin mit eingebunden werden, sofern sie zur klaren Darstellung des Phänomens dienlich sind.
4. Nun überprüfen wir den roten Faden unserer psychosozialen Pflegediagnose. Ist der Titel mit den Ursachen und den Kennzeichen schlüssig. Sollte es sich um eine Risikodiagnose handeln, überprüfen wir unsere Risikofaktoren auf deren Aussagekraft und Schlüssigkeit hin zum Diagnosetitel.

Nun möchte ich Ihnen diesen wichtigen Schritt in der Diagnosefindung noch an einem Beispiel verdeutlichen:

Beispiel

Titel: Aggression gegen andere bei der Körperpflege
Ursache: Kognitive Einschränkung (Der Handlungsablauf ist für den Bewohner nicht
              nachvollziehbar, fehlende Möglichkeit, sich entsprechend auszudrücken.)
Symptome: Bewohner schlägt Pflegeperson sobald diese mit der Körperpflege beginnen
              möchte, Abwehrhaltung, hält sich an der Kleidung fest, lässt nicht zu, dass
              ein Kleidungsstück ausgezogen wird. Schimpft (verwendet Schimpfwörter)
              und zeigt Drohgebärden. Pflegepersonen wurden bereits geschlagen und
              gebissen. Nach Cohen kann das Verhalten auf 6 eingestuft werden. Das
              Risiko von Hautveränderungen aufgrund fehlender Körperhygiene kann
              zurzeit nicht ausgeschlossen werden. Da es mitunter vorkommt, dass die
              Körperpflege mehrere Tage nicht durchgeführt werden kann. ◄

3.4 Ressourcenerhebung im Rahmen des verstehenden Pflegeprozesses

Die Ressourcenerhebung erfolgt nach der Erstellung der psychosozialen Pflegediagnose.
Bereits in der Milieugestaltung als auch in der Biografie konnten wir nun Anhaltspunkte für die Fähigkeiten erörtern. Letztendlich werden wir durch die genaue klinische
Beobachtung, die zur psychosozialen Pflegediagnose passenden Ressourcen finden
können. Es ist daher von großer Bedeutung, dass wir die Ressourcen ebenso sorgfältig
auswählen. Oft können wir bereits aus den MIBUK-Disziplinen wie der Biografie, der
Interaktion, aber auch aus der Milieugestaltung wichtige Hinweise auf mögliche Fähigkeiten finden. Eine detaillierte Auseinandersetzung mit den Fähigkeiten ist gerade bei
Menschen, die an einer Demenz leiden, von größter Bedeutung. Im Sinne des Erhalts
der Selbstständigkeit und der Alltagsfähigkeit ist eine detaillierte Auseinandersetzung
mit den Ressourcen erforderlich. Es ist daher auch von Bedeutung, die Fähigkeiten sehr
genau zu beschreiben und zwar in allen Ebenen des Mensch-Seins. Daher teilen wir die
Ressourcen in folgende Themenbereiche ein:

- Psychische Ressourcen
- Soziale Ressourcen
- Physische Ressourcen
- Kognitive Ressourcen

Eine Einteilung der Fähigkeiten in diese vier Domänen fördert eine detaillierte Auseinandersetzung mit den Fähigkeiten, die eine nichtmedikamentöse Therapie von
BPSD unterstützen. Bereits Krohwinkel (2013, S. 55) verweist in ihrem Pflegemodell
auf die vierdimensionale Wahrnehmung von Fähigkeiten im Sinne einer ganzheitlichen

Sicht auf den kranken Menschen. Auch in diesem Zusammenhang erweist uns unser MIBUK-Assessment gute Dienste, da wir bereits eine Vielzahl an Fähigkeiten im Rahmen der Biografiearbeit erheben konnten. Nun werden im Team die Fähigkeiten bezogen auf unsere psychosoziale Pflegediagnose analysiert und gemeinsam die vier Dimensionen der Fähigkeiten festgelegt, um so ein fähigkeitsorientiertes Arbeiten im Team zu gewährleisten.

Psychische Ressource

Soziale Ressource = fähigkeitsorientiertes Arbeiten

Physische Ressource

Kognitive Ressource

Beispiel

Titel:	Aggression gegen andere bei der Körperpflege
Ursache:	Kognitive Einschränkung, fehlende Möglichkeit, sich auszudrücken.
Symptome:	Bewohner schlägt Pflegeperson, sobald diese mit der Körperpflege beginnen möchte, wehrt sich beim Ausziehen. Bei Berührungen oder dem Versuch, die Kleidung zu entfernen, beginnt der Bewohner die Pflegekräfte zu schlagen und zu beschimpfen. Dies kommt bei jedem Versuch der Körperpflege mehrmals täglich vor. Mitunter kann bis zu mehreren Tagen keine Körperpflege durchgeführt werden.
Kognitive Ressourcen:	Hr. X versteht, dass Schlagen Schmerzen verursacht (wenn man „aua" sagt, hört er sofort auf). Er weiß noch, was er mit der Seife tun muss, sofern er eine Seife in der Hand hält. Er nahm zu Hause nur Hirschseife
Physische Ressourcen:	Hr. X ist sehr beweglich und sicher im Gehen und Stehen. Lt. Tochter hat er gerne gebadet.
Psychische Ressourcen:	Hr. X ist außerhalb von pflegerischen Tätigkeiten freundlich. Berührungen kann er dann auch annehmen.
Soziale Ressourcen:	Hr. X nimmt am gesellschaftlichen Leben teil, er liebt es, Märsche zu hören und singt dann auch mit. Manchmal, wenn seine Musik läuft, und man mitsingt, lässt er sich die Kleidung wechseln. Außerdem wurde festgestellt, dass er mit der Körperpflege beginnt, sobald man ihm eine Seife in die Hand gibt.

So haben wir nun eine psychosoziale Pflegediagnose mit entsprechenden Ressourcen beschrieben. Zuletzt überprüfen wir anhand unseres Mindmap und unseres Assessments, ob wir alle relevanten Problemfelder analysiert und entsprechend in eine psychosoziale Pflegediagnose verpacken konnten. Möglicherweise sind auch andere Pflegediagnosen von unserem Thema betroffen, dann gilt es, die entsprechenden Maßnahmen auch dort neu zu definieren und unser Wissen aus MIBUK auch dort einzubauen.

Jene Bereiche, die den medizinisch-therapeutischen Bereich betreffen, werden in der Regel nicht verplant, denn es liegt diesbezüglich bereits eine ärztliche Verordnung vor. Diese gilt es im Durchführungsnachweis abzuzeichnen, sie muss jedoch nicht in der Pflegeplanung erwähnt werden (Rappold 2017). Es sei an dieser Stelle erwähnt, dass im Sinne einer interdisziplinären Zusammenarbeit alle Berufsgruppen in der Pflege- und Betreuungsdokumentation dokumentieren sollten. Damit ist gewährleistet, dass alle Informationen zentral gespeichert sind und ein lückenloser Informationsfluss sichergestellt werden kann. Dies entspricht dann auch der interdisziplinären Fallarbeit und unterstützt die Kooperation zwischen den Berufsgruppen. ◀

Risikodiagnosen

Abschließend sollen hier noch die psycho-sozialen Risikodiagnosen angesprochen werden, die es gilt im Besonderen festzuhalten, da es sich durchaus um Gefahren handelt, die sowohl für den/die BewohnerIn selbst als auch für andere zum Problem werden könnten. Zum Schutz werden eben auch diese Diagnosen durchaus zu stellen sein; in diesem Fall wäre es notwendig, diverse Gefahrenquellen rechtzeitig zu erkennen und die daraus resultierenden Maßnahmen festzuhalten. Diese können mitunter manchmal auch in einer freiheitsbeschränkenden Maßnahme enden, die es gilt, gesetzeskonform abzuhandeln. Auch hier gilt, vorab mit nichtmedikamentösen Therapieformen zu versuchen eine Lösung zu finden und erst wenn diese nicht greifen, weitere Schritte zu setzen. Immer aber liegt die persönliche Freiheit und damit das gelindere Mittel in unserem Fokus. Durch das Stellen von psychosozialen Risikodiagnosen zeigen sie auch diese Problemfelder auf und finden hier gemeinsam individuelle Lösungen. Sie lenken den Fokus des Teams auf deren Beobachtung und beugen damit bereits häufig weiteren Problemfeldern vor. Auch bei den Risikodiagnosen formulieren wir in gewohnter Form Ressourcen, also Fähigkeiten, die es gilt, in die Interventionsmöglichkeiten einzubauen. Nicht selten sind es die Fähigkeiten, die uns auf Ideen bringen, das Problem einer menschenwürdigen Lösung zuzuführen.

Beispiel

Titel: Selbst- oder Fremdgefährdung, Risiko
Risikofaktoren (RF):   Fr. X geht in fremde Zimmer, räumt dort Gegenstände weg, nimmt dies auch mit in ihr Zimmer weil sie der Meinung ist das wären ihre Gegenstände. Andere Bewohner fühlen sich

	bedroht. Fr. X könnte mit Aggression reagieren oder aber auch selbst bedroht werden.
Kognitive Ressourcen:	Fr. X beschäftigt sich gerne mit Blumen und verarbeitet diese zu Seifen und Ölen. Diesen Prozess beherrscht sie noch sehr gut. Sie möchte die von ihr erzeugten Produkte jederzeit sehen können, tut sie das nicht, beginnt sie, diese zu suchen.
Physische Ressourcen:	Fr. X ist vollständig ohne Hilfsmittel mobil.
Psychische Ressourcen:	Wenn sie ihrer Lieblingsbeschäftigung nachgehen kann, wirkt sie ruhig, gelöst, sie bleibt bei der Sache.
Soziale Ressourcen:	Wenn die Pflegekräfte Fr. X Tauschgeschäfte anbieten, lässt sie sich davon abbringen Gegenstände von anderen zu nehmen. Auch wenn sie ihre Seifen sieht, ist sie beruhigt ◄

3.5   Die Zielsetzung bei BPSD

Sich Ziele zu setzen, ist der nächstfolgende Schritt im Rahmen des verstehenden Pflegeprozesses. Grundsätzlich können wir festhalten, dass sich unsere Ziele, bezogen auf psychosoziale Pflegediagnosen, immer der Verbesserung der derzeitigen Situation annehmen sollten: Daraus ergeben sich folgende Ziele für uns:

- Erhöhung des Normalitätsprinzips.
- Verbesserung der Ich-Bezogenheit.
- Erhöhung der Autonomie und Steigerung der Lebensqualität

Die Zielevaluierung erfolgt regelmäßig nach gemeinsam festgelegten Zeitabständen. Die Intervalle richten sich individuell nach den Fortschritten. Zur Messung unserer Erfolge eignet sich sowohl die Cohen-Mansfield Skala als auch die Cornell Depressionsskala. Sowie Sie zur Erfolgsmessung auch andere Scores verwende können, die sie ja bereits sehr ausführlich kennen lernen konnten. Die Evaluierung erfolgt wiederum im multiprofessionellen Team. Die Dokumentation des gesamten verstehenden Pflegeprozesses kann in der hausüblichen Dokumentation erfolgen, da wir uns im Prozess an die allgemeinen Gegebenheiten einer Dokumentation halten. Voraussetzung ist jedoch die Möglichkeit mit Pflegediagnosen von ENP oder NANDA arbeiten zu können.

3.6   Nichtmedikamentösen Interventionsformen

Einleitend zum großen Bereich der nichtmedikamentösen Therapieformen sei festgehalten, dass diese bereits durch unsere verstehende Haltung und der damit einhergehenden Analyse der Ursachen als erste Interventionsmaßnahme betrachtet werden können. Die bewusste Gestaltung der fünf MIBUK-Kompetenzen ermöglicht eine Vielzahl an Interventionsmöglichkeiten, die auf die individuellen Bedürfnisse unserer BewohnerInnengruppe ausgerichtet sind.

Wie bereits festgehalten, bestehen die nichtmedikamentösen Therapieformen nicht aus einer Intervention, sondern aus einer Fülle an Interventionen, die sich aus MIBUK ergeben. Diese Vorgehensweise stellt sicher, dass alle unsere Interventionen mehrdimensional angeboten werden, was mehr Erfolg verspricht. Die Interventionen werden in der Fallarbeit und spätestens jetzt interdisziplinär angeboten. Das heißt, dass nun die Physio-, Ergo-, Musiktherapie u. v. m. eingebunden werden sollten (Deuschl und Maier 2016, S. 88–89).

MIBUK versucht auf systematische Weise bestimmte nichtmedikamentöse Therapien auf einer sehr individuellen und evidenzbasierten Grundlage in den Pflegealltag zu integrieren. Lassen Sie sich nicht entmutigen, fordern Sie bestimmte Rahmenbedingungen ein. Wir Pflegende sollten endlich Sorge tragen, dass wir jene Bedingungen vorfinden, die uns ein evidenzbasiertes Arbeiten und Handeln möglich machen.

Bevor wir nun die verschiedenen und vielfältigen Interventionsmöglichkeiten ansprechen, möchte ich einige Grundvoraussetzung nicht unerwähnt lassen weil diese unsere nichtmedikamentösen Therapieformen unterstützen. Sei es die Validation, welche uns unterstützt, in Interaktion mit dem/der BewohnerIn zu treten. Nicht zuletzt wird uns basale Stimulation durchaus auch bei dem einen oder anderen BewohnerIn hilfreiche Unterstützung sein können. Das tiefgehende Wissen, bezogen auf die Pathologie der Demenz und deren Symptomatik, hilft, die richtigen Interventionen festzulegen. Einführend sei hier festgehalten, dass eine Vielzahl von Interventionsmöglichkeiten noch nicht über eine ausreichende Studienlage verfügen und wir uns daher auf jene beschränken, die im Rahmen von Studien eine positive Bestätigung finden konnten. Die dünne Studienlage ist der Tatsache geschuldet, dass hinter den medikamentösen Therapieformen auch ein großer Wirtschaftszweig angeschlossen ist, der durchaus auch mit weitaus höherem Geldmittel ausgestattet ist und damit Forschung eine andere Reichweite besitzt, als dies bei den nichtmedikamentösen Therapieformen der Fall ist. Es ist daher von großer Bedeutung, dass Sie, während Sie Interventionsmöglichkeiten durchführen, den/die BewohnerIn beobachten und genau beschreiben können, wie sich diese verhalten. Oft sind es die kleinen Dinge, die eine positive Veränderung bewirken. Achten Sie daher auch sehr genau auf Zeichen der Überforderung, die Sie in der Regel sehr gut an der Körpersprache wahrnehmen können.

Im Aufbau der nichtmedikamentösen Therapieformen halten wir uns wiederum an die für MIBUK kennzeichnende und bereits bekannte Struktur.

Es soll in diesem Zusammenhang auch noch auf eine sehr hilfreiche Studie aus der Schweiz hingewiesen werden, die einen Algorithmus zu den unterschiedlichen nichtmedikamentösen Interventionsmöglichkeiten entwickelt hat, welcher Ihnen bei der Suche nach möglichen Interventionen bei unterschiedlichen Ausprägungen von BPSD hilfreich sein kann. In dieser Studie wurden unterschiedliche nichtmedikamentöse Therapieformen auf ihre Wirksamkeit hin untersucht. Außerdem wurden die unterschiedlichen Formen von BPSD einem Algorithmus unterworfen, dem bestimmte nichtmedikamentöse Therapieformen zugeordnet werden können. Dies kann durchaus hilfreiche Ergänzung bei der Festlegung von nichtmedikamentösen Interventionsmöglichkeiten sein (Savaskan et al. 2014, S. 140). Außerdem sei hier als weitere interessante Literaturquelle zu den nichtmedikamentösen Therapieformen die Fachgesellschaft für Psychiatrie und Psychotherapie, Psychosomatik und Nervenheilkunde, S-3 Leitlinie „Demenz" angeführt (Deuschl und Maier 2016). Weitere Studien, die sich auch mit nichtmedikamentösen Therapieformen beschäftigen, wurden ja bereits in den unterschiedlichen Ausführungen erwähnt. Beginnen wir also mit der ersten Interventionskompetenz, dem Milieu.

3.6.1 M – Milieugestaltung

Wie wir bereits im Rahmen der Begriffsdefinition zum Begriff Milieu als auch im Rahmen unseres Assessments erfahren konnten, kommt der Gestaltung des Milieus in der nichtmedikamentösen Therapie große Bedeutung zu. Das Milieu in all seinen von uns definierten Facetten beeinflusst gerade Menschen, welche an Demenz erkrankt sind, enorm. Neue, ungewohnte Umgebung, die Geräuschkulisse, die Gestaltung der privaten Räumlichkeiten, als auch das soziale Umfeld, die Umgebungsatmosphäre, die Tagesstruktur können ein BPSD begünstigen oder aber auch verhindern helfen. Daher werden wir immer auch das Milieu in unsere Interventionsmöglichkeiten einbinden, mit dem Ziel, die größtmögliche Selbstständigkeit, als auch Normalität und damit ein hohes Maß an Ich-Bezogenheit zu ermöglichen. Sehen wir uns jetzt die nichtmedikamentösen Therapieformen näher an, die es gilt individuell zur Anwendung zu bringen.

Einbindung von Angehörigen
Die Einbindung von Angehörigen in das Pflege- und Betreuungskonzept ist eine wichtige Aufgabe, da diese oft bereits seit langem überfordert sind und nur schwer einen Zugang zu Pflegebedürftigen finden. Die Veränderungen aufgrund des demenziellen Abbauprozesses führen nicht selten zu schwerwiegenden Beziehungsproblemen zwischen den Angehörigen. Im Zuge der Milieugestaltung haben aber Verwandte und Freunde eine große Bedeutung, bringen diese ein Stück „Normalität" in den Alltag. Daher können Pflegekräfte durch ein aktives Zugehen auf Angehörige und dem offenen Gespräch über deren Gefühlswelt bezogen auf die Erkrankung dazu beitragen, dass diese auch weiter in Beziehung bleiben können. Außerdem können die Angehörigen auch Aufgaben übernehmen, sofern diese für sie bewältigbar sind. Sie sollen daher ausreichend aufgeklärt sein, was den Tagesablauf angeht und müssen informiert werden über unser Pflegeverständnis und unsere Werthaltungen, um Missverständnissen vorzubeugen. Außerdem sind die Angehörigen auch wichtige Informationsquelle, wenn es darum geht, den Alltag nach den Gewohnheiten von zu Hause nun ins Pflegeheim zu übertragen. Je näher wir im Rahmen der Gestaltung des Tagesablaufes an zu Hause anschließen können, desto leichter fällt es dem/der BewohnerIn, sich hier zu integrieren.

Letztendlich sind die Veränderungen an der Person, welche an Demenz erkrankt ist, und deren veränderte Verhaltensweisen gemeinsam zu besprechen. Viele Angehörige haben ein schlechtes Gewissen, weil sie ihren lieben Angehörigen ins Pflegeheim geben. Auch hier sollten diese von ihren Schuldgefühlen größtmöglich befreit werden. Haben diese oft jahrelang die Pflege zu Hause übernommen und letztendlich nicht selten aufgrund der Belastung den Weg ins Pflegeheim gesucht. Das schlechte Gewissen trägt dann oft dazu bei, dass Beziehungen im Pflegeheim hin zu den BewohnerInnen von den Pflegepersonen als belastend erlebt werden. Kleine Aufgaben, aber auch die Einbindung durch das Fragen nach Gewohnheiten und liebgewordenen Ritualen hilft den Angehörigen zu erkennen, dass ein großes Bemühen da ist, Normalität für den/die BewohnerIn zu erzeugen. Angehörige, die ihren Angehörigen zu Hause gepflegt haben, hatten dabei sicher Routine, die es gilt, in den Pflegeheimalltag zu integrieren und die man sich dann auch entsprechend erklären lassen sollte, um diese in den Pflegeheimalltag einzubauen. Je mehr Routine wir von zu Hause ins Pflegeheim mitnehmen können, desto rascher kann die Integration gelingen, durchaus kann dies auch als Prophylaxe für ein BPSD dienen. Die Einbindung der Angehörigen beginnt damit, zu erfragen, was diese gerne übernehmen möchten, wenn sie kommen bzw. wie oft sie vorhaben, auf Besuch zu kommen. Angehörige aktiv in unseren Interventionsplan einzubauen und diese dabei nicht zu überfordern und die Freiwilligkeit auch nicht zu strapazieren, ist Teil unseres pflegerischen Handelns. Möglichkeiten, dass Angehörige im Haus schlafen können, kann die Eingewöhnung aber auch Phasen der Unruhe und Agitiertheit erleichtern helfen. Gemeinsames Einnehmen von Mahlzeiten wäre hier ebenso wünschenswert und hilfreich. In zahlreichen Studien wird die schwierige Situation, in der Angehörige sind, wenn sie sich dazu entschließen, einen Angehörigen zu Hause zu betreuen, untersucht. Wie es gelingen kann, ihnen „das schlechte Gewissen" ein Stück abzunehmen, indem man sie unterstützt und einbindet. Psychoedukation stellt eine von mehreren Maßnahmen dar, Angehörige zu entlasten, und wäre durchaus auch in Pflegeheimen eine wichtige Möglichkeit, Angehörige und Pflegende bei ihrer Aufgabe zu unterstützen.

Angehörige gezielt in die Pflege und Betreuung einzubinden, wäre eine wichtige Ressource sowohl für BewohnerInnen, Angehörige selbst, aber auch für die Pflegenden. Hierzu ist weitaus mehr Kommunikation zwischen den Pflegenden und den Angehörigen notwendig und individuell festzulegen, wie und in welcher Weise und in welchem Ausmaß Angehörige in den Therapieplan mit eingebunden werden können, ohne dabei von Schuldgefühlen geplagt zu sein oder das Gefühl zu haben, als Angehöriger etwas tun zu müssen. Angehörige individuell in den verstehenden Pflege-, Betreuungs und Therapieprozess einzubinden, ist daher eine wichtige Interventionsmöglichkeit im Rahmen der Milieugestaltung.

Milieugestaltung rund um den/die BewohnerIn
Im Rahmen der Milieugestaltung werden wir den persönlichen Wohnraum so „persönlich" wie möglich gestalten, hierbei sind der/die BewohnerIn selbst und deren Angehörige wichtige Informationsquellen. Außerdem werden wir die Gestaltung des sozialen

Umfeldes auch auf die Bedürfnisse des Bewohners/der Bewohnerin abstimmen. War diese/dieser eher gesellig oder zurückgezogen, wie wohl fühlt sich jemand in der Gemeinschaft? Welche Rituale sind wichtig und unbedingt zu beachten, sei es beim Frühstück oder beim Schlafen gehen. Hierzu werden wir viele Informationen aus der Biografie und unserem ausführlichen Assessment heranziehen und in unseren Interventionsplan einarbeiten. Wir werden die Tagesstruktur sehr genau erheben und verschriftlichen, sodass das Team diese so nahe an dem/der BewohnerIn wie nur möglich gestalten kann.

Wie sah die Tagesstruktur, also der Tagesablauf konkret aus. Aufstehen, zu Bett gehen, was waren die Tageshighlights, wie wurden die Wochenenden verbracht, wie der Sonntag. All diese Fragen sollten ja bereits im Rahmen des Assessments erhoben worden sein, jetzt trachten wir danach, aus diesem Wissen den individuellen Tagesablauf für unseren/unsere BewohnerIn festzulegen und schriftlich festzuhalten.

Wohnatmosphäre im Pflegeheim
Jedes Pflegeheim hat eine Atmosphäre, die von der Architektur, dem Team der Unternehmenskultur, dem Pflegesystem, dem Grad der Institutionalisierung von Abläufen, eben der Wohnatmosphäre, geprägt ist. Das heißt für uns, dass wir durch die Gestaltung der Wohn- und Aufenthaltsräume viel zur positiven Atmosphäre beitragen können. Der Zeitdruck, der Umgang miteinander, die Qualität unserer Handlungen, unserer Gespräche und letztendlich die Gestaltung des Wohnraumes in einer wohnlichen Form prägen die nichtmedikamentösen Therapieformen. Es muss uns daher klar sein, dass die Gestaltung des Milieus bezogen auf Wohnatmosphäre bereits ein wichtiger Teil einer ganzheitlichen Aktivierung darstellt. Das Milieu trägt somit auch aktiv zur Alltagsselbstständigkeit bei. Das heißt auch, je mehr Institutionalisierung, desto höher der Verlust der Alltagsselbständigkeit, was wiederum das Gefühl des Ausgeliefert-Seins verstärkt und eine höhere Abhängigkeit von der Pflege nach sich ziehte.

Architektur Wohnumgebung
Die räumliche Gestaltung beeinflusst die Orientierung enorm und erfordert daher auch viel Wissen bezüglich notwendiger Orientierungspunkte in Pflegeheimen, sodass das selbstständige Auffinden von Räumlichkeiten leicht möglich wird. Versuchen wir nun die architektonischen Gegebenheiten in die Gestaltung des Milieus einzubeziehen. Beginnen wir daher gleich bei einem doch sehr einfachen, aber wirksamen Mittel, welches die Orientierung positiv beeinflusst und gleichzeitig positiv auf die Stimmung wirkt, nämlich die Lichtverhältnisse.

Lichtverhältnisse/Muster von Böden und Wänden
Als wichtige Grundlage diverser Lichtverhältnisse sollte wohl gelten, Verzicht auf enge, dunkle Gänge, Bodenmuster/auch an Wänden, grundsätzlich sollte eine Unter- oder Überstimulierung vermieden werden. Direktes helles Licht mit wenig Schattenbildung, aber auch indirekte Beleuchtungsmöglichkeiten, auch für die Nacht, sind hilfreich und können dazu beitragen, dass Schatten keine Ängste hervorrufen. Tageslicht und viel

Zeit im Freien fördern ein ausgeglichenes Verhalten und sind daher wichtige Grundlage unserer Arbeit und sind in jedem Fall auch architektonisch zu berücksichtigen (Bartholomeyczik et al. 2006).

So sollte bei der Beleuchtung auf störende Blendungen und Lichtreflexionen geachtet werden. Auch diese können aufgrund von Sehschwächen falsch interpretiert werden und damit Ängste auslösen. Die Beleuchtung in Pflegeheimen sollte 500 LUX betragen. Studien hierzu sind leider nicht vorhanden, trotzdem wird dies von zahlreichen Autoren empfohlen, da helles Licht positiv auf die Stimmung wirkt, dies gilt übrigens auch für die MitarbeiterInnen in Pflegeheimen. Studien über die Auswirkungen von Licht auf unser psychisches Wohlbefinden zeigen auch, dass durch Kunstlicht die Auswirkungen von zu wenig Licht ausgeglichen werden können. Was wiederum dafür spricht, Licht und dessen Wirkung auf uns und unser Wohlbefinden in unsere Interventionsmöglichkeiten mit einzubeziehen. Gute Lichtverhältnisse beugen auch Unfällen vor und unterstützen die Konzentrations- und Reaktionsfähigkeit sowie die Leistungsbereitschaft. Demnach kann Dämmerlicht, schwaches Licht und Flackerlicht zu rascherer Ermüdung und einer Steigerung von Fehlverhalten führen (Bartholomeyczik et al. 2006, S. 34).

Wohnraum Design

Im Rahmen des Wohnraumdesigns sehen wir uns allgemeine Themen der Wohnraumgestaltung näher an, die letztendlich wichtige Beiträge zur Wohlfühlatmosphäre leisten und daher von jedem Architekten entsprechend zu beachten sind.

Einrichtung

Grundsätzlich sei festgehalten, dass die Einrichtung das Normalitätsprinzip unterstützen soll. Ebenso sollte es möglich sein, die Einrichtung zu verändern, also den Bedürfnissen der BewohnerInnen anzupassen. Außerdem ist, wie bereits angemerkt, viel Raum und Platz für Bewegung zu bieten. Beengende und vollgestellte Räume können die gegenteilige Wirkung erzielen. Es sollten Möglichkeiten des Verweilens vorhanden sein, wo sich kleine Gruppen zusammenfinden können, sowie Plätze, die das Beobachten ermöglichen und solche, die Ruhe und Geborgenheit ausstrahlen. Die Räume sollten Schall und Lärm eher dämpfen. Letztendlich sind Wohnräume, die an zu Hause erinnern, hilfreich. Ist der Essbereich groß genug, dass man ohne Probleme mit Rollstühlen und anderen Gehhilfen durchkommen kann? Zwischen den Essplätzen sollte Platz sein, ebenso sollten diese individuell zu verändern sein, sodass BewohnerInnen, die sich nicht mögen, trotzdem gelassen am Esstisch platznehmen können Küchen, an denen gekocht werden kann, natürlich behindertengerecht, laden dazu ein, gemeinsam zu kochen. Hierzu braucht es ausreichend Personal, sodass diese Aktivierung auch gelebt werden kann. Plätze sollten zur Verfügung stehen, die zur Gruppenaktivität einladen und ein geselliges Beisammensein ermöglichen, sowohl im Sommer wie im Winter. Es sollte Möglichkeiten geben, ins Freie zu kommen, um auch dort verweilen zu können, mit Sitzgelegenheiten und natürlicher Beschattung, Terrassen, die man einfach aufsuchen kann, die ebenso natürliche Beschattungen aufweisen, sowie Gärten, die zum Verweilen einladen (Abb. 3.2).

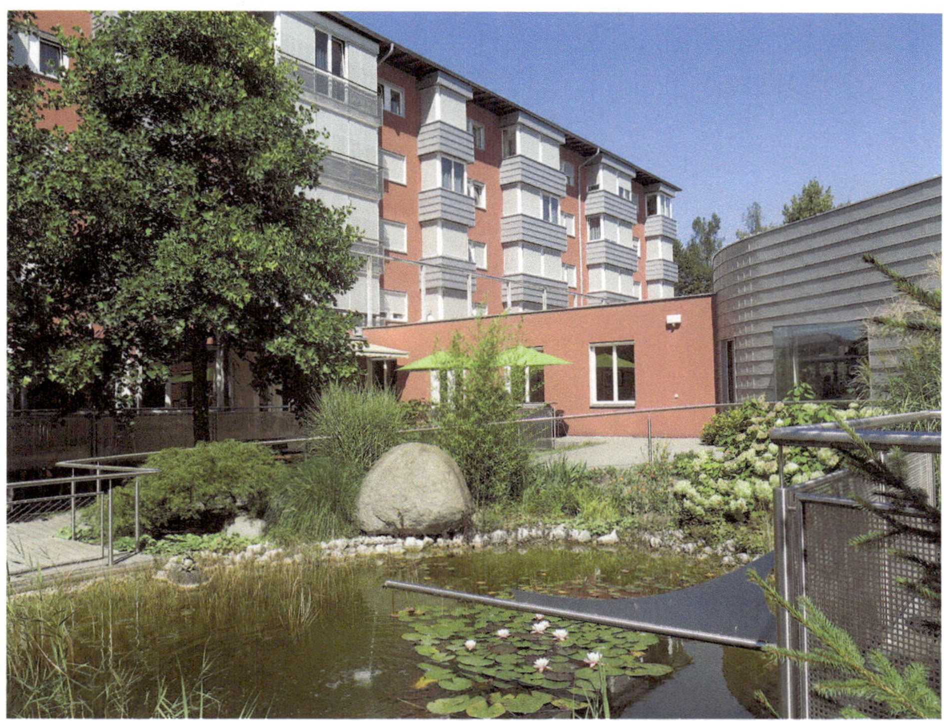

Abb. 3.2 Garten-WG Sonnengarten. (Erstellt von: Heimleitung Hollerweger Margit, Alten- und Pflegeheim der Franziskanerinnen von Vöcklabruck GmbH)

Räumlichkeiten sind wünschenswert, in denen unterschiedliche Aktivitäten ausgeübt werden können, sei es Musik oder Tanz, Kunsttherapie, Bewegung, Massage. Bäder, die an Oasen erinnern und die Möglichkeit des Entspannens in den Vordergrund stellen mit Musik, Düften, Effekten an der Decke, können uns unterstützen, Unruhe zu behandeln und Schmerzen zu lindern. Zukünftig werden ebenso Möglichkeiten, einzukaufen, sich gesellig zusammenzusetzen und entsprechende Veranstaltungen zu genießen, in die Milieugestaltung einzubinden sein. Der Friseur, der einlädt zu einem Schwätzchen, das kleine Geschäft, in dem man einkaufen kann und letztendlich das Kaffeehaus, welches uns gesellig zusammenkommen lässt, ist Teil unseres architektonischen Konzeptes (Abb. 3.3).

Öffentliche Räumlichkeiten
Öffentliche Räume sollten schallgedämpft sein, die Beleuchtung sehr hell und direkt, und sie sollten gut klimatisiert sein, denn dem Raumklima ist ebenso eine große Bedeutung beizumessen. So können überhitzte Räume Müdigkeit und weniger Konzentrationsfähigkeit auslösen, zu kühle Räume führen zu dem Gefühl, sich unbehaglich zu fühlen. Ecken zum Verweilen, zum gemütlichen Beisammensitzen in kleinen und größeren Gruppen, mit Möglichkeiten des Rückzugs. Hallenähnliche Räumlichkeiten

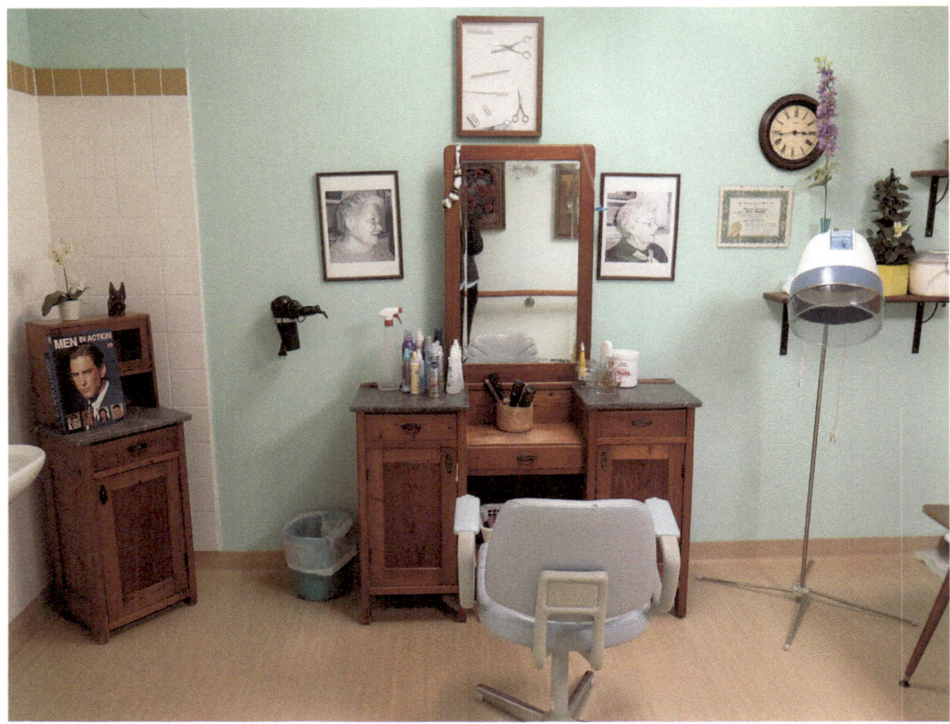

Abb. 3.3 „Frisierplatz" WG Sonnenplatz. (Erstellt von: Heimleitung Hollerweger Margit, Alten- und Pflegeheim der Franziskanerinnen von Vöcklabruck GmbH)

vermitteln eher ein Gefühl des Unbehagens und lösen dadurch eher Stress aus, als dass diese beruhigend wirken würden. Der Essbereich soll veränderbar sein, wenn möglich auch für kleine Gruppen ausgerichtet, sodass das Gefühl einer familiären Atmosphäre aufkommen kann (Abb. 3.4). Hierzu zählt ausreichend Platz, sodass Rollstühle und Rollmobile Platz finden können, ohne dass es zu Sturzgefährdungen kommt, was mit ausreichend Platz zwischen den Essbereichen einhergeht. Der Essplatz soll persönlich gestaltet sein, damit dieser leichter gefunden werden kann. Orientierungshilfen in allen Bereichen in Form von Piktogrammen usw. unterstützen die Selbstständigkeit. Grundsätzlich soll bei der Gestaltung des Milieus das Ziel einer hohen Selbstbestimmung angestrebt werden. Denn Selbstbestimmung bedeutet Unabhängigkeit, Autonomie und als Person wahrgenommen zu werden. Von diesen Prinzipien geleitet, sollten wir die Räumlichkeiten gestalten.

Privater Wohnbereich

Der private Wohnbereich sollte an Individualität nicht mehr zu überbieten sein. Das ist jener Bereich, der als Rückzugsmöglichkeit, als Ausdruck der Persönlichkeit dient, als auch eine große Unterstützung in der ICH-Bezogenheit vermitteln soll. Auch hier gilt

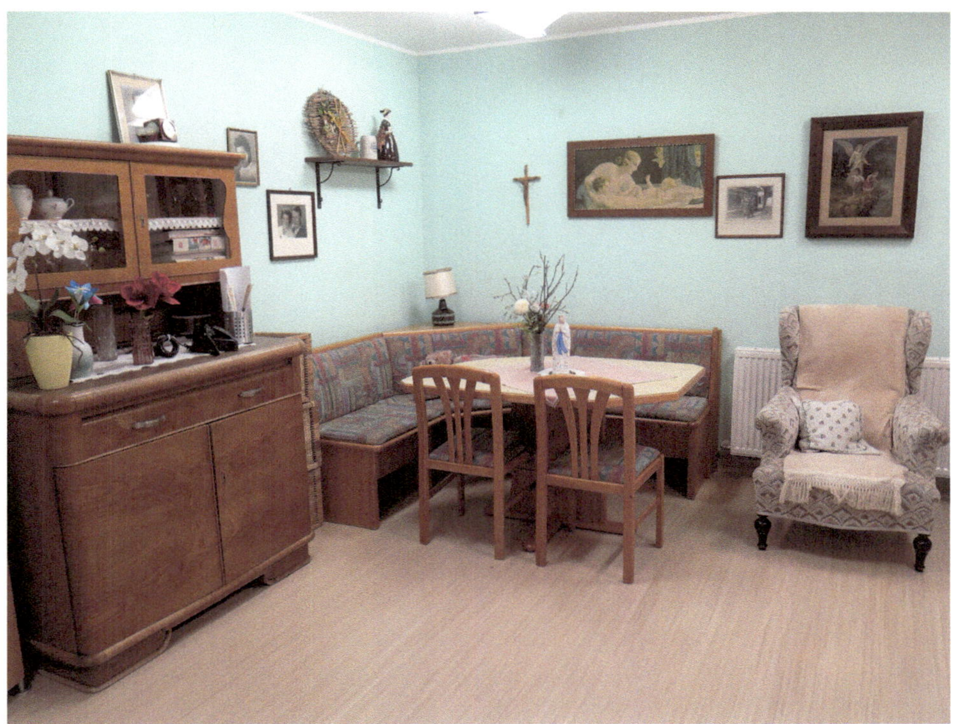

Abb. 3.4 „Stubn"-WG Sonnenplatz. (Erstellt von: Heimleitung Hollerweger Margit, Alten- und Pflegeheim der Franziskanerinnen von Vöcklabruck GmbH)

es, die Selbstbestimmtheit in den Vordergrund zu rücken und die Räumlichkeiten ganz nach den Wünschen der BewohnerInnen zu gestalten. Selbstverständlich werden feuervermeidende und baupolizeiliche Anforderungen zu berücksichtigen sein. Der private Wohnraum soll ein hohes Maß an Selbstbestimmtheit ermöglichen, das heißt auch, dass die Gestaltung dieser Räumlichkeit unserer Fürsorge bedarf und entsprechend geplant und eingerichtet werden sollte. Auch hier wird uns die Biografie unterstützen, den Wohnraum nach den Wünschen und Bedürfnissen der BewohnerInnen zu gestalten. Angehörige sind hier einzubinden und eben auch aufgefordert, wichtige Gegenstände von zu Hause hereinzuholen.

Praxen und Gesundheitseinrichtungen
Außerdem sollten Pflegeheime bereits jetzt daran denken, dass Ordinationen verschiedener medizinischer Disziplinen als auch andere Ordinationen von Gesundheitsberufen Einzug in die Pflegeheime finden, sodass eine interdisziplinäre Zusammenarbeit leichter möglich gemacht werden kann.

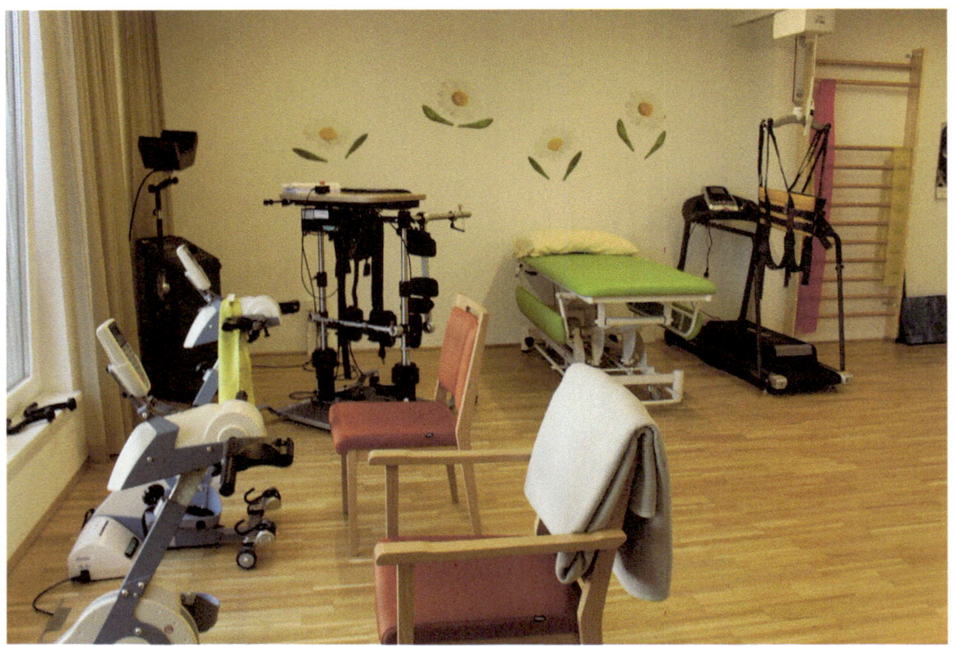

Therapieraum WG 3. (Erstellt von: Heimleiter Ing. Gross Gerhard, MSc, Sozialhilfeverband Linz Land, Zentrum für Pflege- und Betreuung Haid)

Pflegesysteme

Als Pflegesystem bezeichnen wir die Organisationsform der einzelnen Wohnbereiche bezogen auf die Zuteilung von Pflege- und Betreuungspersonen. Hierbei sind kleine Teams und Wohneinheiten, welche sehr eigenständig agieren wichtig, um so eine enge Beziehung zu den BewohnerInnen herstellen zu können. Die Größe der Wohnbereiche wird in Studien sehr unterschiedlich bewertet, eine tatsächliche Bevorzugung einer bestimmten Wohnform konnte bislang nicht festgestellt werden. Vielmehr scheint die Gestaltung der Wohnbereiche und die personelle Ausstattung Auswirkungen auf das BPSD zu haben. Damit kommt einer individuellen Organisation, die in jedem Fall viel Platz für ein individuelles Handeln lässt, große Bedeutung zu. Häufig begünstigen Instabilität in den Teams durch hohe Fluktuation sowie dem Nicht-Berücksichtigen der individuellen Bedürfnisse der BewohnerInnen ein BPSD. Es gilt daher auch in der personellen Ausstattung und der Dienstplangestaltung ein Milieu zu erzeugen, welches das Normalitätsprinzip größtmöglich unterstützt (Bartholomeyczik et al. 2006, S. 39).

3.6.2   I-Interaktion

Der Begriff der Interaktion bezeichnet die Art unserer Beziehungen in ihrer wechselseitigen Abhängigkeit. Wenn wir davon ausgehen, dass wir die größtmögliche Selbstständigkeit für unsere BewohnerInnen erreichen wollen, dann werden wir entsprechend aufmerksam interagieren. Wir können Menschen zueinander bringen, wir können Begegnung fördern, wir können diese aber auch zum Schutze der BewohnerIn reduzieren. Wir können Sorge tragen, dass sich BewohnerInnen, die sich nicht „riechen" können aus dem Weg gehen. Wir können Begegnung herbeiführen, wir können diesen einen Rahmen geben und bei der Gestaltung der Interaktion behilflich sein, im Sinne einer bewussten Gestaltung von gruppendynamischen Prozessen. Hierzu bedienen wir uns unterschiedlicher Hilfsmittel, sei es, indem wir unterschiedliche Möglichkeiten der Beschäftigung anbieten, oder unterschiedliche Formen der Begegnung fördern. Interaktion bedeutet also auch eine bewusste Gestaltung von Beziehung hin zu den BewohnerInnen und deren Umfeld. Dieser professionellen Art und Weise der Gestaltung von Interaktion und Kommunikation geht ein gemeinsames Verständnis von Pflege voraus, welches wir im Pflege- und Betreuungsprozess transparent darstellen und praktisch anwenden.

Pflegeverständnis
Interaktion beginnt mit unserem Auftreten, unserer ganz persönliche Einstellung zu dem Menschen, unserer Tätigkeit, unseren Wertvorstellungen zum Beruf. Wir haben uns entschlossen hier eine verstehende Pflege leben zu wollen. Damit werden wir unsere Interaktion entsprechend ausrichten, sei es am Morgen bei der Körperpflege, im Gespräch oder in Form von Berührung, wir werden unser Verstehen-Wollen zum Ausdruck bringen. Letztendlich bieten wir verschiedene Formen der Interaktion an, mit dem Ziel, das Normalitätsprinzip zu fördern, die Selbstständigkeit zu erhalten oder auszubauen und eine hohe Ich-Bezogenheit zu ermöglichen. Interaktion ist somit das Bindeglied zwischen allen anderen MIBUK-Kompetenzen. Wollen wir nun im Rahmen der Interaktion jene Interventionsmöglichkeiten aufzeigen, die uns diese Kompetenz erleichtern.

Musiktherapie
Die Musiktherapie ist eine unglaublich wichtige Möglichkeit den Interaktionsprozess mit dem/der Bewohnerin bewusst zu gestalten. Musik spricht unsere Emotionen an und lässt uns dadurch unsere Ich-Bezogenheit spüren, auch wenn wir der Sprache vielleicht nicht mehr fähig sind. Nicht selten gehen wir davon aus, dass Menschen, die sich verbal kaum oder gar nicht mehr ausdrücken können, auch nicht in der Lage sind, mit den anderen Sinnen wahrzunehmen. Musiktherapie spricht genau diese Sinne an. Der Musiktherapeut ist nun jene Person, welche durch das Medium der Musik Interaktion ermöglicht. Internationale Studien zeigen einen sehr positiven Effekt, welcher durch Musiktherapie erzielt werden kann. Musiktherapie geht über das übliche Musizieren und gemeinsame Singen hinaus. Die Anregung der Sinne und der Gefühlswelt soll forciert werden, um so Ich-Bezogenheit wiederherzustellen, welche durch den Verlust der kognitiven Fähigkeiten häufig verloren geht. Manche Autoren sehen in der Musiktherapie bei schwersten kognitiven Einschränkungen eine ideale Form, mit den Betroffenen in Interaktion zu treten. Musik, so sagen manche Autoren, könne an den fehlenden Erinnerungen

anknüpfen und sollte daher auch in unserem Konzept nicht fehlen. Hierzu sei angemerkt, dass es spezieller Ausbildungen bedarf, Musiktherapie auch professionell in der nicht-medikamentösen Therapie von BPSD anzuwenden. Denn Musiktherapie soll genau am Punkt des Versagens verbaler Kommunikation ansetzen, um so eine Möglichkeit des Ausdrucks und des Verständnisses anbieten zu können. Sutter sieht eine Chance darin, dass Leute, Gesten und Bewegungen in der Musik einen kommunikativen Sinn ergeben können (Sutter et al. 2015, S. 20–21).

In jedem Fall ist Musiktherapie ein wesentliches Mittel, mit den BewohnerInnen in eine therapeutische Interaktion zu treten und bietet auf kreative und vielfältige Weise die Möglichkeit, Gefühle zum Ausdruck zu bringen. In einer Studie konnte weiter fest-gestellt werden, dass es unterschiedliche Reaktion bezogen auf die Form der Demenz und der Musiktherapie gibt (Sutter R. et al. 2015, S. 66). Musiktherapie bedeutet auch Kontakt aufnehmen mit dem kranken Menschen, in Kontakt zu bleiben und bewusst Kontakt zu ermöglichen. So könnten Kunsttherapeuten, die auch eine Ausbildung in Musiktherapie haben, durchaus als sinnvolle Ergänzung in Pflegeheimen eingesetzt werden. Sei hier auch angemerkt, dass Beschäftigung und Aktivierung durchaus eigene Fortbildungen notwendig machen würde, die es zurzeit kaum gibt. Sei an dieser Stelle noch ein Hinweis auf die Musiktherapie angemerkt, der gerade bei Formen der Apathie sehr hilfreich sein könnte (Sutter R et al. 2015, S. 59–64).

Musik hört man am besten live, so hat sich in oben genannter Untersuchung von Therapiemöglichkeiten durch Musik auch gezeigt, dass Kombinationen von Livemusik hören und tanzen den höchsten Effekt haben, um ein BPSD zu lindern. Ebenso wird dem Singen von bekannten Liedern eine sehr positive Wirkung zugeschrieben. Gerade bei aggressivem Verhalten und Unruhe konnten hier Erfolge gemessen werden. Lang-zeitwirkungen konnten nicht nachgewiesen werden, jedoch wirkt Musik im Moment gut (Sutter et al. 2015). Musiktherapie sollte immer den Bezug der Musik zu dem/der BewohnerIn herstellen, dieser Bezug kann auch aus unterschiedlichen Lebensabschnitten stammen. Wichtig ist auch zu beobachten, was die Musik für Emotionen auslöst. So kennen wir alle das Phänomen, dass uns ein Lied besonders gefällt, wir jedoch jedes Mal zu weinen beginnen, ein anderes uns fröhlich stimmt. Musiktherapie beschäftigt sich auch mit dem Einbeziehen der Person in die Musik, etwa durch das Spielen eines Instruments wie beispielsweise eine Trommel. Sie ermöglicht, die eigene Stimme zu hören, und bietet auch die Möglichkeit der Bewegung an. Auch hier bedarf es wiederum dem mehrdimensionalen Ansatz im Erleben. Musiktherapie wird auch im Rahmen der Studie *Empfehlung zur Diagnostik und Therapie der behavioralen und psychologischen Symptome der Demenz (BPSD)* positiv bewertet. Eine positive Wirkung wird bestätigt (Empfehlungsgrad 3 Evidenzkategorie B zugesprochen (Savaskan et al. 2014, S. 135–148.

Beschäftigung/Aktivierung

Hier wird uns die Biografie wichtige Hinweise geben, in welcher Form Beschäftigung/ Aktivierung sinnstiftend sein kann. Bei dem Thema Beschäftigung und Aktivierung stellen wir immer einen Bezug zur Biografie her. Ebenso werden wir diese auch bei der Gestaltung des Milieus beachten. Es ist wichtig, die kognitiven Fähigkeit genau zu erforschen, sodass Aktivierung nicht zum Boomerang wird, indem diese aufgrund von Überforderung abgelehnt wird. Auch hier sollen die Auswertungen aus Testungen miteinbezogen werden.

Digitalisierung

Die Digitalisierung ermöglicht uns eine Vielzahl an Beschäftigung, die wir durchaus nutzen sollten; sei es in Form eines Films, den die Familie dreht und auf einem Stick ins Pflegeheim bringt. Möglich sind auch zahlreiche Streamingangebote, die es uns auf sehr einfache Weise ermöglichen, alte Filme und genau die Musik zusammenzustellen, die in der Biografie eine Rolle spielen. Über Kopfhörer kann dies durchaus auch eine Form von Aktivierung darstellen, oder das abendliche Kino im gemeinsamen Wohnzimmer mit Popcorn und Schlafpantoffeln dazu beitragen, dass eine Atmosphäre des Wohlfühlens entsteht. Dazu braucht es große Flats in den Wohnbereichen und die Möglichkeit zu streamen. Laptops für die Zimmer und gute W-Lanverbindungen. Letztendlich können Hörspiele den Leseratten helfen, einzuschlafen, nachdem selbst lesen nicht mehr möglich ist. Der letzte Urlaub, eine Botschaft von den Enkelkindern an die Urli oder alte Fotos, die nun digitalisiert werden können, können wir auch über den Fernseher in einer höheren Auflösung betrachten. Die Biografie wird uns hier leiten, welche Interventionen sinnstiftend sein könnten. Grundsätzlich sei zur Aktivierung festgehalten, dass die Forschungslage in diesem Bereich sehr dünn ist. Daher möchte ich hier jene Bereiche ansprechen, die auch über eine entsprechende Datenlage verfügen, also auch evidenzbasierte Aussagen bezogen auf die Beschäftigung und Aktivierung zulassen.

Werkstätten

Sich sowohl im Haushalt oder im Garten zu betätigen, sinnstiftend etwas zu bauen, erfordert Räume, die vor allem für Männer bestimmte handwerkliche Möglichkeiten bieten können. Die Reparatur eines alten Fahrrads oder das Flicken eines Schlauches, das gemeinsame Schneiden von Bäumen oder die Versorgung von Haustieren unterstützen eine sinnstiftende Beschäftigung. Das Anfertigen von Vogelhäuschen oder Insektenhotels kann dazu beitragen, keine Langeweile zu empfinden. Das Basteln und Gestalten kann ebenso eine abwechslungsreiche Tätigkeit sein. Der Fantasie und Kreativität sind hier keine Grenzen gesetzt. Das gemeinsame Kochen in der Wohngemeinschaft kann durchaus auch eine wunderbare Beschäftigung sein. So kann auch der italienische Abend mit italienischen Gerichten, italienischer Musik aus den 50-iger Jahren durchaus schöne Gefühle hervorbringen und so für Abwechslung sorgen.

Das gemeinsame Gestalten des Tagesablaufs, sei es im Rahmen des Vorbereitens der Mahlzeiten bis hin zur Gestaltung des Tischschmucks, dem Gemüse, das wir aus dem Garten holen oder die Blumendeko für den Sonntag, das Tischgebet, das wir gemeinsam sprechen, all das gibt das Gefühl einer Gemeinschaft anzugehören, nützlich zu sein und erhält daher auch die Selbstständigkeit. Wir bauen gemeinsam unser Sinusmilieu.

Bewegung

Interaktion in Form von Bewegung in der Gemeinschaft ist eine weitere Möglichkeit, körperliche Fähigkeiten zu erhalten und dabei die sozialen Kontakte zu fördern, sei es in Form von Tanz, beim Kegeln oder einfach beim Spaziergang in der Gruppe. Bewegung ist ein wichtiger Baustein, wenn es darum geht, nichtmedikamentöse Therapieformen anzuwenden. Hierbei können Heimtrainer mit Musik oder Bildbegleitung hilfreich sein und die Beweglichkeit fördern. Sich und seinen Körper wahrzunehmen fördert eine positive Interaktion mit und um die BewohnerInnen. In zahlreichen Projekten und Studien konnte Bewegung als wesentliches Instrument, in Kontakt zu gehen, also zu interagieren, bestätigt werden. Bewegung wird grundsätzlich als wichtiges Mittel Stress abzubauen oder aber auch beweglich zu bleiben, angesehen. Bewegung fördert grundsätzlich unsere Koordinationsfähigkeit und stärkt unsere kognitiven Fähigkeiten. Bewegung ist daher im Alter von großer Bedeutung. Dies ändert sich mit dem Auftreten einer Demenz nicht. So empfehlen zum Beispiel die Experten des Leuchtturmprojektes eine täglich ausreichend Bewegung. Ebenso kommt Savaskan in seiner Studie Therapy and Behavioural and Psychological Symptoms by Demenz zu der Auffassung, dass Bewegung nur förderlich sein kann. Hierzu zählt Bewegung in allen Facetten, sei es in Kombination mit Tanz, Musik oder der Spaziergang durch den Park. Bewegung erreicht eine Signifikanz der Therapie bei einem Empfehlungsgrad 1, Evidenzkategorie A (Savaskan 2014, S. 141). Bewegung ist daher eine der wichtigsten Beschäftigungen im Heimalltag und sollte so auch ausreichend ermöglicht werden.

Im Rahmen des Themas Bewegung möchte ich nun auch die Physiotherapie ansprechen, die hier durchaus in den Pflegeheimalltag einzubinden ist. Des Weiteren konnte im Rahmen des Leuchtturmprojekts im häuslichen Bereich festgestellt werden, dass durch den Einsatz der Ergotherapie die Erhaltung der Selbstständigkeit deutlich erhöht werden konnte. Hierzu wurde in Schweden eine Studie mit schwer dementen Menschen durchgeführt, mit durchaus sehr positiven Ergebnissen. Ergotherapie ist in Österreich kaum in Pflegeheimen beheimatet, Physiotherapie nur in Einzelfällen und da limitiert. Gerade in der Erhaltung der Alltagsfähigkeiten sind diese beiden Gesundheitsberufe wichtige Partner, die es gilt fix in den Teams zu etablieren (Voigt-Radolff et al. 2011). So wird im Leuchtturmprojekt empfohlen, täglich mindestens eine halbe Stunde Bewegung anzubieten.

Multimodale Aktivierungstherapie

Von multimodaler Aktivierungstherapie ist die Rede, wenn sowohl Geist als auch Körper im Sinne des Erhalts von Alltagsfähigkeiten gefördert werden. Dieses Programm brachte in einer Studie signifikant positive Ergebnisse. MAKS aktiv, so der Name des Programmes, baut auf einem Training auf, welches sowohl den Geist als auch körperliche Aktivitäten anspricht. In der Studie, die im Rahmen des Leuchtturmprojektes Demenz initiiert wurde, zeigten Menschen die an Demenz erkrankt waren bedeutende Verbesserungen im Verhalten, aber auch das Fortschreiten der Krankheitssymptome konnte über ein Jahr gestoppt werden. Genauere Informationen zu diesem Programm können über die Universität Witten-Herdecke eingeholt werden (Luttenberger und Graesl 2010, S. 20).

Ergotherapie
Der Ergotherapie kommt eine ganz besondere Bedeutung zu. Sie unterstützt in jedem Fall einen verbesserten Erhalt der Alltagsfähigkeiten. Deshalb wäre in Pflegeheimen das Angebot durch Ergotherapie dringend zu verbessern und zu erhöhen. Zahlreiche Studien bewerten die Ergotherapie als signifikant positiv, wie im Rahmen des Leuchtturmprojektes Demenz festgestellt (Rester et al. 2008, S. 185–189). Ergotherapeuten als fachliche Experten sollten dringend in Pflegeheimen zum multiprofessionellen Team gehören.

Validation
Validation stellt in vielen Fällen die Basis für die Kommunikation mit Menschen dar, die an Demenz leiden. Die validierende, wertschätzende Grundhaltung unterstützt den positiven Umgang mit Menschen, die an einem BPSD leiden und stellt daher auch die Basis unseres Interaktionsprozesses dar. Daher ist es nur empfehlenswert, dass alle MitarbeiterInnen einer Langzeiteinrichtung, welche mit BewohnerInnen arbeiten, die an Demenz erkrankt sind, in dieser Methodik geschult sind. Validation als Kommunikationsmittel kann durchaus hilfreich sein. Studien, die dies belegen, sind leider kaum vorhanden. Savaskan beurteilt daher die Validation auch mit einem Empfehlungsgrad 5, Evidenz Kategorie D (Savaskan E. 2014, S. 139).

Berührung/Massage
In vielen Studien wird Berührung in Zusammenhang mit anderen Aktivitäten gesehen. So kann im Rahmen der Körperpflege bewusst der Köperkontakt als Möglichkeit der Interaktion angesehen werden. Basale Stimulation kann auch hier eingesetzt werden, diese hat jedoch nach Savaskan einen geringen Empfehlungsgrad (Savaskan 2014, S. 139). Evidenzbasierte Daten liegen hierzu nur in geringem Ausmaß vor. Das Bedürfnis nach Berührung scheint ein tief Menschliches zu sein, da aber die Datenlage hierzu sehr gering ist, empfiehlt es sich, sehr genau zu beobachten, wie der/die BewohnerIn auf Berührung reagiert. Durchaus könnte abseits von Pflegehandlungen dort und da vielleicht eine Massage, die notwendige Entspannung bringen. Dies kann auch an körperfernen Extremitäten durchgeführt werden. Auch Masseure sind in Pflegeheimen nicht üblich und daher kaum vertreten. Was schade ist, da mit Teilmassagen vielleicht gute Erfolge zu erzielen wären.

3.6.3   B-Biografiearbeit

Es sei auch hier wiederum festgehalten, dass es uns ein Anliegen ist, jene nichtmedikamentösen Interventionsmöglichkeiten zu beschreiben, die uns unterstützen das Normalitätsprinzip, ein hohes Maß an Selbstbestimmtheit und letztendlich daraus resultierend einen hohen Ich-Bezug hin zu den BewohnerInnen, welche an Demenz leiden, herzustellen. Dies gelingt uns am besten, wenn wir die Biografie unserer BewohnerInnen nicht nur kennen, sondern diese auch aktiv in unseren nichtmedikamentösen Interventionsplan im Sinne eines verstehenden Pflegeprozesses einarbeiten. Die ausführliche Biografie zu unserer Problemstellung haben wir ja bereits im Rahmen unseres Assessments erhoben. Es geht nun daran, aus diesem biografischen Wissen mögliche nichtmedikamentöse Therapieformen abzuleiten. Die Biografie bildet die Grundlage hin zu einer individuellen Pflege, einer individuellen sinnstiftenden Beschäftigung. Letztendlich unterstützt uns die Biografie im Aufbau einer fördernden Beziehung zum/zur BewohnerIn.

So kann es sein, dass aggressives Verhalten bei der Körperpflege mithilfe von Musik aus der Biografie abnehmen kann. Das Beachten der ganz persönlichen Tagesstruktur (zum Beispiel die Durchführung der Körperpflege am Abend) kann die Ausführung dieser erleichtern. Oder wenn auf das Vollbad verzichtet wird, weil der/die BewohnerIn dies auch zu Hause nie tat. Wir können die Essenswünsche in den Speiseplan einbauen, sofern dies diverse Diätvorschriften zulassen. Beschäftigung wird also in engem Bezug mit der Biografie gesehen. Wir werden versuchen, den Tagesablauf auf die individuelle Biografie und damit auf die individuellen Bedürfnisse unserer BewohnerInnen abzustimmen. Dies wiederum erfordert stabile Pflegeteams, die sich regelmäßig über ihre Erfolge und Misserfolge austauschen. Hierzu zählt auch der Austausch über persönliche Rituale, Erfahrungen, die wir während der Pflege machen. Das Kennen der Biografie und damit ein Stück des Charakters unterstützt uns, Vertrauen und eine für den/die BewohnerIn bekannte Atmosphäre aufzubauen. Die tägliche Routine, die der/die BewohnerIn vorgibt, ermöglicht es den Bewohnern und Bewohnerinnen, sich einzustellen und sich im Sinne des Normalitätsprinzips sicher zu fühlen. Diese gewonnene Autonomie gilt es so lange als möglich zu erhalten. Es sei hier im Rahmen der Biografiearbeit nochmals die Wichtigkeit der Musiktherapie hervorgehoben, da dies unabhängig vom Grad der Demenz angewendet werden kann (Sutter et al. 2015, S. 59–64).

Die Biografie kann uns auch dahingehend unterstützen, herauszufinden, was jemandem Stress verursacht und wie dieser oder diese den Stress früher abgebaut hat; Sei es ein Spaziergang, sei es Musik, das Gespräch mit einer vertrauten Person, die Berührung die Sicherheit vermittelt oder das Vollbad, das die Ruhe bringt. Je ausführlicher wir die Charaktereigenschaften der BewohnerInnen kennen, desto eher können wir die Ursache für ein BPSD identifizieren. Die Biografie liefert uns zahlreiche Hinweise, den Menschen besser kennen zu lernen, das Verhalten und die Persönlichkeit zu verstehen. In diesem Verstehen sind dann auch die richtigen Interventionen für den/die BewohnerIn abzuleiten. Die Biografie schafft die Tagesstruktur. Sie gibt uns Auskunft zum Charakter der Person und letztendlich können wir aus der Biografie eine Vielzahl an Beschäftigungsmöglichkeiten ableiten aber auch Bedürfnisse erfüllen. Sei es durch die Beachtung von Lieblingsgerichten bei Personen, die keine Nahrung aufnehmen wollen. Sei es das Gedicht, das bewirkt, die Körperpflege durchzuführen oder sei es die Art, wie wir die Körperpflege durchführen, die so viel Vertrauen schafft, dass keine Aggression mehr notwendig ist.

3.6.4 U – Ursachenanalyse

Das Thema der Ursachenanalyse erweitert unsere Ursachenanalyse, um das Feld medizinischer Problemstellungen. Wir begeben uns auf die Suche nach körperlichen Ursachen für das Verhalten. Eine enge Kooperation mit der Medizin ist hier wichtige Grundvoraussetzung. Mit Hilfe von Scores können wir bestimmte Themenfelder vorab ausschließen oder eben gemeinsam mit der Medizin weiterbearbeiten. Wenn wir die Ursachen identifiziert haben, beginnt die eigentliche Intervention, nämlich die Umsetzung der medizinisch-pflegerischen Therapie. Sei es eine Schmerztherapie, die Durchführung weiterer medizinischer Diagnoseverfahren oder Untersuchungen, Veränderungen an den Medikationen u. v. m. Eine enge Kooperation mit den unterschiedlichen medizinischen Disziplinen ist hierbei unumgänglich und notwendig. Unsere Vorarbeiten sollen die medizinische Untersuchung erleichtern und die Analyse von möglichen Auslösern rasch identifizieren helfen.

3.6.5 K – Kreativität

Kommen wir nun zur fünften Kompetenz unserer Interventionsmöglichkeiten, dem Bereich der Kreativität. Kreativität setzt voraus, dass wir ein hohes Maß an Fachwissen mit der Praxis verknüpfen können. Insofern, dass wir nun die analysierten Daten theoriegeleitet im Rahmen der Fallbesprechungen auswerten und in diesem Verfahren mehr und mehr den Fokus auf jene Bereiche legen, die uns die meisten Argumente bezogen auf den Auslöser für ein BPSD liefern. Die Fallarbeit ermöglicht also die Analyse unserer Daten und den Abgleich zwischen klinischer Praxis und Theorie. Im Rahmen dieses Prozesses werden dann anhand der Fakten die notwendigen Interventionsmöglichkeiten anhand der erhaltenen Antworten festgelegt. Wir müssen die gesammelten Daten und Fakten nun gemeinsam zu sinnstiftenden ganzheitlichen nichtmedikamentösen Interventionsformen zusammenführen. Kreativität werden wir täglich im Umgang mit den uns anvertrauten Bewohnern und Bewohnerinnen leben können. Das Maß unserer Kreativität wird einerseits von unserem Wissen innerhalb der interdisziplinären Gruppe geprägt. Hierbei werden neue Erkenntnisse formiert, die es andererseits dann gilt, im Sinne unseres verstehenden Pflegeprozesses in den Pflege- und Therapiealltag zu integrieren. So auch das Wissen bezüglich mehrdimensionaler Aktivierungsmöglichkeiten.

3.7 Evaluierung

Ist nun dieser ausführliche Pflege- und Betreuungsplan erarbeitet, wird dieser bei den täglichen morgendlichen Dienstübergaben dem gesamten Team vorgestellt, sodass sichergestellt werden kann, dass jeder im Team ausreichend informiert ist. Im Rahmen des verstehenden Pflegeprozesses wird nun die DGKP mit dem Team einen

Evaluierungstermin festlegen. Bis zu diesem Termin werden die Interventionen entsprechend genau von den Teammitgliedern umgesetzt. In dieser Zeit ist eine genaue Dokumentation des Verhaltens notwendig, welche im Pflegebericht festgehalten werden soll. Veränderungen im Positiven als auch im Negativen werden bei der Dienstübergabe besprochen und die weitere Vorgehensweise gemeinsam festgelegt. Dienstübergaben sind hier zum regen Austausch durchaus geeignet. Letztendlich wird im Rahmen der Fallarbeit alles weiterhin gemeinsam besprochen und Veränderungen eben hier festgelegt. Die Terminkoordination übernimmt die DGKP je nach Situation. Zusätzlich kann die Cohen-Mansfield-Skala verwendet werden. Apathie muss nach wie vor genau im Pflegebericht dokumentiert werden, ebenso die Entwicklung in diesem Bereich. Erst wenn wir alle nichtmedikamentösen Therapiemöglichkeiten ausgeschöpft haben, können wir uns den medikamentösen Therapieformen zuwenden. Bitte entnehmen Sie hierzu die entsprechenden Hinweise auch dem Algorithmus der schweizerischen Gesellschaft für geriatrische Psychiatrie.

3.8   Überleitung zu Teil zwei des Buches

MIBUK, das Pflegekonzept, soll Sie dabei unterstützen, Menschen, die an Demenz leiden und ein BPSD zeigen, nach evidenzbasierten, individuellen und ganzheitlichen Prinzipien zu pflegen und zu betreuen. Die fünf MIBUK-Kompetenzen können zu einer deutlichen Verbesserung eines bestehenden BPSD beitragen. Der erste Teil des Buches soll Sie dabei unterstützen, Pflege und Betreuung von Menschen mit BPSD auf einem hohen und evidenzbasierten Niveau durchzuführen. Wenn Sie diesen Teil des Buchs gelesen haben, werden Sie mir wohl zustimmen, dass es durchaus sinnvoll wäre, die notwendigen Veränderungen in der Pflege und Betreuung einzuleiten. Vielleicht sind Sie auch der Ansicht, dass Sie viele Dinge bereits wussten oder kannten, diese jedoch in der derzeitigen Situation nicht umsetzen können. Zu viele strukturelle Hemmschwellen machen es scheinbar unmöglich in die Umsetzung zu gelangen. In meinen Schulungen zu diesem Buch höre ich immer wieder, dass die Ideen toll wären, die Realität aber ganz anders aussehe, was ich durchaus bestätigen kann.

Aus diesem Grund besteht dieses Buch auch aus zwei Teilen. Im zweiten Teil des Buchs, MIBUK für PflegemanagerInnen, sollen nun jene Bedingungen erläutert werden, die notwendig sind, damit Sie MIBUK für Pflegekräfte auch tatsächlich umsetzen können. Selbstverständlich braucht es in diesem Zusammenhang auch einen Wandel in den Strukturen einer Vielzahl österreichischer Pflegeheime. Doch sei eines hier auch deutlich angemerkt: Erst wenn Pflegekräfte gelernt haben, ihre Tätigkeiten evidenzbasiert umzusetzen, sind sie auch in der Lage zu erklären, warum die derzeitigen Bedingungen in keiner Weise mehr zu den Aufgaben von Pflegekräften passen. Erst wenn wir in der Lage sind, zu verdeutlichen, was Pflege ist und braucht, werden wir auch die dafür notwendigen Bedingungen erhalten. So müssen Pflegekräfte selbst ihr Wissen und Können deutlich erweitern, um so das Management von morgen zu entwickeln, das jene Bedingungen schafft, die notwendig sind, um Menschen mit BPSD nach evidenzbasierten und humanitären Grundsätzen sowie unter Berücksichtigung wirtschaftlicher Aspekte zu pflegen und zu betreuen.

Dass es sich hierbei nicht um eine kleine Veränderung handelt, muss jedem bewusst sein. Wir sprechen hier von grundlegenden Veränderungen, einem Wandel sowohl im Verständnis der Pflegenden, als auch in der Führung und Struktur von Organisationen, die sich der Pflege und Betreuung von Menschen, die an Demenz leiden, widmen. Dieser tiefgreifende Wandel wird notwendig sein, wenn wir uns den Herausforderungen der Zukunft angemessen stellen wollen. Wir reden hier nicht von kosmetischen Operationen, sondern von tiefgreifenden Reformen in der Langzeitpflege. Hier geht es nicht um politisches Kalkül oder Positionen. Wir werden nun im zweiten Teil dieses Buchs die derzeitige Pflegelandschaft genau analysieren und erklären, warum die nun beschriebenen nichtmedikamentösen Therapieformen nicht oder nicht flächendeckend umgesetzt werden können.

Meine These hierzu: Selbstbestimmtheit geht einher mit hoher Lebensqualität. Diese wiederum können wir in stationären Langzeiteinrichtungen nur dann gewährleisten, wenn wir Pflege- und Betreuungsformen implementieren, welche eine ganzheitliche Sicht auf den Bewohner, die Bewohnerin fördern. Es braucht Mut zur Veränderung, Mut zu einem tief greifenden Wandel des Systems, und das beginnt eben in der Schaffung neuer Strukturen, die es ermöglichen ganzheitlich und ressourcenorientiert Menschen, die an Demenz leiden und ein BPSD entwickeln, so zu betreuen, dass alle, sowohl BewohnerInnen als auch Pflegepersonal, abends zufrieden einschlafen können. Aus diesem Grund wird nun im zweiten Teil dieses Buchs besonderes Augenmerk auf die strukturellen Rahmenbedingungen gelegt. Hohes fachliches Wissen zum Thema Demenz und BPSD ist nur eine Säule dieses großen Themenbereichs, die andere Säule stellen die Rahmenbedingungen, die letztendlich den Wandel unterstützen oder blockieren dar. Wir wollen uns nun im zweiten Teil alle Blockaden, die diesen Wandel verhindern, genau ansehen, um dann den notwendigen Veränderungsbedarf exakt beschreiben zu können und damit den Wandel einzuleiten.

Literatur

Auer St et al (2018) The Austrian-Czech institutional long term care projekt – design and protocol of the – center cross sectional Study, Donauuniversität Krems, Department für klinische Neurowissenschaft und Präventionsmedizin, Zentrum für Demenzforschung, MAS Alzheimerhilfe Bad Ischl

Bartholomeyczik S et al (2006) Rahmenempfehlungen im Umgang mit herausforderndem Verhalten bei Menschen mit Demenz in stationären Einrichtungen, Bundesministerium für Gesundheit Deutschland

Büscher A (2015) Expertenstandard Schmerzmanagement in der Pflege bei chronischen Schmerzen, Deutsches Netzwerk für Qualitätsentwicklung in der Pflege

Deuschl G, Maier W (2016) S-3 Leitlinie „Demenz" Langversion Januar Fachgesellschaft für Psychiatrie und Psychotherapie, Psychosomatik und Nervenheilkunde (DGPPN), Deutsche Gesellschaft für Neurologie (DGN)

Halek M et al (2016) Fallbesprechungen bei Menschen mit Demenz und herausforderndem Verhalten in der stationären Altenhilfe, Deutsches Zentrum für degenerative Erkrankungen & Kaiserwerther Seminare

Herdmann HT, Kamitsuru S (2015–2017) NANDA International Inc., Pflegediagnosen: Definitionen und Klassifikationen Verlag Recom GmbH

Krohwinkel M (2013) Fördernde Prozesspflege mit integriertem ABEDL's: Forschung, Theorie und Praxis, Fakultas Verlag

Monsch AU et al (2008) Konsens zur Diagnostik und Betreuung von Demenzkranken in der Schweiz, Fachzeitschrift Schweiz Med Forum 8(8):146 (Memory Clinik, Universitätsspital Basel)

Moik Ch (2019) Auswertung MIBUK – Projekt, Implementierung nicht medikamentöser Therapieformen bei herausforderndem Verhalten im Rahmen einer Demenz

Rappold E et al (2017) Arbeitshilfe zur Pflegedokumentation. Gesundheit Österreich GmbH

Reuschenbach B, Mahler C (2011) Pflegebezogene Assessmentinstrumente Internationales Handbuch für Pflegeforschung und -praxis, 1. Aufl. Verlag Hans Huber, Hogrefen AG Bern

Savaskan E et al (2014) Empfehlungen zur Diagnostik und Therapie der behavioralen und psychologischen Symptome der Demenz (BPSD), Therapieguidlines of the behavioral and psychological Symptoms der Demenz, Zeitschrift Praxis 103(3):135–148 (Schweizerische Gesellschaft für Alterpsychologie und Psychiatrie)

Sutter R et al (2015) Evidenzbasierte Musiktherapie bei Behovioral and Psychological Symptoms of Dementia (BPSD), 1. Aufl. Elsever München

Schrems B (2018) Verstehende Pflegediagnostik Grundlagen, zum angemessenen Pflegehandeln. Aufl. Facultas Verlag und Buchhandlungs AG

Schrems B (2019) Fallarbeit in der Pflege, Grundlagen, Formen und Anwendungsbereiche, 3. überarbeitete Aufl. Facultas Verlag und Buchhandlungs AG

Schiemann D et al (2010) Expertenstandard Ernährungsmanagement zur Sicherstellung und Förderung der oralen Ernährung in der Pflege. Deutsches Netzwerk für Qualitätsentwicklung in der Pflege

Wolf-Ostermann K et al (2010) Koordinierung der ambulanten Versorgung Netzwerk und andere Möglichkeiten. J. Clin. Nurs. 19(1):93–103, Abschlussbericht Leuchtturmprojekt Demenz, Bundesministerium für Gesundheit DE

Wieteck P (2020) ENP Praxisleitlinien Pflegediagnosen, Pflegeziele und Pflegmaßnahmen, Recom ENP, 3. vollständig überarbeitete und erweiterte Aufl. RECOM GmbH Thieme Verlag

MIBUK für PflegemanagerInnen – Ein Managementkonzept zur Umsetzung von MIBUK in stationären Pflegeeinrichtungen

Inhaltsverzeichnis

4.1   Einleitung MIBUK für PflegemanagerInnen

MIBUK für PflegemanagerInnen beschäftigt sich nun mit den Rahmenbedingungen die notwendig sind, um nichtmedikamentöse Therapieformen in Zusammenhang mit herausforderndem Verhalten bei Demenz evidenzbasiert einzuführen. Das Pflegekonzept MIBUK setzt voraus, dass Rahmenbedingungen, so gestaltet sind, dass eine Umsetzung des Konzeptes in der Praxis gelingen kann. Wegen der derzeitigen Arbeitsbedingungen und der hohen Fluktuation der Mitarbeiter ist das nicht selbstverständlich. Aus diesem Grund erschien es mir besonders wichtig, nicht nur ein Pflegekonzept zu schreiben, sondern mich auch um die derzeitigen Rahmenbedingen zu sorgen, die vieles an evidenzbasierten Möglichkeiten nicht zulässt. Hoher Zeitdruck, fehlende Konzepte die der demographischen Entwicklung angemessen begegnen, Frustration unter den Beteiligten stehen in krassem Gegensatz zu dem nun ausführlich beschriebenen

© Springer-Verlag GmbH Deutschland, ein Teil von Springer Nature 2020   93
C. Moik, *Nichtmedikamentöse Therapie von herausforderndem Verhalten bei Demenz,*
https://doi.org/10.1007/978-3-662-60647-6_4

MIBUK Pflegekonzept. Pflege und Betreuung kann nur das bieten, was strukturelle Rahmenbedingungen ermöglichen. Dass dies weitaus zu wenig ist und in zahlreichen Fällen längst nicht mehr der Wissenschaft entspricht, dürfte kein Geheimnis sein. Ein tief greifender Wandel im System der stationären Langzeitpflege ist längst überfällig, will man den Herausforderungen der Zukunft, bezogen auf eine angemessene Pflege und Betreuung von Menschen, die an Demenz erkrankt sind und ein BPSD entwickelt haben, begegnen. Wir müssen nicht nur unser Wissen rund um die nichtmedikamentösen Therapieformen in Zusammenhang mit dementiellen Abbauprozessen deutlich verbessern. Weitaus wichtiger und komplexer ist es, hierzu die notwendigen Bedingungen zu schaffen, damit Pflegekräfte und andere Berufsgruppen ihr Wissen und Können im Pflegealltag evidenzbasiert umsetzen können.

Die Pflegesituation in Österreich – und hier beziehe ich mich auf den stationären Langzeitbereich – ist zurzeit sehr angespannt. So leidet der Bereich seit Jahren unter Personalmangel, der sich mehr und mehr zuspitzt, ohne, dass dies zu ernsthaften Veränderungen Anlass gäbe. Die Berufszufriedenheit sinkt, dies führt zu einem Fehlen an Nachwuchs. Zu beobachten ist eine hohe Fluktuation und eine Pflege, die sich an den Strukturen der Organisation orientiert, anstatt die Bedürfnisse jener Menschen in den Mittelpunkt zu stellen, für die diese Institutionen eigentlich geschaffen wurden. Ich möchte in der Einleitung ein paar Fakten präsentieren, die erklären können, warum ein Managementkonzept im Umgang mit Menschen, die an Demenz erkrankt sind und ein BPSD entwickelt haben, unumgänglich ist, wenn man nichtmedikamentösen Therapieformen flächendeckend anwenden will.

Die WHO hat bereits 2013 einen G-8-Demenzgipfel in London durchgeführt, mit dem Fazit, dass verschiedene europäische Länder nationale Demenzstrategien entwickelt haben, eine international gleichgeschaltete Strategie ist leider nach wie vor nicht in Sicht. Österreich ist auch in dieser Hinsicht längst nicht vorne mit dabei. Zwar wurden auch in Österreich 2019 Empfehlungen für eine Demenzstrategie weiterentwickelt, diese haben aber bislang keinen bindenden Charakter (Bundesministerium für Arbeit, Soziales, Gesundheit und Konsumentenschutz 2019). Was bedeutet, dass jedes Bundesland selbst festlegt, was im Bereich der Demenz tatsächlich in die Umsetzung kommt. Dass dies aufgrund fehlender finanzieller Mittel und personeller Ressourcen mitunter wenig evidenzbasiertes Wissen darstellt, verwundert nicht. Es fehlt an tief greifenden Reformen mit entsprechenden Qualitätsvorgaben, die uns auf die weiterwachsenden Probleme in diesem Arbeitsfeld vorbereiten.

Der Mangel an Pflegefachkräften wird sich durchaus noch verstärken. Dieser Mangel wird die Qualität der Pflege und Betreuung gefährden, sollte nicht bald alles daran gesetzt werden, den internationalen Anschluss in der Pflege und Betreuung von Menschen mit Demenz zu finden. Die Pflegemigration wird diese Probleme nur punktuell lösen. Eine umsichtige Planung und Organisation von Therapie- und Betreuungsmöglichkeiten demenziell Erkrankter ist somit ein Thema, das künftig noch an Bedeutung gewinnen wird (Sutter et al. 2015, S. 1). Die strukturellen Defizite sind in zahlreichen Bereichen längst nicht mehr zeitgemäß. Bleibt festzuhalten, dass trotz der in vielen Bereichen schwierigen Arbeitsbedingungen, Pflegekräfte mehr als nur ihr Bestes geben.

So schreibt die Volksanwaltschaft zu den problematischen strukturellen Rahmenbedingungen in österreichischen Pflegeheimen weiter: *„Es besteht aus Sicht des NPM dringender Handlungsbedarf. Die Pflege und Betreuung von Menschen mit neurodegenerativen kognitiven Beeinträchtigungen, Demenz oder Behinderung erfordert Präsenz und hohes geriatrisches Know-how durch einen Qualifikationsmix. Dieser zusätzliche Aufwand ist in den Personalschlüsselberechnungen nicht ausreichend abgebildet. Der NPM fordert Bund und Länder auf, den geänderten Gegebenheiten Rechnung zu tragen"* (Kräuter et al. 2016, S. 30–31).

Wenn wir MIBUK für Pflegekräfte in Pflegeheimen umsetzen möchten, brauchen wir Strukturen, die dieser Umsetzung nicht im Wege stehen. Damit soll ausgedrückt werden, dass sich unsere Rahmenbedingungen ständig ändern und Führungskräfte daher viel Zeit für die Anpassung von Rahmenbedingungen an die veränderten Umweltbedingungen benötigen. Strategische Neuausrichtung und operationale Führung sind gleichwertig und erfordern auch hier ein ständiges Prüfen der Rahmenbedingungen und den damit einhergehenden Abgleich mit der Wirklichkeit. Das bedeutet auch, dass Pflegeheime schneller, wendiger, kurz: agiler werden müssen, um die Herausforderungen der Zukunft angemessen bewältigen zu können. Neben der hohen Geschwindigkeit, in der Veränderungen passieren, erhöht sich auch die Komplexität der Aufgaben. Damit wird die Planbarkeit und Vorhersehbarkeit reduziert. Eine hohe Reaktions- und Adaptionsfähigkeit sind also Eigenschaften, die jede Führungskraft mitbringen sollte, wenn diese den Anforderungen der Zukunft gewachsen sein will.

Nichtmedikamentöse Therapieformen im Rahmen eines BPSD erfordern „Agilität", ein rasches Reagieren auf veränderte Umweltbedingungen. Dies wiederum schafft jenen Rahmen, der es MitarbeiterInnen ermöglicht rasch und vernetzt große Probleme einer Lösung zuzuführen. Diese Agilität brauchen MitarbeiterInnen, wenn sie rasch reagieren und ganzheitlich denken und handeln sollen, was bei MIBUK eine Grundvoraussetzung darstellt. Wenn Agilität keine Fähigkeit des Unternehmens ist, wird es die Herausforderungen der Zukunft nicht in der notwendigen Ganzheit schaffen können. Zusätzlich hat die Komplexität unseres Handlungsfelds deutlich zugenommen. Eine Vereinfachung ist daher kaum mehr möglich. Damit werden auch unsere Strategien zur Bewältigung der Herausforderungen durchaus komplexer. Entsprechende Managementstrategien und neue Führungsmethoden sollen umgesetzt werden (Summerer und Maisberger 2018, S. 46). Mit MIBUK für ManagerInnen werden wir jene Strategien erarbeiten, die diesen Wandel nachhaltig einleiten könnten.

4.2 Begriffsdefinitionen

In diesem Kapitel werden nun einerseits die Begrifflichkeiten zum Thema Management und Führungsmethoden näher definiert. Außerdem werden die Begrifflichkeiten von MIBUK in und aus der Perspektive des Managements beleuchtet. Hierzu müssen die Begriffe aus dem Paradigma des Managements definiert und erklärt werden.

4.2.1 Soziale Systeme

Der Zusammenhang zwischen Organisationen und Systemen ist ein wesentlicher und wichtiger. Eine Organisation, z. B. auch der Staat, kann so als soziales System angesehen werden. Das soziale System und seine Subsysteme handeln selbstständig und unabhängig voneinander. Organisationen und die darin enthaltenen Subsysteme agieren also eigenständig und haben Verbindungen zu ihren anderen Subsystemen. Dies ist wichtig, wenn es darum geht, zu verstehen, wie ein Wandel in Organisationen möglich gemacht werden kann, nämlich nur dann, wenn das System von innen heraus beschließt, einen Wandel als notwendig zu betrachten (Farzin und Jordan 2015, S. 284–285).

4.2.2 Soziale Organisationen

Gerade im Zusammenhang mit dem Wandel der Organisationen, die für Pflege und Betreuung von Menschen mit Demenz und der möglichen Entwicklung eines BPSD zuständig sind, ist der Begriff der sozialen Organisation von besonderer Bedeutung. Insofern, da diese sozialen Organisationen ein Umfeld schaffen sollten, welches es ermöglicht, umfangreich nichtmedikamentöse Therapieformen anzuwenden. Unter dem Begriff des Milieus werden wir uns hier besonders der sozialen Organisation annehmen, da diese die Unternehmenskultur, also die Art und Weise, wie Pflege und Betreuung gelebt wird, deutlich mitbestimmt. Im Sinne der Systemtheorie wird das System Organisation die soziale Organisation enorm beeinflussen. Dies ist eine zentrale Annahme in unserem Managementkonzept. Erst durch den Wandel im Unternehmen selbst kann das Umfeld geschaffen werden, nichtmedikamentöse Therapieformen anzuwenden. So definiert Vester soziale Organisationen wie folgt: „Soziale Organisationen bezeichnet also die objektive Tatsache der vielfältigen zwischenmenschlichen Prozesse sowie das mehr oder weniger geordnete und stabile Ergebnis eben dieses Prozesses" (Vester 2009, S. 28). Eine soziale Organisation beschreibt die Interaktion, die zwischenmenschlichen Prozesse. Dies wiederum ist gerade im Rahmen der nichtmedikamentösen Therapieformen ein großes Thema, sei es in der Milieugestaltung oder der Gestaltung unserer Interaktion. Wir können daher festhalten, dass soziale Organisationen ihre Interaktionen definieren, um diesen Prozess aktiv zu gestalten. Damit hat die Organisation auch eine Verantwortung in Bezug auf die Kommunikationsprozesse hin zu den Menschen, welche an einem BPSD leiden. Das schafft bereits die Verpflichtung, sich als Organisation um ein gemeinsames Verständnis von Pflege im entsprechenden Setting zu bemühen. Die Organisation gestaltet aktiv diese Prozesse in dem sie ihre tiefere Zweckbestimmung formuliert, sei es im Leitbild oder in den einzelnen Prozessen und Qualitätsmanagementsystemen, auch dort sollte sich die Ausrichtung des sozialen Systems verdeutlichen.

4.2.3 Struktur

Der Begriff der Struktur beschreibt die Rahmenbedingungen, in deren Kontext etwas organisiert ist. Sie bildet einen stabilen Rahmen, der etwas Dauerhaftes darstellt. Struktur gibt einer Organisation dauerhaft Form. Struktur in Organisationen bedeutet daher auch, dass die prozesshaften Geschehnisse über die Struktur reguliert werden. Auf diese Weise bekommt Struktur eine Form und eine Bedeutung.

Struktur gibt also Form und sorgt dafür, dass bestimmte Aufgaben mit bestimmten Ressourcen erledigt werden können. Die Strukturen sind bezogen auf nicht-medikamentöse Therapieformen von großer Bedeutung. Sie ermöglichen bestimmte Handlungen evidenzbasiert durchzuführen, also in einer bestimmten Form die Leistung zu erbringen. Wird diese Form nicht an geänderte Umweltbedingungen angepasst oder fehlen wichtige strukturelle Rahmenbedingungen oder sind diese vielleicht sogar diametral entgegengesetzt, führt dies unweigerlich zu Problemen im Rahmen der Leistungs-erbringung. So gut Strukturen Formen geben können, müssen diese wiederum auch an veränderte Umweltbedingungen angepasst werden. Dies wird als „geplanter Wandel" bezeichnet. Senge schreibt hierzu treffend: „Strukturen die uns nicht bewusst sind, halten uns gefangen" (2011, S. 113). Das bewusste Wahrnehmen von Strukturen ermöglicht es uns das viel zu enge Korsett auszuziehen.

4.2.4 Agilität

Wenn wir ernsthaft im Sinne eines geplanten Wandels das Unternehmen „stationäre Langzeitpflege" verändern möchten, sodass nichtmedikamentöse Therapieformen im Sinne von MIBUK nachhaltig umgesetzt werden können, wird das Unternehmen deut-lich agiler werden müssen. Summerer beschreibt Agilität als eine Haltung, eine Unter-nehmenskultur, die diese Werte tagtäglich lebt. Agilität definiert eine bestimmte Herangehensweise für die bestimmte Werkzeuge zur Verfügung stehen müssen. Diese Werkzeuge sollen die Fähigkeit der Selbstorganisation bis hin zur kleinsten Zelle fördern. Ein agiles Führungskonzept stärkt die Kundenzufriedenheit, verbessert die Produktionsqualität und -quantität als auch die Mitarbeiterzufriedenheit. Summer, ein Verfechter eines agilen Führungsstils, geht sogar soweit, zu behaupten, dass das Unternehmen durch ein agiles Führen deutlich an Attraktivität vor allem für jüngere MitarbeiterInnen gewinnt (Summer und Maisberger 2018, S. 8).

Agilität bedeutet also in unserem Fall ein Wandel im Unternehmen, dem Führungs-kräfte entsprechend umsichtig und flexibel begegnen sollten. Die Komplexität der Welt erfordert auch von Führungskräften ein komplexes und rasches Umdenken, um diesem Wandel nachhaltig begegnen zu können. Der Begriff eines agilen Führungsstiles soll diese Flexibilität, den raschen Wandel im Unternehmen und den daraus abgeleiteten flexiblen, wandelbaren Führungsstil beschreiben. Agilität bedeutet sowohl hohe Eigen-verantwortung als auch, dass Teams quer durch alle hierarchischen Ebenen miteinander agieren und sich abstimmen, mit dem Ziel, die Kundenzufriedenheit stetig zu verbessern. Die Pflege im stationären Langzeitbereich steht vor großen Herausforderungen, dazu zählt eine evidenzbasierte Pflege und Betreuung von Menschen die an Demenz erkrankt sind. Wenn wir das MIBUK Pflegekonzept näher betrachten, wird deutlich, dass ein agiler Führungsstil eine wichtige Vorraussetzung und damit Rahmenbedingung für eine bessere Lebensqualität von Menschen am Ende Ihres Lebens ist.

4.2.5   Agiler Führungsstil

Agile Führung heißt, das Prinzip der Selbstorganisation in Teams voranzutreiben, sodass Teams in der Lage sind, ihre täglichen Problempunkte selbstständig zu lösen und noch einen Schritt weiterzugehen, nämlich sich mit den wachsenden Unternehmenszielen stetig mitzuentwickeln. Ja, diese Ziele aktiv mitzugestalten. Führungskräfte sind hierbei die Coaches, die diesen Prozess am Laufen halten und die MitarbeiterInnen unterstützen, ihre Ziele zu erreichen (Summer und Maisberger 2018, S. 18).

Im Zusammenhang mit der Umsetzung der nichtmedikamentösen Therapieformen bei Demenz und BPSD wird der Führungsstil eben diese Agilität benötigen. Denn erst wenn es gelingt, die Wertvorstellungen innerhalb des Unternehmens entsprechend den Anforderungen an eine nichtmedikamentöse Therapie anzupassen, können die Weichen für die Umsetzung der in MIBUK beschriebenen nichtmedikamentösen Therapieformen gestellt werden. Ein agiler Führungsstil ist daher wichtige Grundvoraussetzung.

4.2.6   Objectives and Key Results

In Anbetracht eines agilen Führungsstils sind auch die notwendigen Führungstools innerhalb eines Unternehmens zu etablieren. Eine wesentliche Voraussetzung, um agil führen zu können, ist daher die Bereitschaft, die MitarbeiterInnen selbst Lösungen für Probleme erarbeiten zu lassen. Um dieses Führungskonzept umzusetzen, braucht es wiederum Instrumente, die den MitarbeiterInnen diesen Freiraum gewähren. Objectives and Key Results (OKR) ist eine Methode, die einen agilen Führungsstil unterstützt und fördert. Wenn wir, davon ausgehen, dass wir die BewohnerInnen ein hohes Maß an Individualität und Selbstbestimmung ermöglichen wollen, müssen Führungskräfte diese Eigenverantwortung als Haltung bei ihren MitarbeiterInnen nicht nur einfordern, sondern vielmehr aktiv gestalten. Objectives and Key Results können aus diesem Kontext wie folgt definiert werden: „Objectives erklären uns das WAS, also das, was es zu erreichen gilt. Objectives sind nun die Konkretheit, die Umsetzungsstrategie mit entsprechenden Meilensteinen, die uns den Weg zeigen sollen" (Doerr 2018, S. 22).

Im Sinne einer Ausrichtung des „Unternehmens Pflegeheim" brauchen wir natürlich Zielsetzungen, die es gilt, gemeinsam zu erarbeiten. Diese Managementziele dienen den einzelnen Bereichen dazu, ihre Ziele darauf abzustimmen und mit den unterschiedlichen Ebenen zu vergleichen. Wenn es notwendig ist, werden Andere miteinbezogen um die eigenen Ziele besser erreichen zu können. Die Ziele sind von der Führungsspitze bis hin zu den untersten Führungsebenen transparent, jeder kann einsehen an was der andere gerade arbeitet. Das schafft eine Offenheit, fördert das Denken in Systemen und schafft starre unflexible Strukuren rasch ab. Wir wollen nun den Begriff statt des der Key Results näher definieren, denn zum Objective (Ziel) gehören die unmittelbaren Schlüsselergebnisse untrennbar dazu. Key Results, also die Schlüsselergebnisse, drücken das Ziel in messbaren Größen aus, so dass automatisch die Objectives durch die MitarbeiterInnen selbst überwacht werden. An ihnen können wir letztendlich unsere Objectives messen (Doerr 2018, S. 86–87). Wenn wir einen geplanten Wandel im Unternehmen forcieren wollen, werden wir sowohl einen agilen Führungsstil als auch OKR als wichtige Instrumente in der Implementierung nichtmedikamentöser Therapieformen benötigen. Das ist dann der Nährboden, den wir für eine erfolgreiche Umsetzung von nichtmedikamentösen Therapieformen benötigen.Die Evaluierung des Wandels, des Prozesses erfolgt auch über OKR.

4.3   Methodik

In der Methodik zu diesem Teil des Buchs bedienen wir uns wiederum der fünf MIBUK-Kompetenzen und führen diese in den Kontext der Organisationsentwicklung über. So dienen die fünf Kompetenzen nun als Grundlage für eine umfassende Organisationsanalyse, anhand welcher wir feststellen, welche Mechanismen eine Implementierung der nichtmedikamentösen Therapieformen unterstützen und welche diese hemmen. Dabei betrachten wir das System Langzeitpflege als System mit seinen Subsystemen, die wir in die fünf MIBUK-Kompetenzen integriert haben. Die theoriegeleitete Analyse dient uns dann als Grundlage, den notwendigen Veränderungsbedarf im Sinne eines geplanten Wandels zu beschreiben. Ich werde versuchen, Ihnen Managementmethoden aufzuzeigen, die den notwendigen Strukturwandel unterstützen und so Pflegeheime für zukünftige Aufgaben fit machen. Die Erkenntnisse aus der Organisationsdiagnose werden dann theoriegeleitet analysiert, um dann die notwendigen Veränderungen zu beschreiben. Für die Diagnosenerstellung und Analyse werden öffentlich zugängliche Unterlagen wie Gesetze, Vergleiche innerhalb der Bundesländer, aber auch Berichte von der Volksanwaltschaft, Studien und weitere relevante evidenzbasierte Fakten eingearbeitet. Um so die Hypothese, dass in den derzeitigen Strukturen nichtmedikamentöse Therapieformen kaum umzusetzen sind, wahrzunehmen, zu akzeptieren, um dann rasch entgegensteuern zu können.

Die Abbildung soll meine Ausführungen noch verdeutlichen und hier einige Aspekte der fünf MIBUK-Systeme darstellen (Abb 4.1).

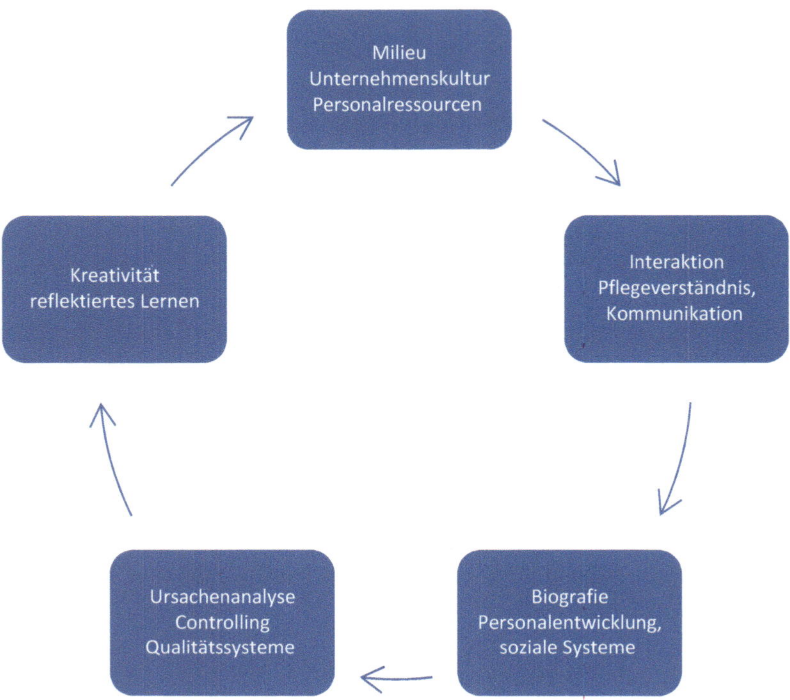

Abb. 4.1 Die fünf MIBUK-Kompetenzen im Kontext eines Organisationsentwicklungsprozesses. (Aus: Moik 2019)

Wollen wir nun noch genauer auf die fünf MIBUK-Kompetenzen bezogen auf die unterschiedlichen Systeme einer Organisation eingehen.

Jede MIBUK-Kompetenz kann als System mit Subsystemen dargestellt werden. Alle fünf Kompetenzen ergeben ein größeres Ganzes. Aufeinander abgestimmt können die Kompetenzen den notwendigen Wandel des Systems Langzeitpflege ermöglichen. Dieser systemische Ansatz unterstützt die Organisation jene Bedingungen herzustellen, welche zur Durchführung von nichtmedikamentösen Therapieformen notwendig wären. Wir müssen also an vielen Rädchen drehen, um den notwendigen Wandel einzuleiten, damit last but not least eine Organisationskultur entwickelt werden kann, die eine höhere Berufszufriedenheit als auch verbesserte Arbeitsbedingungen fördert, um so den Kunden und dessen Bedürfnisse in den Mittelpunkt unseres Handelns zu stellen.

Beginnen wir also damit, die fünf Disziplinen und ihre Subsysteme aus der Perspektive der Organisationsentwicklung anzusehen. Zum leichteren Verständnis werden die Systeme tabellarisch aufgelistet (Abb. 4.2).

4.4 Zielsetzung

- Aufzeigen des notwendigen strukturellen Veränderungsbedarf bezogen auf nichtmedikamentöse Therapieformen bei BPSD im Sinne eines geplanten Wandels
- Ermöglichen von Pflege- und Betreuungsqualität für die BewohnerInnen unter den Aspekten einer hohen Autonomie, Eigenverantwortung und Selbstbestimmtheit, um so deren Lebensqualität in Langzeitpflegeeinrichtungen deutlich zu verbessern
- Erhöhen der Berufszufriedenheit und Vorantreiben der Berufsattraktivität

Milieu	Interaktion	Biografie	Untersuchung	Kreativität
Unternehmenskultur, Unternehmenspolitik (Werthaltungen, Zweckbestimmung, Normen, Betriebsklima) Hierarchischer Aufbau Personelle Ausstattung Bauliche Gegebenheiten	Pflegeverständnis Kommunikation – Informationswege, Teamstruktur versus Teamentwicklung	Personalpolitik Unternehmenskultur versus Pflegeverständnis Soziale Leistungen versus MitarbeiterInnenzufriedenheit	Berichtswesen: Controlling Qualitätssysteme Führungsstil	Individualität Reflektiertes Lernen

Abb. 4.2 Darstellung der MIBUK-Systeme und deren Subsysteme. (Aus: Moik 2019)

Literatur

Bundesministerium für Arbeit Soziales, Gesundheits- und Konsumentenschutz, (2019) Demenzstrategie Gut leben mit Demenz

Doerr J (2018) OKR & Key Results: Wie sie Ziele, auf die es wirklich ankommt, entwickeln, messen und umsetzen. Verlag Franz Vahlen GmbH

Farzin S, Jordan S (2015) Lexikon der Soziologie und Sozialtheorie, Verlag Philipp Reclam jun. GmbH § Co KG Stuttgart

Kräuter G et al (2016) Bericht der Volksanwaltschaft an den Nationalrat und den Bundesrat, Präventive Menschenrechtskontrolle

Summerer A, Maisberger P (2018) Teamwork agil gestalten, Das Mitmachbuch, Carl Hauser Verlag München

Sutter R et al (2015) Evidenzbasierte Musiktherapie bei Behavioral and Psychological Symptoms of Dementia (BPSD), 1. Aufl. Elservier GmbH, München

Vester H-G (2009) Kompendium der Soziologie I: Grundbegriffe, Lehrbuch, 1. Aufl. VS Verlag für Sozialwissenschaften

Organisationsanalyse 5

Inhaltsverzeichnis

© Springer-Verlag GmbH Deutschland, ein Teil von Springer Nature 2020   103
C. Moik, *Nichtmedikamentöse Therapie von herausforderndem Verhalten bei Demenz*,
https://doi.org/10.1007/978-3-662-60647-6_5

Im nun folgenden Kapitel fünf werden wir uns jenen Problemfeldern widmen, welche einem geplanten Wandel hin zu nichtmedikamentösen Therapieformen im Wege stehen könnten. In der Organisationsdiagnose werden wir uns nun allen Subsystemen der bereits definierten fünf MIBUK-Kompetenzen und den damit in Zusammenhang stehenden Problemfeldern widmen. Danach werden sie theoriegeleitet analysiert, um daraus den notwendigen Veränderungsbedarf bezogen auf die nichtmedikamentösen Therapieformen abzuleiten.

Den Organisationsanalyseprozess starten wir mit den neu zu definierenden Begriffen aus MIBUK, die wir ja hier in einem anderen Kontext erleben und wahrnehmen dürfen.

5.1   M-Milieu

Definition Milieu – Sinusmilieu

Ehe wir daran gehen, unsere Organisationsdiagnose durchzuführen wollen wir uns noch ein paar Begrifflichkeiten zum System „Milieu" genauer ansehen. Schon aus dem ersten Teil des Buches ist uns der Name Sinusmilieu bekannt. In Bezug zur Organisation ist der Begriff des Sinusmilieus in Österreich erst seit dem Jahr 2000 etabliert. Sinusmilieus versuchen bestimmte Eigenschaften, welche sich aus dem Lebensstil, Verhalten, Lebensphilosophie, Identität, Weltsicht u.v.m. ergeben, darzustellen. Ähnliche Wertvorstellungen zeichnen bestimmte Gemeinschaften, bestimmte Gruppen aus. Diese Differenzierung hin zu kleinen Milieus, den Sinusmilieus, ermöglichen sehr genaue Aussagen bezüglich des Verhaltens von kleinen Gruppen. Sinusmilieus können ein sehr exaktes Bild unterschiedlicher Milieus erzeugen. Außerdem sind diese Sinusmilieus extrem flexibel, wodurch sie sich auch rasch verändern und neue Themen annehmen können. Damit können Trends, Entwicklungen, Kaufverhalten usw. rasch aufgezeigt werden. Sinusmilieus bilden so auch unseren Zeitgeist und dessen Veränderungen sehr genau und rasch ab (Barth et al. 2018, S. 10–13).

Der Begriff des Milieus bzw. Sinusmilieus in Bezug zu unserem Organisationsentwicklungsprozess in stationären Langzeiteinrichtungen ermöglicht es uns, die kleinen Einheiten als Sinusmilieu wahrzunehmen. Diese kleinen Gemeinschaften haben ähnliche Themen, auch gleiche Werthaltungen, allen ist gemein, dass sie erst seit eher kurzer Zeit Teil dieser Gemeinschaft sind und in der Regel durch chronische Krankheiten gekennzeichnet sind und eine große Zahl bereits an Demenz erkrankt ist. Damit fällt das „Gleichgesinnt-Sein" durchaus schwerer, Werthaltungen können vielleicht nicht mehr so deutlich dargestellt werden. Die bewusste und selbstständige Organisation des Milieus fällt vielleicht schwerer. Damit braucht es Menschen, die sich dieser Aufgabe annehmen und sozusagen bei der Entstehung eines Sinusmilieus, das für diese Gruppe passt, unterstützend wirkt. Wir wissen bereits, dass Menschen, die an Demenz erkrankt sind, ein Umfeld benötigen, welches familienähnliche Strukturen möglich macht und das Gefühl eines Zuhauses vermittelt. Damit stehen wir vor der großen organisatorischen Aufgabe, ein Milieu zu gestalten, welches die vielen und individuellen Bedürfnisse berücksichtigt, etwa persönliche Tagesstrukturen, die an zu Hause erinnern, zum Beispiel der Tagesablauf, der sich nach dem Rhythmus des Einzelnen richtet, oder dass eine Umgebung geschaffen wird, in der man sich leicht zurechtfinden kann und sich nicht verloren fühlt. All dies ist Teil des Organisationskonzeptes einer stationären Langzeiteinrichtung, die es gilt, zu planen und gemeinsam mit den MitarbeiterInnen ins Leben zu rufen. Diese gestalterischen Möglichkeiten haben enorme Auswirkungen auf den Tagesablauf einer stationären Langzeiteinrichtung. Es ist unbestritten, dass hierzu eine enorme Flexibilität vom Unternehmen gefordert ist. Je größer die Organisation, desto rascher fallen Individualitäten den funktionalen Abläufen zum Opfer. Die Organisationen müssen daher danach trachten, sich ihrer unterschiedlichen Sinusmilieus bewusst zu werden, die Bedürfnisse genau zu kennen und anhand dieser Tatsache das Unternehmen, bezogen auf dessen Kundenbedürfnisse, neu auszurichten. So gesehen sind unsere Erkenntnisse zu den nichtmedikamentösen Therapieformen, bezogen auf unser Sinusmilieu von Menschen, die an einem BPSD leiden, klar. Es gilt, diese Erkenntnisse in den Arbeitsalltag einzubauen.

Zusammenfassend sei hier also festgehalten, dass es durchaus zu den strategischen Aufgaben der Organisation zählt, das Milieu aktiv zu gestalten. Hierzu sind MitarbeiterInnen einzubinden, gleichzeitig müssen die Bedürfnisse der Bewohnerinnen bekannt sein, regelmäßig hinterfragt und so das Unternehmen bezogen auf das Sinusmilieu neu ausgerichtet werden. Strukturelle Rahmenbedingungen erfordern daher eine hohe Flexibilität wenn es darum geht Arbeitsabläufe und Prozesse in diese Richtung zu organisieren, damit ein hohes Maß an Flexibilität und Individualität den Pflegeheimalltag prägen kann. Das bedeutet auch das Pflegesystem sehr genau zu betrachten, denn ein Sinusmilieu würde Kleingruppen voraussetzen, die sich auf die BewohnerInnen aber natürlich auch auf das Pflegeteam beziehen müssen. Kleine Pflegeteams und eine kleine Bewohnergruppe schaffen rasch Vertrauen, Individualität kann hier einfacher gelebt werden. Ein familiäres Milieu kann so leichter entstehen.

5.1.1 Organisationskultur

Die Organisationskultur als Subsystem des Milieus beschreibt die Werthaltungen des Unternehmens, dessen Identität. Die Organisationskultur beschreibt auch den Grad der Verknüpfung der Werte der Organisation mit denen ihrer Kunden und Kundinnen. Im Sinne der Milieugestaltung, bezogen auf die nichtmedikamentösen Therapieformen, hat dies enorme Bedeutung, sofern es der Organisation gelingen mag, das notwendige Pflegeverständnis hin zu einem verstehenden Pflegeprozess zu entwickeln. Hierzu muss eine Organisation höchste Autonomie sicherstellen, die Selbstständigkeit erhalten sowie die Lebensqualität der BewohnerInnen, die an einem BPSD leiden, verbessern. Diese Werte sind der Schlüssel für die notwendigen Veränderungen an den Strukturen und werden so in der Organisationskultur manifestiert.

Wenn wir die Diskussion in diversen Fachvorträgen und Fachveranstaltungen beobachten, erleben wir zurzeit oft sehr emotional geführte Diskussionen. Verstärkt und angeheizt durch Wahlen und Wahlversprechen, bestärkten diese die Pflege in der Erwartungshaltung, dass der seit Jahren festgestellte Stillstand endlich eine grundlegende Veränderung erfahren muss. Wenn man sich die Personalschlüssel der einzelnen Bundesländer und deren Berechnungsgrundlagen näher betrachtet, wird deutlich, dass wir veraltete Strukturen vorfinden und die personelle Situation seit Jahren den eigentlichen Anforderungen nicht entspricht. Jetzt gibt es durchaus Unterschiede in den Bundesländern, weil die Organisation von stationären Langzeiteinrichtungen in den Händen der Länder liegt und von diesen verwaltet wird. Dies ist in der jeweiligen Heimverordnung des Bundeslands geregelt. Die Unterschiede sind durchaus sehenswert und können selbstverständlich von jedem in den Heimverordnungen nachgelesen werden. Abgesehen davon suchte ich in den Heimverordnungen nach Hinweisen zu der Wertehaltung in den einzelnen Bundesländern. Mit dem Ziel Aspekte aus der Unternehmenskultur herauszulesen, die dann Rückschlüsse zu den Wertvorstellungen geben könnten. Auch hier waren viele sehr allgemeine Aussagen nachzulesen, aber ein deutliches Bekenntnis hin zu Werten, welche dann entsprechende Strategien nach sich ziehen, die es gilt, umzusetzen, konnte ich dabei wenig finden (Heimverordnungen der neun Bundesländer). Grundsätzlich müssen wir uns unter dem Aspekt des Begriffs der Organisationskultur schon auch die Frage stellen, inwieweit die Identität der Organisation mit der Identität der Kundenbedürfnisse kohärent ist. Diese Frage ist nicht einfach zu beantworten, weil Kundenbefragungen zu unseren Bewohnern und Bewohnerinnen nicht so einfach durchgeführt werden können. Dazu müssten wir uns vielleicht Fragen stellen wie: Wie hoch ist der Anteil an Psychopharmaka, im Besonderen der Neuroleptika bei BPSD? Welche nichtmedikamentösen Therapieformen werden angeboten und sind diese auch richtig eingesetzt? Was wissen die MitarbeiterInnen über nichtmedikamentöse Therapieformen? Können wir diese mit unseren derzeitigen Ressourcen überhaupt ermöglichen? Inwieweit sind wir so flexibel, dass wir Arbeitsabläufe entsprechend umstellen, zum Beispiel einen weitaus höheren Anteil an MitarbeiterInnen am Abend und in der Nacht vorhalten?

Wer die öffentliche Diskussion der letzten Monate verfolgt hat, wird mir zustimmen, dass das subjektive Empfinden der Pflege weit weg ist von einer ganzheitlichen Sicht der Pflege. Dieses Empfinden trägt dann zu noch mehr Frustration bei, weil die Dinge, wie es aussieht, nicht zu ändern sind. Organisationskultur – Bedürfnisse der Kunden – Mitarbeiterbedürfnisse führen eigentlich auseinander und nicht zusammen.

Die Diskussion wird in der Regel über wirtschaftliche Belange geführt, ohne sich ausführlich mit der Frage der tieferen Zweckbestimmung der Organisation auseinandergesetzt zu haben. Die uneinheitliche Vorgehensweise, die unterschiedlichen Auslegungen der Aufgaben in stationären Langzeiteinrichtungen gepaart mit schwammigen Aussagen zum Thema Qualität lassen viel Spielraum für Interpretationen in die eine oder andere Richtung. Aber genau das ist der eigentliche Problempunkt in der Unternehmenskultur. Denn dieses Offenhalten in alle Richtungen, sich nicht zu etwas zu bekennen, erzeugt ein Sich-irgendwie-dahinmogeln, ein Arbeiten am tieferen Zweck vorbei. Qualität ist etwas das belegt werden kann, schwammige Formulierungen lassen diese weder überprüfen noch Aussagen dahingehend treffen, ob die Bedürnfisse der Kunden überhaupt erreicht werden. Dieses Offenbleiben in jegliche Richtungen führt zu unklaren Aufgabengebieten, unklaren Kompetenzen und letztendlich zu unterschiedlicher Qualität. Unternehmeskultur wird so fast nebenbei erzeugt, keiner weiß so recht wie es dazu kam, dass wir nun an diesem Punkt stehen. Vielleicht weil wir es ja immer schon so machten. Entschieden wird nach den vorhandenen finanziellen Mitteln, alles andere ist ein Nebenprodukt. Dass dies Auswirkungen auf die Unternehmeskultur hat, erklärt sich daraus einfach. Denn wenn ich den Fokus nur auf den Finanzen habe, aber nicht weiß, ob das was ich hier erzeuge auch nur annähernd das ist, was der Kunde möchte, ist die Unternehmenskultur verdeutlicht. Nicht die Bedürnfisse der Kunden bestimmen den tieferen Zweck des Unternehmens, sondern die Finanzen bestimmen was wir tun. Diese gefährliche Umkehr klammert wesentliche Bereiche des Unternehmes aus. Ein Ungleichgewicht in der Qualität der Leistungen entsteht. Ein einheitliches Verständnis von Pflege, Betreuung und Therapie bei Menschen, die an einem BPSD leiden, wäre eine wichtige Voraussetzung. Eine Gesamtstrategie, bezogen auf nichtmedikamentösen Therapieformen, ist leider nicht vorhanden, ein gemeinsames Vorgehen bundesweit in weiter Ferne. Zwar wurde die Demenzstrategie „Gut leben mit Demenz" im Jahr 2019 überarbeitet und bietet durchaus sinnstiftende und erstrebenswerte Ansätze für eine adäquate Pflege, Betreuung und Therapie. Diese hat aber leider keinen verpflichtenden Charakter und wird daher ohne die Auseinandersetzung um das Ziel und den Zweck von stationären Langzeiteinrichtungen auch nicht durchführbar sein (Bundesministerium für Arbeit, Soziales, Gesundheit und Konsumentenschutz, 2019). Solange das klare Bekenntnis zu Werten wie hohe Autonomie, Erhöhung der Selbstständigkeit und die deutliche Orientierung an den Kundenbedürfnissen von seiten des General Managements (Bundesregierung und Länder) fehlt, bleibt wenig Raum für eine umfassende und ganzheitliche nichtmedikamentöse Therapie von BPSD. *So schreibt Kräuter im Bericht an den Nationalrat: „Flächendeckende Daten als Grundlage für angemessene Interventionen im Rahmen der Organisationsentwicklung sind nicht vorhanden. Auch fehlen arbeits- und pflegewissenschaftliche Bewertungen der aktuellen Anforderungen an Pflege- und Betreuungsberufe"* (Kräuter et al 2018, S. 25). Derzeit steht in vielen Bundesländern die finanzielle Dimension im Vordergrund. Das mag durchaus verständlich sein, ist aber der stetige Blick in die Vergangenheit. Die Zukunft sieht bedeutend anders aus. Leider stehen nicht die Bedürfnisse unserer Zielgruppe im Vordergrund, sondern die finanziellen Möglichkeiten, welche dann auch den engen Rahmen bilden, mit all seinen uns bekannten Auswirkungen. Diese Feststellung bestätigt die Volksanwaltschaft, wenn sie in ihrem Bericht an den Nationalrat Folgendes schreibt:

> „Wie schon in den Vorjahren mussten die Kommissionen in einigen Pflegeheimen ein hohes Maß an struktureller Gewalt feststellen. Eine (stundenweise) Betreuung von Personen mit dementieller Umkehr des Tag- und Nachtrhythmus während der späteren Abendstunden

wurde von den Einrichtungen gegenüber dem NPM überwiegend als nicht umsetzbar bzw. als zu personalintensiv erachtet" (Kräuter et al 2018, S. 28).

„Wie schon in den Vorjahren" beschreibt bereits die Wiederholung, das Hinnehmen der Situationen. Das bereits Bekannte wird zur Wiederholung, trotzdem kam es bis heute zu keiner gravierenden Veränderung. So zeigt sich ein einerseits sehr unterschiedliches Bild in Österreich und andererseits fördert das Denken in Zahlen aus der Vergangenheit auch ein defizitäres Denken, einen Mangel an Individualität und eine fehlenden Ausrichtung an den Kundenbedürfnissen. So können auch im Jahr 2018 eine Vielzahl an Problemfeldern quer durch das Land von der Volksanwaltschaft beschrieben werden. Die Berichte sprechen eine klare Sprache, können jedoch, wie es scheint, nichts an den Werthaltungen verändern. Die länderspezifischen Unterschiede erschweren eine gemeinsame Strategie des strukturierten Wandels. So bleiben Personalbedarfsberechnungen und Qualitätssicherung den Ländern überlassen und führen zu sehr unterschiedlichen Qualitätsniveaus in den Ländern (Kräuter et al 2018, S. 36–38). Nichtsdestotrotz wird immer wieder auch angemerkt, dass es eine Vielzahl an Pflegeheimen gibt, die eine angemessene Qualität ihrer Leistungen erbringen. Dies hängt aber immer auch vom Personalschlüssel des jeweiligen Bundeslandes ab.

Zusammenfassend kann hier festgehalten werden, dass die Organisationskultur deutlich von einem defizitären Denken geprägt ist. Der Fokus des Handelns ist auf die knappen finanziellen Mittel ausgerichtet. Andere wesentliche Themen wie Bedürfnisorientierung, Qualitässicherung und -entwicklung werden da rasch hintenangestellt. Diese Zahlen werden aus der Vergangenheit fortgeschrieben, ohne dabei andere wichtige Aspekte wie zukünftige Entwicklungen oder evidenzbasiertes Wissen zu berücksichtigen. Dies hat natürlich entsprechende Auswirkungen auf die Unternehmenskultur, in der Form, dass nichtmedikamentöse Therapieformen wohl kaum in der notwendigen Intensität umgesetzt werden. Die Werte und Normen der Organisationskultur sollten sich daher weitaus mehr von der tieferen Zweckbestimmung und den Kundenbedürfnissen leiten lassen. Eine gemeinsame Strategie beginnt mit der Entwicklung gemeinsamer Werte, auf denen wir unser Unternehmen aufbauen sollten. Dies würde ein bundesweites und einheitliches Vorgehen voraussetzen. Einheitliche Werthaltungen und Qualitätsstandards sorgen dann dafür, dass eine Unternehmenskultur, welche die Autonomie und Selbstständigkeit erhält, die Lebensqualität dieser kranken und leidenden Menschen deutlich verbessern kann. Kräuter findet auch hier sehr klare Worte im Bericht der Volksanwaltschaft an den National- und Bundesrat; er schreibt:

> „Die stationäre Pflege ist eine Wachstumsbranche, der die Fachkräfte ausgehen, wenn nicht in die Attraktivität des Berufsfeldes investiert wird. Wegen des regionalen Pflegekräftemangels ist es mitunter schwierig, zeitgerecht Personal(nach-)Besetzungen vorzunehmen, wurde dem NPM bundesweit geschildert" (Kräuter et al. 2018, S. 25).

Als Außenstehender kann man kaum verstehen, dass die zahlreichen durch die Volksanwaltschaft über Jahre gelieferten Berichte nicht mehr Veränderungswillen auslösen.

Will man hier Rückschlüsse zu Aspekten der Unternehmenskultur machen, bleibt schlichtweg festzuhalten, dass das General Management (Bund und Länder) keine Strategie entwickelt, um die notwendigen Reformen anzugehen.

5.1.2 Hierarchischer Aufbau

Die hierarchische Ordnung nimmt entscheidenden Einfluss auf das Milieu. In der Weise, dass die derzeit deutlich linear ausgerichteten Systeme ein lineares Denken forcieren. Lineares Denken bedeutet in einfachen Linien zu denken, ein Denken in alten Mustern, oft deutlich an der Vergangenheit orientiert. Zukunftsvisionen werden da kaum geschmiedet ja sogar abgelehnt. Im krassen Gegensatz hierzu steht systemisches also ganzheitliches Denken, welches sehr lösungsorientiert ist. Systemisches Denken bedeutet über den Tellerrand zu schauen, sich einzubringen und das größere Ganze wahrzunehmen. Lineares Denken erkennt in der Regel keine größeren Zusammenhänge, was natürlich unmittelbare Auswirkungen auf das Unternehmen hat. Vergleichen wir dies mit dem MIBUK Konzept, so wird deutlich, dass ein systemisches Denken und Handeln wichtige Voraussetzung ist das Konzept umzusetzen. Ein ganzheitliches Denken wäre notwendig, um Menschen, welche an Demenz erkrankt sind und ein BPSD entwickelt haben, im Sinne eines verstehenden Pflegeprozesses zu pflegen und zu betreuen. So wären hierzu ein Arbeiten im multiprofessionellen Team und Interdisziplinarität wichtige Grundlagen. Eine systemische und damit ganzheitliche Sicht würde bedeuten den Menschen in seiner Ganzheit wahrzunehmen. Dass dies in einem linearen System schwer möglich ist und zu Konflikten in allen Ebenen und auch hin zu den BewohnerInnen führen kann, liegt auf der Hand. Lineare Systeme haben den Blick in die Vergangenheit gerichtet, die Zukunft wird aus der Vergangenheit gestaltet. Die derzeitige Situation in vielen stationären Langzeiteinrichtungen und deren Problemfelder resultieren auch aus dieser hierarchischen Ordnung heraus. Systemisches Denken und Handeln fördert die Suche nach den Ursachen eines Problems und bietet Lösungen, die die höchste Hebelwirkung zeigen. Lineare Systeme sind hingegen häufig auf der Suche nach Schuldigen, was einem stetigen Verbesserungskonzept entgegenwirkt. Die flache hierarchische Ordnung kann ein Arbeiten in multiprofessionellen Teams fördern, lineare Systeme wirken da eher hemmend, weil der Blick stehts auf einen kleinen Teil gerichtet ist. Andere Sichtweisen können und werden hier nicht wahrgenommen. Dies lässt sich sehr häufig in fehlenden Kooperationen mit Schnittstellen feststellen. Aufgaben und Verantwortung sind streng geregelt. Über diese Grenzen zu gehen, in dem man sich zum Beispiel in Bereiche einmischt, die einen vermeintlich nichts angehen, wird häufig als Problem angesehen. Dieses Überspringen der hierarchischen Ebene schafft Probleme und ist auch nicht erwünscht. Kreativität kann nur gedeihen, wenn diese wachsen kann, wenn ein Umfeld geschaffen wird, das eine hohe Kooperationsfähigkeit fördert und den Austausch sowie unterschiedliche Sichtweisen als Bereicherung ansieht. Nicht selten wird in linearen Systemen Kreativität als Abweichung von der Norm verstanden und ist dann auch nicht erwünscht. Die hierarchische Ordnung nimmt großen Einfluss auf die Arbeit der Pflegenden. Je starrer dieses System ist, desto weniger kann Pflege ihre Aufgaben nach systemischen Werten leben. Pflege ist aber grundsätzlich ganzheitlich ausgerichtet, diese Ganzheitlichkeit sogar im GUKG verankert (GUKG§14 1–6). Dass dies ein hohes Konfliktpotential in sich birgt scheint aus dieser Argumentation vorprogrammiert. Die Auswirkungen erleben wir täglich in hoher Frustration der Berufsgruppe, einem Mangel an Pflegepersonal und damit einhergehend in fehlendem Nachwuchs. All dies verschärft letztendlich die Situation in den Pflegeheimen. Damit rücken die Führungskräfte und deren Führungsverständnis in den Fokus. Sind diese sehr linear ausgerichtet, verschärft sich die Situation zusehends. Wollen wir nun zum besseren Verständnis die hierarchische Ordnung anhand eines Organigramms zur österreichischen Situation in Pflegeheimen bildlich darstellen. (Abb. 5.1).

Bei Betrachtung des hierarchischen Aufbaus wird deutlich, dass es sich um eine lineare Organisationsform handelt. Diese lineare Organisationsform neigt dazu, Entscheidungen von oben nach unten zu treffen. Führungskräfte haben in der Regel die Aufgabe Vorgaben umzusetzen. Strategische Führung ist wenig gefragt, vielmehr erfolgt Führung in Form des Verwaltens. Der Informationsfluss von oben nach unten funktioniert rasch und gut. Der Informationsfluss von unten nach oben dahingehend sehr schlecht. Die oberste Führung ist abhängig von den Führungskräften und deren Darstellung der Wirklichkeit. Die Hierarchie gibt den Informationsfluss vor, MitarbeiterInnen halten sich an die hierarchische Ordnung. Das Übergehen einer Linie wird in der Regel als Verstoß angesehen und entsprechend ungern gesehen. Problempunkte können in dieser Organisationsform lange ungesehen bleiben, da der Weg des Problems zurück zur Führungsspitze lange dauern kann. Dies würde erklären, warum bereits seit Langem die Problemfelder in der Langzeitpflege bekannt sind, aber keine Änderungen eingeleitet wurden.

Die lineare Organisationsform fördert auch ein lineares Denken, was bedeutet, dass Veränderungen kaum in Zusammenhang mit anderen Systemen des Unternehmens gebracht werden. Jeder denkt seinen kleinen Teil, es fehlt oft an Verbindungen zu Anderen. Ein bewusstes Denken, also ein Denken das sozusagen die Auswirkungen des eigenen Handelns auf Andere einkalkuliert, ist nicht gegeben. Die lineare Organisationsform fördert außerdem ein besonderes Führungsverständnis. Führung wird nicht selten als Umsetzen diverser Anordnungen verstanden. Führung weiß, was gut ist und ist damit sehr oft in den Umsetzungsprozess involviert. Das erzeugt bei MitarbeiterInnen

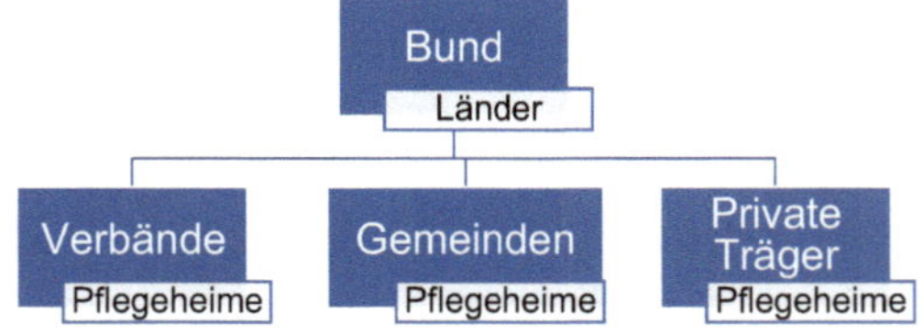

Abb. 5.1 Organigramm eines linear organisierten Systems. (Aus: Moik 2019)

ein Gefühl, nicht verantwortlich zu sein. Führung wird nicht selten als die Übernahme von Verantwortung gesehen, Kompetenzen sind dahingehend klein und auf Viele verteilt. Macht ist in diesem System durch Anordnungen gekennzeichnet und wird in Form von Anweisungen von oben nach unten delegiert. Dies fördert Unselbstständigkeit von MitarbeiterInnen. Umgekehrt löst dies bei MitarbeiterInnen oft ein geringeres Maß an Identifikation mit dem Unternehmen aus.

Ebenso werden Ursache und Wirkung, wie dies in einem systemischen Denken gezielt gefördert wird, eher vermieden. Dies wiederum fördert eine Mentalität, welche sich durch ein „Wir-können-eh-nichts-ändern" zeigt. Damit kann über einen langen Zeitraum ein System funktionieren, Veränderungen werden kaum oder selten rasch umgesetzt, tief greifender Wandel ist in diesen Systemen nicht gefragt. Damit kommen Erneuerung, Marktbeobachtung und ein rasches Reagieren auf veränderte Umweltbedingungen zu kurz. Wenn man sich nun das System Langzeitpflege ansieht, wird deutlich, dass Veränderungen kaum oder nur sehr träge umgesetzt werden. Tiefgreifende Reformen lassen seit Jahren auf sich warten. Der große Wurf bleibt aus, was wiederum einige Risiken in sich birgt, nämlich die Tatsache, zu spät auf veränderte Umweltbedingungen zu reagieren. Marktveränderungen zu spät wahrzunehmen und so zum Beispiel viel zu spät zu erkennen, dass sich die Kundenbedürfnisse deutlich verändert haben. Ebenso werden Strategien zur Mitarbeiterentwicklung und auch Mitarbeiterbindung zu spät oder gar nicht wahrgenommen. So fehlt es oft auch an Qualitätsbewusstsein und neuen Ideen als auch an Kreativität; diese Werte werden eher als störend erlebt (Senge 2011, S. 275).

Zusammenfassend kann festgehalten werden, dass die derzeitigen linearen Systeme einer nichtmedikamentösen Therapie bei BPSD entgegenwirken. Individuelles Eingehen auf Bedürfnisse sowie Arbeiten in multiprofessionellen Teams und interdisziplinär über hierarchische Ebenen hinweg sind hier nicht gefragt. Flache Hierarchien würden ein Denken in Systemen fördern, ebenso müssen hierzu Verantwortung und Kompetenz aufeinander exakt abgestimmt werden, sodass rasch auf veränderte Umweltbedingungen reagiert werden kann. Führung müsste Verantwortung abgeben und viel mehr als Coach fungieren, was in linearen Systemen rasch zu Problemen führen kann. Wenn dies nicht von der Führungsspitze mitgetragen wird, führt dies eingangs sicher zu Irritationen bei den MitarbeiterInnen.

Das lineare System schafft Abhängigkeiten, welche einem tiefgreifenden Wandel entgegenstehen und auch sehr konfliktreich anmuten. Für die Pflege und Betreuung von Menschen, welche an Demenz erkrankt sind und ein BPSD entwickelt haben, bedeutet dies, dass zum Beispiel die Fallarbeit, Kreativität und flache Hierarchien benötigt werden. Ebenso muss die Flexibilität aller im Unternehmen Beschäftigten verbessert werden; nur einen Teil zu verändern wird den notwendigen Wandel wieder rasch an die Grenzen des möglichen bringen. Bereichsübergreifendes Arbeiten ist ein weiterer wichtiger Punkt den es gilt zu forcieren, möchte man nichtmedikamentöse Therapieformen in die Umsetzung bringen.

Die häufig vorgefundene Trennung von Entscheidungs- und Verantwortungskompetenz führt letztendlich unter den Fachkräften zu Abhängigkeiten, die im 21.

Jahrhundert so nicht mehr gelebt werden sollten. Diese Abhängigkeiten geben den MitarbeiterInnen häufig das Gefühl, nichts entscheiden und auch nichts verändern zu können. Dies wiederum wirkt sich langfristig negativ auf deren Motivation aus. Letztendlich kann der Eindruck entstehen, dass fachliches Wissen nicht gefragt ist, einzig und allein finanzielle Nöte im Vordergrund stehen. Die hierarchische Ausrichtung deutlich abzuflachen, wäre ein wichtiger Schritt hin zu einem tief greifenden Wandel. Ebenso kann dadurch mehr Fachexpertise eingebracht werden, was evidenzbasiertes Arbeiten fördert. Systemische und damit ganzheitliche Führungskonzepte unterstützen eine hohe Leistungsbereitschaft, schaffen Raum für die Leistungsfähigkeit und erhöhen die Leistungsbereitschaft, da auch hier Selbstbestimmung, Autonomie und Teamentwicklung als wichtige Eckpfeiler im Rahmen der Mitarbeitermotivation gelten. Die Motivation der MitarbeiterInnen setzt sich nach Sprenger aus folgenden drei Themenbereichen zusammen:

- Leistungsbereitschaft
- Leistungsfähigkeit
- Leistungsmöglichkeit

Wenn wir also die Leistungsmöglichkeiten durch fehlende Strukturen einschränken, hat dies Auswirkungen auf die Leistungsfähigkeit, was wiederum die Leistungsbereitschaft einschränkt (Sprenger 2010, S. 175).

Die Auswirkungen eines linearen Systems gepaart mit einer linearen oder auch mehrlinigen Führung führt zu langen Entscheidungswegen. Rasche Veränderungen sind hier kaum zu erwarten. Kleine Häuser haben es hier leichter, da weniger Führungsebenen vorhanden sind, die Kommunikation nach oben kann hier meist noch direkt erfolgen. Dort wäre dann ein lineares System nicht so ausgeprägt, weil sehr viel über die persönliche Ebene funktioniert. Da kommt rasch mal wer ins Büro und tut seinen Ärger kund; der Weg zum Chef ist noch leichter möglich.

Kostenbewusstsein, Fachexpertise und evidenzbasiertes Wissen werden unter dem Deckmantel der Kostenentwicklung gesehen, was natürlich auch fatale Folgen auf ein evidenzbasiertes Arbeiten haben kann. Ein Entwicklungsstillstand ist dann vorprogrammiert. Die Entfaltung der eigenen Persönlichkeit, ein individuelles Eingehen auf den Einzelnen wird unter diesen Bedingungen schwer möglich und führt schließlich zur Frustration der Pflegekräfte (Bartholomeyczik et al. 2006, S. 21). Ein Führungsstil, der sich echten Werten verschrieben hat und diese gemeinsam mit dem Team in Form von Zielen umsetzt, wird den Veränderungsprozess rasch in Gang bringen. In linearen Systemen wird dies aber erst durch die Führungsspitze auszulösen sein. Das erfordert dann deutlich mehr Motivationsarbeit und „dran bleiben" als in Systemen, in denen die Veränderung von den MitarbeiterInnen initiiert und unter hoher Eigenverantwortung umgesetzt wird.

5.1.3   Personelle Ausstattung

Die personelle Ausstattung hat natürlich enormen Einfluss auf das Milieu, sprich das Sinusmilieu und damit auf die Pflege und Betreuung von Menschen, die an einem herausfordernden Verhalten leiden. Hoher Zeitdruck, fehlendes Wissen zu nichtmedikamentösen Therapieformen, aber auch hohe Fluktuation können so ein Milieu erzeugen, welches ein BPSD fördert. Ein individuelles Eingehen auf die Bedürfnisse der BewohnerInnen in der Weise, dass ausreichend Zeit für Gespräche, Beschäftigung und soziales Gestalten im Sinne von MIBUK ist, ist nicht möglich. Milieugestaltung hat aus diesem Grund auch sehr viel mit der personellen Ausstattung zu tun. Die strukturellen Rahmenbedingungen, bezogen auf die personelle Ausstattung, sind daher eine Grundvoraussetzung in der Pflege und Betreuung von Menschen, die an Demenz erkrankt sind und ein BPSD zeigen. Eine Aussage dahin gehend zu treffen, wie hoch der Personalbedarf sein soll, ist schwierig und es gibt diesbezüglich auch kaum Zahlen. Die derzeitigen Berechnungen des Personalbedarfes orientieren sich am Pflegegeld und die Berechnungen des Pflegebedarfes sind bundesländerspezifisch unterschiedlich geregelt. Auch hier gibt es keine bundesweite einheitliche Regelung. Die Berechnung der Personalschlüssel stammt in vielen Fällen aus Jahren, in denen völlig andere Bedingungen herrschten, und berücksichtigen den Wandel der Kunden und deren Bedürfnisse längst nicht mehr. Die Berechnungsmethoden sind sehr alt, teilweise aus den späten 1990er-Jahren. Die Berechnung anhand des Pflegegeldes spiegelt den eigentlichen Pflegeaufwand nicht wieder und lässt viele Leistungen offen. Damit sind es mehrere Themen, die dafür sprechen, dass die so oft zitierte Knappheit an personellen Ressourcen der Realität entspricht. Versuchen wir nun die Gründe für diese Personalknappheit zu beschreiben:

- Die derzeitigen Berechnungen berücksichtigen den tatsächlichen Pflegeaufwand nicht, wie zum Beispiel den Dokumentationsaufwand, ausführliche Erhebungsarbeiten, Zeit für die Fallarbeit, Zeit für Dienstbesprechungen. Zeit für Arztbesprechungen, Koordinationsaufgaben, Qualitätskontrollen, Einbindung von Angehörigen in den Pflege- und Betreuungsprozess, Milieugestaltung, Beschäftigungsprogramme.
- Das Pflegegeld selbst wurde seit Jahren nicht mehr angehoben und hat somit deutlich an Wert verloren.
- Die deutliche Verschlechterung der BewohnerInnen bezogen auf deren Pflegeaufwand bereits beim Einzug in die stationäre Einrichtung. Die deutliche Zunahme an Demenzerkrankungen und BPSD.
- Zahlreiche Gesetzesänderungen haben den Aufgabenbereich der Pflegekräfte deutlich erhöht, ohne den Personalschlüssel anzuheben.
- Die Berechnungen des Personals weichen bundesländerspezifisch ab, ein Vergleich ist schwer möglich.
- Die Berechnungsmethoden sind veraltet und spiegeln die Realität nicht wider.

Die Personalausstattung ist also in den neun Bundesländern unterschiedlich und es können hier auch keine einheitlichen Aussagen getroffen werden. Diverse Zurufe über mangelnde personelle Ausstattung können zwar oft fachlich argumentiert werden, es fehlt jedoch an einheitlichen Qualitätsstandards, an denen sich dies dann auch festmachen lassen würde. Wenn Sie ein Haus bauen, haben Sie Unmengen an Standards und Normen einzuhalten. Interessanterweise gibt es für die Pflege selbst und deren Umsetzung österreichweit in den stationären Langzeiteinrichtungen keine klar definierten Qualitätskriterien.

Diskussionen zum Thema Personalressourcen werden häufig einzig aus der Perspektive der ArbeitgeberInnen oder ArbeitnehmerInnen geführt. Selten wird die Kundenposition und deren Bedürfnisse in den Vordergrund gestellt. Ich denke, würden wir uns mehr an den Kundenbedürfnissen orientieren, könnten wir weitaus einfacher die Fakten darstellen, um die es eigentlich geht. Doch leider wird die Qualität der Leistungen kaum Messungen unterzogen, denn dann wären die Dinge sehr rasch verständlich. Das würde aber auch bedeuten, sich festzulegen, und festlegen bedeutet dann auch, die notwendigen Veränderungen also den tiefgreifenden Wandel einzuleiten.

Wenn das Unternehmen kundenorientiert ausgerichtet wäre, würde es wohl bezogen auf die Kundenzufriedenheit über ausreichende Parameter verfügen, um die Bedürfnisse der Kunden nicht nur wahrzunehmen, sondern diese kontinuierlich umzusetzen. Transparenz bezüglich der Qualität der Leistungen anhand evidenzbasierter Kriterien wäre die Grundlage auf der ein Personalschlüssel zu entwickeln ist. Es fehlt an der Einbindung der Kundenbedürnfisse, die durch die kognitiven Einschränkungen durchaus nicht einfach zu erheben sind. Zahlreiche wissenschaftliche Untersuchungen könnten hier aber längst die notwendigen Parameter liefern. So reden wir zwar viel über personelle Ressourcen, vergessen aber dabei sehr häufig diese an den Bedürfnissen der BewohnerInnen und dem Grad der Erfüllung dieser Bedürnfisse festzumachen.

Letztendlich wird die Diskussion der personellen Ressourcen auch eine Diskussion zur Qualifikation der Pflegekräfte sein müssen. Längst sind Pflegeheime Einrichtungen mit multimorbiden und damit schwerkranken Menschen, die einen weitaus höheren Anteil an diplomierten Gesundheits- und Krankenpflegepersonen benötigen. Hinzukommt, dass Hausarztpraxen längst nicht mehr das Arbeitspensum erfüllen können. Diplomierte Pflegepersonen sind bestens ausgebildet, wichtige medizinisch-therapeutische Aufgaben zu übernehmen und tun das auch. Doch leider in einer teilweise nicht mehr zumutbaren Unterbesetzung.

So muss in die personelle Diskussion auch das Pflegeverständnis eingebracht werden und die damit einhergehende Art und Weise der Leistungsbeschreibung. Aus der Sicht eines modernen Managements erscheinen mir die Heimverordnungen ein Mix aus „Sich-so-wenig-wie-möglich-festlegen-zu-wollen" oder „Die-Verantwortung-wenn-möglich-weiterzureichen" und letztendlich „Einem-fehlenden-Verständnis-von-Kundenorientierung" zu sein. Eines kann jedoch mit Sicherheit zum Thema Personalausstattung festgehalten werden, es gibt keine einheitlichen klar definierten Qualitätskriterien, an denen sich die zu erbringende Pflegequalität bezogen auf unsere Bewohnergruppe festmachen ließe.

Es gibt kaum aussagekräftige Kennzahlen bezüglich der Zufriedenheit der Kunden, in unserem Fall den Menschen, die an Demenz erkrankt sind und ein herausforderndes Verhalten zeigen. Es gibt keine Berechnungsmodelle, die dem Wandel an Arbeitsaufwand der letzten Jahre gerecht werden würden. Diese Grundproblematik führt zu endlos scheinenden Diskussionen der unterschiedlichen Parteien, grundlegende Veränderungen erwachsen aus diesen Diskussionen leider nicht. Es sei hier angemerkt, dass die fehlende Klarheit hinsichtlich der Zweckbestimmung des Unternehmens auch im Bereich der Personalpolitik als eines der zahlreichen Grundprobleme identifiziert werden kann und einer kundenorientierten Lösung entgegensteht.

Die Befähigung zur Selbstorganisation beginnt auch in komplexen und großen Systemen damit, zu definieren, was die Kundenbedürfnisse eigentlich sind und wie diese erfüllt werden können. Denn das sollte die Grundlage bezogen auf Aussagen zur personellen Ausstattung sein. In der Pflegeheimlandschaft Österreichs erlebt man häufig das Gegenteil, nämlich dass als erstes der Budgetrahmen festgelegt wird und dann „um diesen herum" der Rahmen für die Pflege- und Betreuung „gezimmert" wird. Bezogen auf die personelle Situation in Pflegeheimen kann hier festgehalten werden, dass es leider an messbaren Qualitätskriterien fehlt, welche dazu beitragen würden, das Aufgabengebiet in der Pflege und Betreuung von Menschen mit Demenz und BPSD mit nichtmedikamentösen Therapieformen zu definieren.

Diese Unklarheit bezogen auf die Qualität der Pflege und Betreuung führt zu einem nun seit Jahren bekannten Stillstand in der Personalpolitik mit unglaublich schwerwiegenden Auswirkungen in der täglichen Arbeit. Nämlich fehlenden Ressourcen und fehlenden evidenzbasierten Konzepten in der Pflege und Betreuung von Menschen die an einem BPSD leiden. Dies wiederum führt zu hoher Frustration in der Berufsgruppe selbst, was wiederum dem Image der Pflege großen Schaden zufügt. Vor diesen Scherben stehen wir mittlerweile und trotzdem fehlt es den Verantwortlichen an Mut und Visionen den großen Wurf endlich einzuleiten. Dieser Stillstand geht eindeutig zu Lasten der Kunden. Aussagen zu personeller Ausstattung können nur dann fundiert getroffen werden, wenn die Leistungen klar definiert sind. Zukünftige Personalschlüssel werden anhand von evidenzbasierten Fakten zu erarbeiten sein und gleichzeitig werden die Organisationen neu auszurichten zu sein. Zurzeit wird der Personalbedarf einzig alleine aus der Vergangenheit fortgeschrieben, was selbstverständlich fatale Auswirkungen auf die eigentlichen Leistungen in der Pflege und Betreuung von Menschen mit BPSD hat. In der Form, dass diese nicht jene Bedingungen vorfinden, die notwendig wären, um nichtmedikamentöse Therapieformen angemessen und in vollem Umfang einzusetzen (Malik 2011, S. 105).

Es erscheint daher wesentlich, die personelle Diskussion mit entsprechenden Leistungsparametern zu untermauern und anhand dieser Parameter aus unterschiedlichen Bewohnergruppen und Bedürfnissen, die Grundlage zur Berechnung des Pflege- und Betreuungspersonals neu zu definieren. Hierbei sind althergebrachte Denkweisen abzulegen und Vieles neu zu denken. Hierzu gehört auch ein systemischer und damit ganzheitlicher Blick auf das Unternehmen. Denn nur im systemischen Denken kann die Komplexität des Systems erkannt und abgebildet werden. Der derzeitige Blick hin zu Zahlen ohne Zusammenhang zu anderen wesentlichen Themenbereichen der Unternehmensführung wie Kundenorientierung, Mitarbeiterbindung, um nur einige zu nennen, verhindert einen tiefgreifenden Prozess des Wandels, um Menschen, die an Demenz erkrankt sind evidenzbasiert zu pflegen und zu betreuen. Die Orientierung vorwiegend auf finanzielle Gesichtspunkten war bereits häufig der Untergang von Unternehmen oder führte sie in schwere Krisen (Malik 2011, S. 75).

Die Krise ist längst da und zeigt bereits dramatische Folgen in Form von gravierendem Personalmangel, der zumindest von einer Vielzahl an Betroffenen so nach außen getragen wird. Bezogen auf die Qualität der Leistungen können hier leider keine Bewertungen vorgenommen werden, die Rückschlüsse auf die personelle Situation zulassen. Aber es sollte doch im Interesse des Unternehmens sein, zu erfahren, ob es die Kundenbedürfnisse erkennt und angemessen befriedigt. Ein Unternehmen, welches ins Blaue hinein plant, ohne zu wissen, was nach erbrachter Leistung herauskommt, ist in jedem Fall nicht zukunftsorientiert aufgestellt. Entscheidungen werden auf unzureichender Datenlage getroffen, was wiederum schwerwiegende Auswirkungen haben kann.

Den Blick einzig und allein auf die Kostenseite zu richten, verfälscht das Bild und wird gravierende Auswirkungen auf die Versorgung von Menschen mit Demenz haben. Diese Auswirkungen zeigen sich in der Betreuungsqualität oder aber im Verlust an MitarbeiterInnen, weil die Bedingungen nicht mehr zeitgemäß sind.

Wollen wir in diesem Zusammenhang noch einen Blick auf die Kosten zur Pflege gemessen am Bruttoinlandsprodukt der Gesamtausgaben für Pflege im europäischen Vergleich werfen, dann wird deutlich, dass Österreich an fünftletzter Stelle liegt mit einem Ausgabenvolumen am BIP (2016) gemessen von 1,53 %. Norwegen steht im Vergleich dazu mit 2,95 % an erster Stelle. Irland gibt 1,63 % aus. Hinter Österreich liegen nur mehr Italien, Spanien, Portugal und Griechenland (Famira-Mühlberger und Firgo 2018, S. 61). Auch das mag einen Eindruck vermitteln, wie es um die Wertvorstellung und die personelle Ausstattung steht, wenn es um die Pflege und Betreuung von Menschen mit Demenz und BPSD geht.

Personelle Ausstattung bezogen auf die Qualität der Fachkräfte
Die personelle Ausstattung alleine kann die Qualität der Leistungen noch nicht ausreichend verbessern. Es ist wichtig den entsprechenden Mix an unterschiedlichen Ausbildungsniveaus festzulegen. Der Anteil an diplomierten Fachkräften, Pflegehilfsdiensten und anderen Gesundheitsberufen wird hierzu völlig neu zu definieren sein. Wie wir bereits festgestellt haben, ist die Pflegestufe bei Eintritt ins Pflegeheim deutlich nach oben gegangen. Außerdem sind die Zahlen derer, die an Demenz erkranken stetig ansteigend. Leider sind viele an Demenz erkrankte unzureichend medizinisch abgeklärt. Dies bestätigt unter anderem auch eine Studie von Prof. Auer (Auer 2018, S. 6). Gleichzeitig wird die ärztliche Versorgung in Pflegeheimen immer schwieriger, aufgrund des bestehenden Ärztemangels vor allem im ländlichen Bereich. Dies wiederum hat Auswirkungen, bezogen auf die Qualifikation der Pflegekräfte, hier vor allem auf die der

diplomierten Gesundheits- und KrankenpflegerInnen. Die personelle Ausstattung ist länderspezifisch geregelt und sehr unterschiedlich. In diversen Heimverordnungen wird nun zusätzlich beschrieben, bei welchem BewohnerInnenanteil wie viel DGKP erforderlich sein würde. Auch hier ist nicht nachvollziehbar, wie es zu diesen Zahlen kommt. Vergleicht man nun den prozentuellen Anteil an DGKP mit den Aufgaben nach dem GUKG § 14 und § 15 wird das Ausmaß an Verantwortung durchaus als sehr hoch eingestuft. Je nach bundesländerspezifischer Zuordnung können für 80 BewohnerInnen nur zwei DGKP tagsüber verantwortlich sein. Nachts kommt es immer noch vor, dass DGKP nicht oder in Form einer Rufbereitschaft eingesetzt werden, eine fachliche Unterstützung des/der PflegeassistentIn ist so nicht oder nur sehr begrenzt möglich. Dies wiederum steht im Widerspruch zum Gesundheits- und Krankenpflegegesetz. In der Nacht kann die Fachaufsicht so nicht sichergestellt werden. Das bedeutet auch, dass ein/eine DGKP für mindestens ca. 10 MitarbeiterInnen im Tagdienst die fachliche Verantwortung trägt, hierbei aber in den Pflegealltag vollständig integriert ist. Nach dem GUKG trägt die DGKP die Verantwortung für den gesamten Pflegeprozess in ihrer Schicht für die ihr zugeteilten BewohnerInnen (GUKG 2016 §14 (1–5). Dass diese Verantwortung auch die Evaluierung der Pflege notwendig macht, ist selbstredend. Zeit für Fallarbeit, der Austausch im Team, das Einbinden weiterer Berufsgruppen wird in den derzeitigen Strukturen nicht möglich sein. Aufgrund des hohen fachlichen Niveaus, welches eine nichtmedikamentöse Therapie abverlangt, wäre die personelle Ausstattung im Bereich der DGKP deutlich zu verbessern.

Durchaus sei an dieser Stelle auch die Einbindung weiterer Berufsgruppen wie Ergo-, Physio- und Musik- sowie Kunsttherapeuten angesprochen. Diese wichtige Ergänzung bei der nichtmedikamentösen Therapie von BPSD wird in den länderspezifischen Heimverordnungen sehr unterschiedlich wargenommen, auch hier gibt es keine einheitliche Regelung (RIS, Heimverordnungen der unterschiedlichen Bundesländern).

Zahlreiche Studien empfehlen die Einbindung weiterer Berufsgruppen als wesentlichen Teil einer effizienten nichtmedikamentösen Therapie. Leider gibt es hierzu in Österreich noch keine bindenden Richtlinien. In der Demenzstrategie „Gut leben mit Demenz" wird diese jedoch recht deutlich empfohlen (Bundesministerium für Arbeit, Soziales, Gesundheit und Konsumentenschutz 2019, S. 40). Neben diesen beschriebenen Aufgaben gibt es weitere wichtige Argumente, warum der Personalstand der DGKP deutlich zu erhöhen ist. Es geht auch darum, Medikamente auf Wirkung und Nebenwirkung als auch auf Polypharmazie zu untersuchen, natürlich in enger Kooperation mit dem Hausarzt/Facharzt. Zentrale Aufgabe der DGKP ist es, die Medikamente auf Wirkung und Nebenwirkungen aber auch Wechselwirkungen zu prüfen und den Arzt einzubinden. Wie gefährlich sich Polypharmazie auswirken kann, zeigt das Beispiel aus dem Bericht der Volskanwaltschaft sehr beeindruckend: Beispielsweise führt die Einnahme von sieben Medikamenten an einem Tag bereits zu einer 82 %-erhöhter Sterblichkeit. Bei zehn verordneten Medikamenten liegt dieWechselwirkung bereits bei 45 %. Oft werden Wechselwirkungen falsch interpretiert und dem Alter zugeschrieben, anstatt auch diesen Themen auf den Grund zu gehen (Kräuter et al. 2017, S. 36). Aus einer Vielzahl an Gründen erscheint der derzeitige Anteil an DGKP in vielen Bundesländern zu gering. Bezogen auf die personelle Situation schreibt die Volksanwaltschaft, vertreten durch Herrn Dr. Kräuter, in einer Pressemitteilung zur Präsentation des Jahresberichts 2018 und seiner Bilanz zur Amtszeit Folgendes:

> „Kräuter zur Pflege: ‚Bevor weitreichende Entscheidungen getroffen werden, fordere ich eine parlamentarische Enquete, um möglichst alle wichtigen Kräfte für dieses gesellschaftspolitisch so entscheidende Thema zusammenzuführen.‘ Es müsse unbedingt eine politische Kontroverse zulasten hunderttausender hochbetagter Menschen vermieden werden. Nur im Konsens von Regierung und Opposition könne menschenwürdiges Altern in Österreich sichergestellt werden" (Kräuter et al. 2018, S. 9).

Diese dramatische Darstellung der Situation zeigt einmal mehr die Auswirkungen eines fehlenden ganzheitlichen Denkens, dem nicht wahrnehmen der Auswirkungen einer solchen Sparpolitik. Letztendlich ist die Sparpolitik auch zu einem großen Teil für ein Milieu verantwortlich, welches für die Etablierung nichtmedikamentöser Therapieformen ungeeignet ist.

5.1.4 Bauliche Gestaltung

Im Rahmen der Beschreibung der baulichen Gestaltung sollen jene baulichen Aspekte, die für die Pflege und Betreuung von Menschen mit Demenz und BPSD relevant sind und die außerdem in der wissenschaftliche Literatur thematisiert werden, in die Analyse mit einfließen. So hat die Größe des Gebäudes, das architektonische Geschick des Bauherrn, die Größe nicht erkennen zu lassen und eine Wohnatmosphäre zu erzeugen, die familienähnlichen Strukturen entspricht, großen Einfluss auf das Verhalten kognitiv eingeschränkter Menschen und somit auch auf Menschen, die an BPSD leiden. Das Milieu wird durch die baulichen Gegebenheiten, die Gestaltung der Räumlichkeiten, die Lichtverhältnisse, die Geräumigkeit, als auch die Möglichkeit, ins Freie zu gehen, stark beeinflusst und es werden über die Ausstattung Stimmungen, das Gefühl, sich zu Hause zu fühlen, vermittelt. Die Ausstattung der persönlichen Räumlichkeiten, die Möglichkeit sich frei zu bewegen, zu verweilen, alleine zu sein oder aber in ein persönliches Gespräch mit jemandem vertieft zu sein, sind Ansprüche, die es gilt, im Bau eines Pflegeheimes zu vereinen.

Die behindertengerechte Ausstattung sei hier vorweggenommen, ebenso die Funktionsräume für die Pflege. Sie werden in diesem Zusammenhang nicht angesprochen, obwohl dies ihre Wichtigkeit nicht schmälern soll. So möchte ich hier anführen, dass es auch ausreichend Ruheräume für Pflegekräfte benötigt, abgeschirmte Besprechungsräume in den Wohneinheiten, außerdem wäre ein Fitnessraum eine durchaus sinnvolle Ergänzung, die Attraktivität des Unternehmens zu erhöhen. So könnten Betreuungsräume für Kinder ebenso dazu beitragen, die Attraktivität zu erhöhen. Im Rahmen der sozialen Leistungen werden wir auf diese Bereich noch genauer eingehen.

Öffentliche Räumlichkeiten, Gemeinschaftsräume
Beginnen wir, die Räumlichkeiten, die allgemein zugängig sind, näher zu erläutern. Die öffentlichen Räumlichkeiten machen Begegnung möglich. Trotzdem soll in allen

Räumlichkeiten und der Ausgestaltung dieser das individuelle Leben im Vordergrund stehen (Bartholomeyczik et al. 2006 S. 21). Das Verweilen in einem Garten, die Ausstattung, welche an frühere Zeiten erinnert, machen letztendlich die Atmosphäre aus.

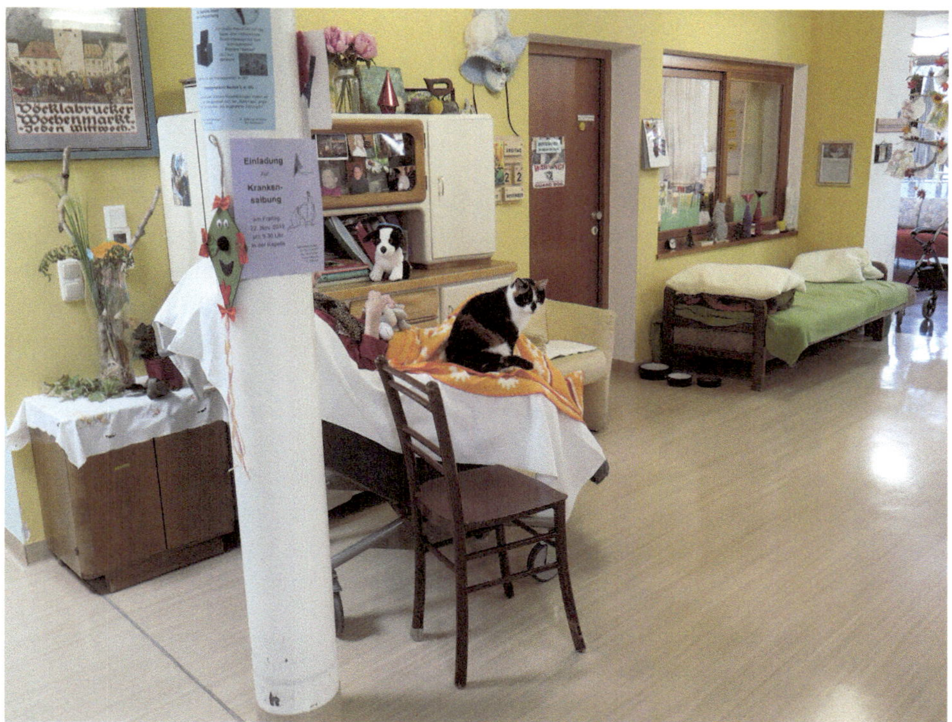

Wohnzimmer Sonnengarten. (Erstellt von: Heimleitung Hollerweger Margit, Alten- und Pflegeheim der Franziskanerinnen von Vöcklabruck GmbH)

Diesen lebendigen Alltag bewusst zu gestalten und dabei die Individualität der BewohnerInnen zu beachten, ist eine wichtige Voraussetzung im Rahmen der nicht-medikamentösen Therapieformen bei BPSD. In der Gestaltung der Räumlichkeiten ist also der geschichtliche Hintergrund der BewohnerInnen von Bedeutung, um das Gefühl des Wohlfühlens zu erzeugen, nicht zuletzt sind die Anregungen der Sinne ein zentrales Thema. So können Gerüche in verschiedenen aufgestellten Boxen anregend sein. Ebenso können die Gestaltung und Ausstattung mit Pflanzen eine Wohlfühlatmosphäre erzeugen. Vieles ist hier möglich in der Gestaltung der Räumlichkeiten. In zahlreichen Heimen konnte ich diesbezüglich durchaus sehr viel Engagement erleben, die Räumlichkeiten lebendig zu gestalten. So kann ein altes Wohnzimmer durchaus einen familiären Charakter ausstrahlen, die Küche dazu einladen, sich ein Glas Milch zu holen oder gemeinsam einen Kuchen zu backen. Das Wohnzimmer kann zum Tratsch mit einer Nachbarin genutzt werden oder um gemeinsam einen alten Film anzuschauen.

Letztendlich werden die Räumlichkeiten durch die PflegemitarbeiterInnen zum Leben erweckt, indem sie diese individuell nutzen und mit Kreativität zum Lebensraum für die BewohnerInnen gestalten. Eine Lärmkulisse wäre generell zu vermeiden. In anderen Ländern werden daher Räumlichkeiten auch mit zusätzlicher Schalldämpfung ausgestattet, da bei vielen BewohnerInnen, die an Demenz leiden, oft auch eine akustische Wahrnehmungsstörung vorhanden ist, die übersensible Reaktionen auf Geräusche auslösen kann.

Therapieräumlichkeiten

Es wäre durchaus wünschenswert, wenn in den Wohneinheiten auch an Therapieräumlichkeiten gedacht werden würde für zum Beispiel Physio-, Ergotherapien, aber auch Massagen. Diese Räumlichkeiten sollen die Arbeit in multiprofessionellen Teams unterstützen. Es kann durchaus sein, dass mit Einzelnen in diesen Räumlichkeiten gearbeitet werden muss, es können hier aber auch andere Aktivitäten in Kleingruppen stattfinden. Ebenso wären Räumlichkeiten mit kleinen Werkstätten eine wundervolle Ergänzung, in denen die BewohnerInnen ihren individuellen Leidenschaften nachgehen können. In diesen Werkstätten können Dinge erzeugt werden. Oft sind handwerkliche Fähigkeiten noch gut erhalten und können so gut genutzt werden sowie sinnstiftende Tätigkeiten, versteckte Ressourcen hervorlocken. Therapieräume, in denen dem Bewegungsdrang nachgegangen werden kann, die dann auch von entsprechend qualifizierten Therapeuten begleitet werden, wären in allen stationären Einrichtungen wünschenswert.

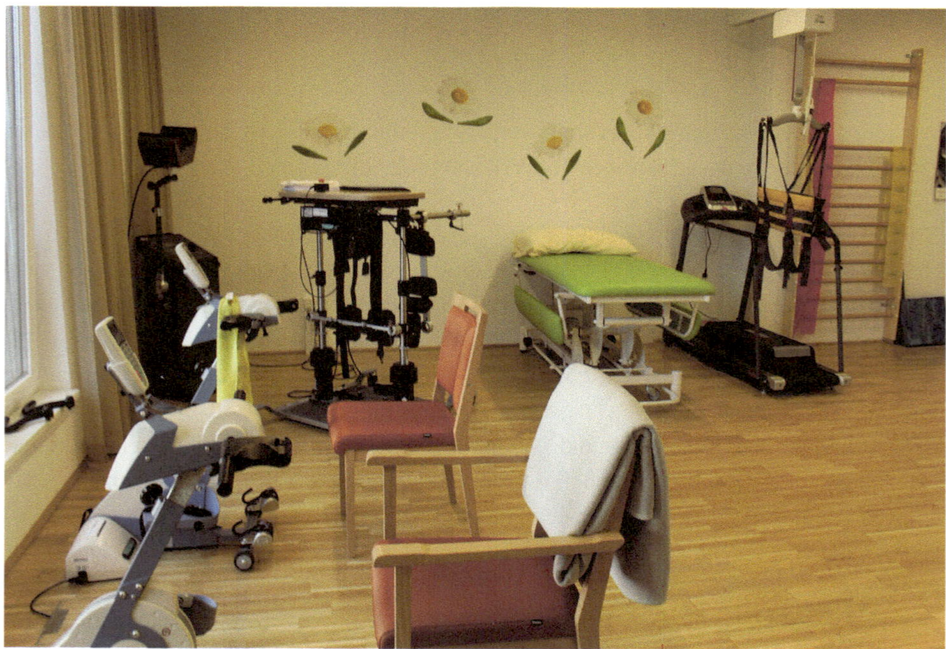

Therapieraum WG 3. (Erstellt von: Heimleiter Ing. Gross Gerhard, MSc, Sozialhilfeverband Linz Land, Zentrum für Pflege- und Betreuung Haid)

Außerdem könnten unterschiedliche Praxen Einzug ins Pflegeheim halten. Diese Räumlichkeiten könnten mit Friseur, Kaffee, kleinen Einkaufsmöglichkeiten kombiniert werden, sodass Lebendigkeit in das Haus einziehen kann. Ausstellungen besuchen, einkaufen gehen, ins Kaffeehaus spazieren, all das, was wir in unserem Alltag auch tun, ist hilfreich, Langeweile vorzubeugen und das Gefühl der Autonomie zu stärken. So könnten Gemeinschaftspraxen in Pflegeheime verlegt werden. Damit wären Ärzte und andere Gesundheitsberufe direkt ans Pflegeheim angebunden, was zu positiven Synergien führen könnte und durchaus auch dazu beitragen würde, Krankenhausaufenthalte zu reduzieren.

Letztendlich könnten Räume zur Entspannung dabei helfen, innere Unruhe sowie Stresssituationen abzubauen. Snozelenräume sind genau dafür gedacht und könnten hierbei durchaus eine wichtige Ergänzung sein. Die Studienlage ist zwar eher gering, jedoch zeigte sich in drei randomisierten Studien, aber auch in Einzelbeobachtungen ein Erfolg bei Apathie, Kognition, Agitiertheit und Agitation. Beim Snozelen soll die multisensorische Stimulation durch visuelle, akustische, olfaktorische oder taktile Reize angeregt werden (Savaskan 2014, S. 139).

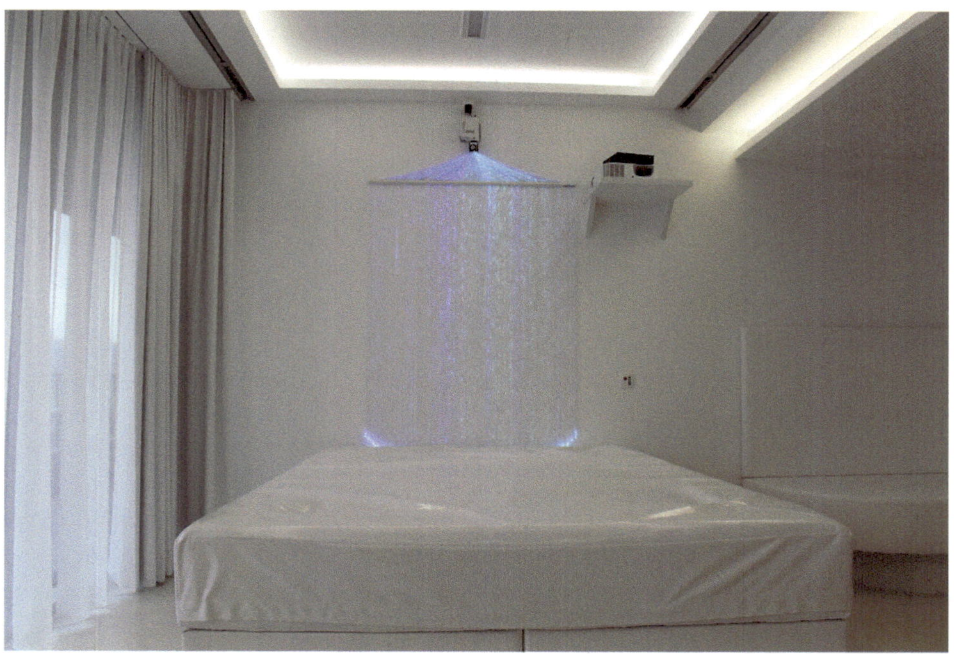

Snozelenraum WG 3. (Erstellt von: Heimleiter Ing. Gross Gerhard, MSc, Sozialhilfeverband Linz Land, Zentrum für Pflege- und Betreuung Haid)

Möbel sollten veränderbar sein, also an andere Plätze gestellt werden können. Möbel, die zweckdienlich sind, aber auch zum Verweilen einladen, sind gefragt. Fix montierte Möbel lassen kaum Veränderung zu. Zahlreiche Rückzugsmöglichkeiten wären notwendig, sodass das Gefühl, nicht alleine zu sein, ein Teil der Gemeinschaft zu sein, gefördert werden kann. Küchen in den Wohneinheiten, die ein gemeinsames Kochen oder tratschen bei einem guten Kaffee zulassen, helfen, das Gefühl der „Großfamilie" zu vermitteln. Grundsätzlich soll bei der Ausstattung das Altzeitgedächtnis angeregt werden.

Essbereich

Die Gestaltung des Essbereichs ist wichtig und bedeutsam. Hierzu zählt ausreichend Zeit für die Essenseinnahme zu gewähren, nicht zuletzt jenen, die Unterstützung brauchen. Für sie sollte die Essenseinnahme in der entsprechenden Langsamkeit und ohne Zeitdruck ermöglicht werden. Die positive Gestaltung des Essbereichs, die Gestaltung der Mahlzeiten inklusive ausreichend Zeit dafür verhindern stressreiche Situationen, die dann dazu führen, dass das Essen nicht eingenommen wird. Der Essbereich soll daher auch die Möglichkeit bieten, die Sitzordnung zu verändern, sodass auch Milieuaspekte ausreichend berücksichtigt werden können. Für die Essenseinnahme müssen wir uns daher ausreichend Zeit nehmen können und eine Atmosphäre des Wohlfühlens erzeugen. Neben diesen atmosphärischen Aspekten kommt der Ausgewogenheit der Ernährung eine ebenso große Bedeutung zu. In einer jüngst veröffentlichten Studie aus der Donauuniversität Krems und der Karlsuniversität unter der Leitung von Fr. Prof. Dr. Auer wurde für Österreich ein dringender Handlungsbedarf bezogen auf die Ernährungssituation in Pflegeheimen bestätigt (Auer et al. 2019, S. 9). Die Individualität zum Thema Essen erfordert auch eine enge Kooperation mit der Küche, sodass diese auf kurzfristige Änderungen am Speiseplan reagieren kann. Ausreichend Möglichkeiten für Spätmahlzeiten und Zwischenmahlzeiten zählen hier ebenso dazu sowie die attraktive Gestaltung von Breikost, oder Fingerfood.

Garten

Ich möchte an dieser Stelle noch kurz auf die Garten- und/oder die Terrassengestaltung eingehen. Sich an der frischen Luft zu bewegen und mit allen Sinnen wahrzunehmen, stellt eine zielführende Form der Beschäftigung dar. Hierzu wäre es natürlich auch von großer Wichtigkeit, die Gartengestaltung im Sinne der Wohlfühlatmosphäre, aber auch zum Anregen der Sinne, mehr und intensiver als Therapiemöglichkeit zu nutzen: Gärten, die Schatten bieten, in denen es nach Kräutern duftet, Obst, das am Wegesrand zum Naschen einlädt. Auch dem Gezwitscher der Vögel zu lauschen, unterstützt eine Atmosphäre und ein Milieu, welches Vertrautheit und Sicherheit vermitteln kann. Entsprechend der Jahreszeit kann auch zur Gartenarbeit eingeladen werden, was durchaus noch viel intensiver genutzt werden könnte. Terrassen mit Hochbeeten, Blumen und Sträuchern, Lauben, die zum Verweilen einladen, Sitzgelegenheiten im Schatten – es gibt zahlreiche Möglichkeiten, die den Garten zu einer Oase von angenehmer und positiver Reizsetzung machen.

Der Garten kann für Bewegung genutzt werden, die Reizsetzung erfolgt auch hier mehrdimensional, was einen sehr positiven therapeutischen Effekt haben kann. Zusätzlich wissen wir, dass Bewegen im Freien sich positiv auf die Stimmungslage auswirkt und Bewegung die Gangsicherheit unterstützt. Letztendlich ist die Bewegung im Freien bei Tageslicht wichtig und unterstützt die Konzentrationsfähigkeit als auch emotionale Stabilität. Ruhemöglichkeiten schaffen Raum zum Alleinsein oder aber auch zum Gespräch mit jemanden. Für diese Aufgaben braucht es Zeit und ausreichend qualifiziertes Personal, an dem es häufig fehlt in der notwendigen Kontinuität diese Therapiemaßnahmen auszuführen.

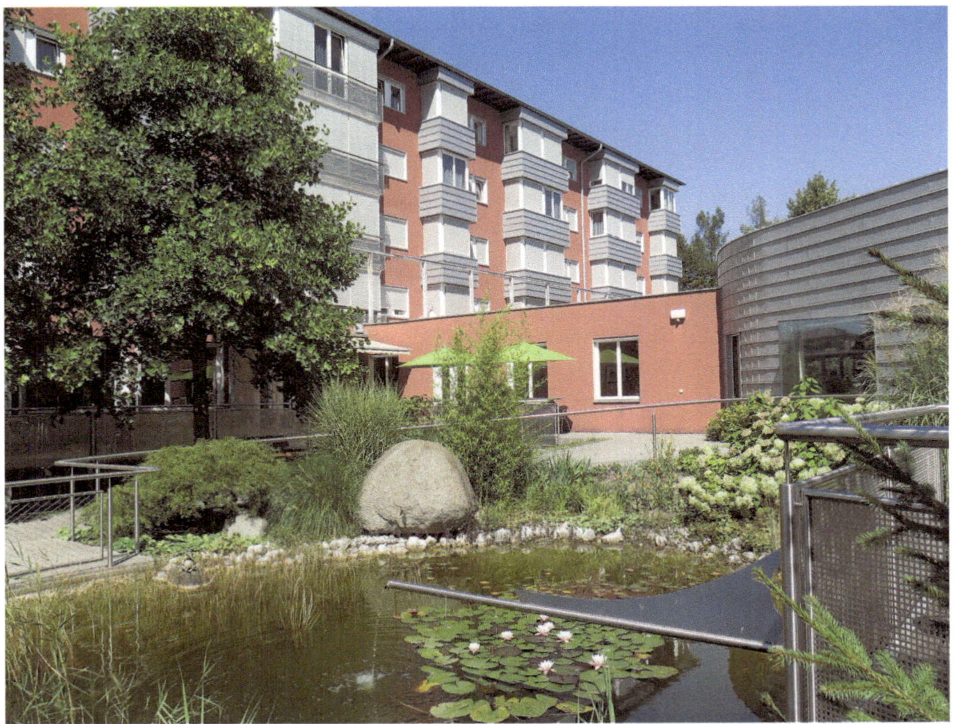

St. Klara Alten- und Pflegeheim der Franziskanerinnen von Vöcklabruck. (Erstellt und freigegeben von: Mag. [FH] Margit Höllerweger)

Zusammenfassend sei hier festgehalten, dass die baulichen Gegebenheiten selbstverständlich einen großen Einfluss auf das Milieu haben. Eine großzügige Gestaltung der Räumlichkeiten sowohl der privaten als auch der öffentlichen Räumlichkeiten, die Veränderungen ermöglicht und eine kreative Gestaltung anhand der Bedürfnisse der BewohnerInnen zulässt, ist wichtige Grundvoraussetzung. In Hinblick auf eine sinnstiftende Beschäftigung wäre der Ausbau und die Erweiterung der Räumlichkeiten um Therapieräume, die eine geschlechterspezifische Beschäftigung ermöglichen, durchaus sinnvoll und zu fördern. Letztendlich kann der Garten oder die Terrassen eine sinnstiftende Beschäftigung fördern und unterstützen. Die Einbeziehung von Experten bereits in der Planungsphase bestimmt das Milieu und damit die Atmosphäre gravierend mit.

Lichtverhältnisse

Zu den baulichen Gegebenheiten zählen unter anderem auch die Lichtverhältnisse. Gutes Licht kann nicht nur dazu beitragen, das Sturzrisiko zu senken, sondern auch ein herausforderndes Verhalten vorbeugen. Zwar gibt es wenige Studien, die sich mit dem Thema Beleuchtung und deren Auswirkungen auf die Demenz auseinandergesetzt haben. Wir wissen aber generell, dass Licht unseren Gemütszustand positiv beeinflusst in der Weise, dass wir uns ausgeglichener fühlen, uns länger konzentrieren können. Dies wird im Rahmen eines demenziellen Abbauprozesses eben auch genau diesen Effekt erzielen. Nebenbei unterstützt gutes Licht auch die Arbeit der MitarbeiterInnen. Die Beleuchtungen von 500 LUX und wenig Schattenbildung wird empfohlen (Bartholomeyzik et al. 2006, S. 21). Licht schafft außerdem Atmosphäre, die wir ebenso im Rahmen der Milieugestaltung nutzen können und sollten.

In Österreich konnte ich in keinem Pflegeheim diese Helligkeit ausmachen. Weiterhin wäre es sinnvoll, möglichst wenig spiegelnde Flächen zu erzeugen, als auch mit wenigen Farben zu arbeiten, Buntheit ist nicht angebracht. Nachtlichter in Zimmern werden empfohlen. Sehr häufig wird bei der Beleuchtung gespart was in diesem Fall nicht zu empfehlen ist.

5.2   Theoriegeleitete Analyse des Milieus

In der theoriegeleiteten Analyse werden wir nun das System Milieu mit seinen Subsystemen analysieren, bezogen auf eine erfolgreiche Implementierung nichtmedikamentöser Therapieformen bei Menschen, die an Demenz erkrankt sind und ein BPSD entwickelt haben. Die Analyse stützt sich auf einer systemischen Grundhaltung bezogen auf einen ganzheitlichen Organisationsentwicklungsprozess. Beginnen wir also mit dem ersten Subsystem aus dem Milieu, den Aspekten aus der Unternehmenskultur.

Die Aufgaben von stationären Langzeiteinrichtungen sind in der Regel durch die Heimverordnung geregelt, diese sind bei deren genauerer Durchsicht nicht selten sehr allgemein gehalten. Die tiefere Zweckbestimmung, welche das entsprechende Pflegeverständnis implizieren würde, ist sehr unterschiedlich formuliert. Eine klare und eindeutige Auslegung ist aus meiner Sicht nur in Ausnahmen zu finden. Dies wiederum lässt sehr viel Spielraum für die Interpretation davon was Pflege sein soll (RIS Heimverordnungen der einzelnen Bundesländer). Es fehlt an einer österreichweiten einheitlichen Ausrichtung, so dass einheitliche Qualitätskriterien bezogen auf ein gemeinsames Verständnis von Pflege möglich wären (Kräuter et al. 2018, S. 26). Eine einheitliche Positionierung aller Bundesländer ist leider aus den unterschiedlichen Definitionen in den Heimverordnungen im Sinne der nichtmedikamentösen Therapieformen aus meiner Sicht nicht ableitbar.

Die Unternehmenskultur oder Philosophie beschreibt jene Werte und Normen, für die das Unternehmen steht. Diese Werte sollten sich an den Kundenbedürfnissen orientieren. So spiegelt sich auch in den Heimverordnungen in unterschiedlicher Ausprägung eine unklare Darstellung dessen wieder, was Pflege und Betreuung tatsächlich sein sollen. Manche Bundesländer finden hier durchaus bereits sehr klare Worte und fordern sogar entsprechende Konzepte ein. Beispielhaft sei hier das Wiener Wohn- und Pflegeheimgesetz angesprochen (§9 Absatz 1–6) oder auch das Pflegeheimgesetz Vorarlberg (§6 (1) §7 (1–3)). Selbstverständlich führt eine klare Sprache bezogen auf die Erwartungen des Unternehmens an seine MitarbeiterInnen auch dazu, die notwendigen Ressourcen zur Verfügung zu stellen. Je unklarer die Formulierungen desto mehr Spielraum für Interpretationen, was letztendlich zu Unklarheiten in den Unternehmen führt. Verantwortungen werden so weiterdelegiert, längst notwendige Veränderungen kommen nicht in die Umsetzung. Eine Abwärtsspirale setzt sich so in Bewegung. Schwammige Entscheidungen auf Grund von schwammigen Formulierungen in den strategisch wichtigen Gesetzen verhindern Entwicklung und führen zum Stillstand (Kräuter et al 2018, S. 156).

Die Qualität der Pflege, bezogen auf nichtmedikamentöse Therapieformen, ist sehr ungenau definiert, was es erschwert, festzustellen, welcher Personalbedarf eigentlich notwendig wäre. Letztendlich kann festgehalten werden, dass die tiefere Zweckbestimmung nur sehr ungenau in den Heimverordnungen beschrieben ist und damit eine einheitliche Strategie für Österreich, bezogen auf die nichtmedikamentösen Therapieformen, nicht möglich ist. Die Ausbildung einer auf die Zweckbestimmung ausgerichteten Unternehmenskultur erfordert eine gemeinsame Vorgehensweise und entsprechende weiterführende Strategien bezogen auf personelle Ausstattung, Hierarchie u.v.m. Die knappen personellen Ressourcen, fehlende Qualitätskriterien und fehlende Möglichkeiten in multiprofessionellen Teams zu arbeiten, erschweren die Umsetzung von Unternehmenskulturaspekten, welche die nichtmedikamentösen Therapieformen unterstützen würden. Dies führt letztendlich zu einer fehlenden Einbeziehung der Bedürfnisse dieser „Kundengruppe" und verstärkt den Blick wieder einmal rein auf die Finanzen. Dies wiederum verhindert einen ganzheitlichen Blick auf die Organisation, weil wesentliche andere Aspekte nicht oder unzureichend in den Veränderungsprozess einbezogen werden. Zusätzlich erfolgt durch den Blick in die Vergangenheit bezogen auf finanzielle Mittel, dass der Druck auf die MitarbeiterInnen deutlich steigt und eine Vielzahl an Veränderungen in die Finanzierung nicht eingeplant werden, was wiederum zu schwammigen und in jede Richtung offenen Heimverordnungen führen kann. Scheinbare finanzielle Disziplin führt zu eine falschen Sicht auf das Unternehmen und verhindert wichtige notwendige Veränderungen. So wird eine Kultur geprägt, die sehr viel Druck auf die MitarbeiterInnen ausübt und wesentliche Aspekte der Humanität vernachlässigt. Ein disziplinierter Umgang mit finanziellen Mitteln ist zwar unbedingt notwendig, da diese das Fundament für den Erfolg sind. Wenn wir dabei aber die Kundenbedürfnisse ausblenden oder in zu geringem Maße wahrnehmen, werden diese über unseren Erfolg entscheiden (Malik 2011, S. 73).

So kann ein rein aus der Vergangenheit prognostiziertes Finanzwesen die Zukunft des Unternehmens nicht abbilden. Diese Vorgangsweise kann sehr rasch zu einer Schieflage führen, aus der man sich nur schwer befreit. Wenn sich also das Unternehmen Pflegeheim nun sehr deutlich an den Finanzen orientiert, werden die eigentlichen Bedürfnisse der Kunden in den Hintergrund treten, was dazu führt, dass das Unternehmen Pflegeheim weit weg von den Bedürfnissen der Kunden agiert. MitarbeiterInnen stehen täglich vor der Herausforderung zwischen den Bedürfnissen der Kunden und den Zeitressourcen zu entscheiden. Dass dies enorme Energie fordert, Unzufriedenheit erzeugt und letztendlich negative Auswirkungen auf die Kunden hat, konnte hier wohl ausführlich erläutert werden. So können Bedürfnisse zwar erkannt, aber aus Zeitdruck oder Personalmangel nicht in der beschriebenen Ausführlichkeit befriedigt werden (Malik 2011, S. 81).

Schauen wir uns nun den hierarchischen Aufbau und die Auswirkungen auf die nichtmedikamentösen Therapieformen in Zusammenhang mit demenziellen Abbauprozessen genauer an. Die hierarchische Ordnung unterstützt eine bestimmte Unternehmenskultur und damit auch die Möglichkeit, MitarbeiterInnen in notwendige Veränderungsprozesse aktiv einzubinden, was in einem systemisch geführten Unternehmen zielführend wäre und einen geplanten Wandel unterstützt. Der hierarchische Aufbau von Pflegeheimen, zeigt, dass es eine eher lineare Ausrichtung bis hin zum General Management gibt. Lineare Systeme zeichnen sich durch ein lineares Denken aus, das dem systemischen Denken gegenläufig ist. Die Systemtheorie geht davon aus, dass Systeme in sich geschlossen sind und ein System aus vielen Subsystemen besteht. Veränderung passiert aus dem System selbst. Die Kommunikation als wesentliches Element der Systemtheorie wird in diesen Systemen innerhalb der Subsysteme stärker verknüpft als außerhalb. Jedes komplexe System besteht also aus Subsystemen, welche unabhängig voneinander agieren. Die Beeinflussung anderer Systeme erfolgt durch den In- und Output der Subsysteme.

Vergleicht man nun systemische Ordnungen mit linearen Systemen, wird deutlich, dass es häufig zu einer Trennung von Verantwortung und Kompetenzen kommt. Führung in linearen Systemen entspricht eher der Ausführung vorgegebener Aufträge. Systemische Führungsansätze hingegen präferieren flache Hierarchien und das Einbinden von Teams als auch die Suche nach Lösungen durch die Teams. Ein mittlerweile sehr bekannter Führungsstil, der dies in sich vereinigt, ist der agile Führungsstil. Lineare Systeme stehen einem agilen Führungsstil im Wege, da dieser auf das selbstständige Agieren multiprofessioneller Teams baut. Lineare Organisationsformen in stationären Langzeiteinrichtungen können ein sehr starres System prägen, damit wird auch der Führungsstil nur begrenzt einem agilen ähneln können, weil lineare Systeme deutliche Grenzen, bezogen auf Verantwortung und Führung, mit sich bringen. Erschwerend kommt hinzu, dass nicht selten die finanziellen Angelegenheiten und die Personalhoheit von der pflegerischen Führung getrennt sind. Damit können Führungskräfte der Pflege keinen oder nur sehr begrenzt Einfluss auf die finanziellen Gestaltungsspielräume nehmen. Dies behindert ein aktives Gestalten sei es im Rahmen der Personalpolitik oder des Einkaufes.

Lineare Systeme reagieren sehr träge auf notwendige Veränderungen, damit werden Probleme bezogen auf die Kundenbedürfnisse oft erst sehr spät wahrgenommen, was mitunter gravierende Folgen haben kann. Nämlich, dass schwerwiegende Probleme sehr spät erkannt werden und dann oft die Weichenstellung nur mit einem massiven Aufwand und äußerst kostenintensiv durchgeführt wird. Im systemischen Denken und Führen wird Führung eher als ein Unterstützen der Experten bei der Erreichung der Unternehmensziele angesehen. Wobei sich die Unternehmensziele sehr stark an den Bedürfnissen der Kunden orientieren. Dies wiederum macht das Unternehmen sehr flexibel und handlungsfähig. Die Einbindung der Experten in alle Prozesse, ja sogar die selbstständige Gestaltung dieser, führt zu einer hohen Motivation der MitarbeiterInnen und einer stetigen Verbesserung der Qualität der Leistung. Das Unternehmen erkennt im systemischen Führungsansatz die enorme Kraft der tieferen Zweckbestimmung, die als Motor Alle zu weitaus höheren und besseren Leistungen anspornt.

Der Einzelne fühlt sich so als Teil eines größeren Ganzen und nicht als Befehlsempfänger, der keine Möglichkeit hat tatsächliche Veränderungen ins Unternehmen zu tragen. So schreibt Senge hierzu eindrucksvoll: „Visionen sind belebend. Sie erzeugen den Funken, die Begeisterung, die eine Organisation aus dem Profanen heraushebt" (Senge 2017). Damit soll deutlich gemacht werden, dass es dringend an der Zeit ist, unsere streng hierarchisch geordneten Systeme in Langzeiteinrichtungen, den veränderten Umweltbedingungen anzupassen und durch ganzheitliche Führungskonzepte zu ersetzen. So sind die MitarbeiterInnen in der Lage, diese Ganzheitlichkeit auch in ihrer täglichen Arbeit umzusetzen, weil sie die Vision, die tiefere Zweckbestimmung in ihrem Unternehmen kennen und leben. Dieses ehrliche Bekenntnis zu Werten und deren tägliche Umsetzungen stellen wesentliche Grundvoraussetzungen zur Implementierung nichtmedikamentöser Therapieformen dar. Die ausschließliche Orientierung an den finanziellen Mitteln, welche noch dazu aus der Vergangenheit fortgeschrieben werden, wirken sich negativ auf nichtmedikamentöse Therapieformen aus. Diese einseitige Wahrnehmung führt zu einem Pflegeverständnis, welches sich sehr stark an den finanziellen Möglichkeiten orientieren muss.

Damit wird die eigene Vision Pflegender mehr und mehr in den Hintergrund gedrängt. Dies wiederum führt zu einer Art „Teilnehmerschaft", nicht aber zu echtem Engagement, weil dies ja aufgrund der linearen Betrachtung des Unternehmens gar nicht möglich ist. Doch erst das Engagement würde den Weg für eine gemeinsame Vision und gemeinsame Zielen ebnen (Senge 2017). Dies ist im derzeitigen System kaum möglich. Letztendlich werden evidenzbasiertes Wissen, Warnungen, Anregungen aber auch Kritik von Experten wahrgenommen, aber der tief greifende Wandel bleibt aus. Nur so kann die seit Jahren von der Volksanwaltschaft geleistete Kritik gesehen werden, die zahlreichen Vorschläge sind bis heute nicht in allen Bundesländern und stationären Einrichtungen umgesetzt.

Dem Engagement vieler einzelner stationärer Langzeiteinrichtungen ist es zu verdanken, dass hier trotzdem versucht wird, evidenzbasiertes Wissen in die Praxis zu transferieren. Dies bedeutet aber meist ein hohes persönliches Engagement, welches von der Berufung der Pflege getragen ist. Dass dies nicht selten zu einem Ausbrennen führen kann, weil es ein stetiger Kampf zwischen vorhandenen Ressourcen und dem eigenen Verständnis von Qualität ist. Die Schere zwischen Finanzierung und notwendiger Pflege geht mehr und mehr auseinander, was zu mehr Druck führt. Dieser wiederum wirkt sich natürlich negativ auf die Milieugestaltung hin zu nichtmedikamentösen Therapieformen aus.

Der Verlust der Kaufkraft des Pflegegeldes seit Einführung ist enorm und wird mitunter mit 35 % berechnet. (Famira-Mühlberger und Firgo 2018). Damit wird einmal mehr bestätigt, dass die alleinige Orientierung an Finanzen (noch aus der Vergangenheit) dem tatsächlichen Bedarf nicht entsprechen kann. Eine ganzheitliche Sicht auf den Menschen ist damit nur unzureichend möglich, was gegen nichtmedikamentöse Therapieformen spricht. Dies wiederum bestätigt die Annahme, dass Qualität und evidenzbasiertes Wissen im Sinne einer Pflege „State of the Art" hinten angestellt werden muss, fehlt es doch an Zeit und Strukturen. Ähnliches ist in der Pressekonferenz zur Präsentation des Jahresberichtes der Volksanwaltschaft 2018 und der Bilanz zur Amtszeit Kräuters, welcher eine grundlegende Neuausrichtung der Langzeitbereiche einfordert, nachzulesen (Kräuter et al. 2018).

Die derzeitige Situation verdeutlicht, dass es an einer visionären und tieferen Zweckbestimmung bezogen auf die Pflege, Betreuung und Therapie von Menschen, die an BPSD erkrankt sind, fehlt. Dass dies Frustration bei den MitarbeiterInnen auslöst, muss nicht verwundern. Pflegefachkräfte haben tendenziell ein hohes Streben nach Ganzheitlichkeit in ihrem Handeln, welches dem Wesen nach der Philosophie von Pflege entspricht. Die vom General Management ausgehende Ausrichtung der Unternehmen an Zahlen, welche sich an der Vergangenheit orientieren, hat fatale Folgen für die Kunden. Umso wichtiger wäre es, dass, wenn wir schon staatlich garantierte Pflege, Betreuung und Therapie anbieten, endlich auch definieren, was wir staatlich gefördert anbieten wollen. Die Erarbeitung einer tieferen Zweckbestimmung des Unternehmens würde eine Neuausrichtung fördern, welche notwendig ist, um den Herausforderungen, bezogen auf Menschen, die an einem BPSD leiden, angemessen begegnen zu können. Die einzige Ausrichtung an den Finanzen führt im Endeffekt zu einem falschen Zweck, was zu einer falschen Strategie führt, die an den Bedürfnissen der Kunden vorbeiagiert (Malik 2011, S. 43).

Als Folge entsteht eine Fehlausrichtung des Unternehmens Pflegeheim. Die Konzentration aller Energien auf Zahlen aus der Vergangenheit zerstört den Blick auf weitere wichtige Aspekte, in unserem Fall den Blick auf die Kundenbedürfnisse. Malik bestätigt sozusagen die Tatsache, dass die tiefere Zweckbestimmung unmittelbar mit den Kundenbedürfnissen in Zusammenhang zu bringen ist. Die Kundenbedürfnisse wiederum sind uns aufgrund zahlreicher Studien bezogen auf BPSD durchaus bekannt, die Umsetzung hierzu scheitert letztendlich an einer Kultur, die sich rein an Zahlen orientiert und die tiefere Zweckbestimmung nicht erkennen will, oder nicht in der Lage ist, die notwendigen Veränderungen und damit einen tiefgreifenden Wandel einzuleiten. Dass dies auf Kosten der Kunden geht, zeigen zahlreiche Studien, sei es in der häufigen Verordnung von Psychopharmaka, als auch in der Häufigkeit des Auftretens von herausforderndem Verhalten. Nicht zu vergessen ist der permanente Personalmangel und die damit einhergehende fehlende Attraktivität des Berufes, was bei diesen Bedingungen nicht verwundern muss.

So kann hier pointiert zusammengefasst werden, dass dringend Änderungen an der Zweckbestimmung von stationären Langzeiteinrichtungen sowie eine deutliche Abflachung der Hierarchie notwendig sind und die Möglichkeit der Milieugestaltung deutlich verbessert werden muss. Dies wäre eine wichtige Aufgabe des General Management, um den stationären Langzeiteinrichtungen jene Strukturen zur Verfügung zu stellen, welche nichtmedikamentöse Therapieformen bei BPSD unterstützen und fördern.

5.3   I – Interaktion

Auch in dieser Disziplin werden wir keine neuen Begrifflichkeiten erfinden, sondern halten uns an die bereits im ersten Teil beschriebene Definition. Wir wollen aber auch hier den Kontext zur Organisationsentwicklung herstellen, indem wir uns dem Begriff der Interaktion in Organisationen aus der Sicht des General Managements annähern. Im Rahmen der Organisationsdiagnose Interaktion/Kommunikation sehen wir uns nun jene Belange genauer an, welche die Pflege und Betreuung von Menschen, welche an Demenz erkrankt sind und ein BPSD entwickelt haben, negativ beeinflussen können. Denn wir wissen, dass die Interaktion ein wesentlicher Bereich der nichtmedikamentösen Therapieformen darstellt. Interaktion bezeichnet also die Wechselbeziehungen innerhalb eines Unternehmens zwischen den handelnden Personen. Der Begriff verdeutlicht bereits, dass es Abhängigkeiten in der Interaktion gibt. Abhängigkeiten bezogen auf die Organisation wie Entscheidungsprozesse erfolgen, welche Kommunikationssysteme vorhanden sind, die eine nichtmedikamentöse Therapie fördern oder auch behindern könnte. Interaktion bezeichnet aber auch Aspekte der Unternehmenskultur die den Umgang und die Werthaltung innerhalb der Organisation beschreiben.

Abhängigkeiten entstehen also durch Rahmenbedingungen, die uns in unserer Interaktion oder in den Möglichkeiten, wie wir interagieren, deutlich beeinflussen.

Die Interaktionsformen innerhalb der Organisationen beeinflussen die Pflege und Betreuung der Menschen, die an Demenz leiden und ein BPSD entwickeln. Wir wissen bereits, dass ein Pflegeverständnis, welches einer „verstehenden Pflege" entspricht, eine der Grundvoraussetzungen ist, um Menschen mit Demenz und BPSD ganzheitlich und evidenzbasiert zu pflegen und zu betreuen. Aus diesem Grund braucht das Unternehmen bestimmte Wertvorstellungen, welche diese Haltung von Pflegenden und anderen an der Pflege und Betreuung von Menschen mit Demenz Beteiligten forciert und fördert. Wir wollen uns daher dem Pflegeverständnis im Besonderen widmen und den Zusammenhang zwischen Organisationsstruktur und Auswirkungen auf das Pflegeverständnis hin zu den nichtmedikamentösen Therapieformen genauer betrachten.

5.3.1 Pflegeverständnis

MIBUK geht davon aus, dass wir ein Pflegeverständnis entwickeln, welches das Normalitätsprinzip, höchstmögliche Autonomie und Selbstständigkeit ermöglicht und Pflegepersonen in die Lage versetzt, einen verstehenden Pflegeprozess in ihrer täglichen Arbeit umzusetzen. Die fünf MIBUK – Kompetenzen unterstützen Pflegekräfte diesen Ansatz in der klinischen Pflegepraxis täglich umzusetzen. Für die Umsetzung dieser verstehenden Haltung in allen Schritten des Pflegeprozesses braucht es natürlich auch die entsprechenden strukturellen Voraussetzungen. Eine davon wäre ein entsprechendes Pflegesystem im Sinne der Bezugspflege zu etablieren. Bezugspflege wiederum erfordert Dienstplansysteme, die auf entsprechende Pflegesysteme reflektieren. Also dass die Dienstplansysteme der Bezugspflege in Form von fix zugeteilten Teams als selbstständige Einheit agieren können (Krohwinkel 2013). Zusätzlich sollen Verantwortlichkeiten hin zu den Bewohnerinnen und Bewohnern geschaffen werden. Die DGKP steht diesem Team vor, sie ist es auch, die die Koordination und Kooperation im Rahmen des verstehenden Pflegeprozesses übernimmt. So kann diese Funktion in einer Wohneinheit in einer Wohneinheit auf die DGKP aufgeteilt und bestimmte BewohnerInnen zugeordnet werden, sodass die Kompetenzen diesbezüglich klar und transparent dargestellt werden. Die DGKPs agieren mit ihren Pflegeteams selbstständig im Sinne von MIBUK.

Diese Voraussetzungen sollten in den Heimverordnungen geklärt sein, da diese bestimmte strukturelle Voraussetzungen schaffen. Sehen wir uns also diese näher an und vergleichen wir die Voraussetzungen mit dem MIBUK-Verständnis von Pflege-Betreuung und Therapie.

Eine der ersten Empfehlungen hierzu stammt vom Bundesministerium für Arbeit, Gesundheit, Soziales, Konsumentenschutz in der Demenzstrategie „Gut leben mit Demenz". Hier zum Beispiel lautet bereits eine Empfehlung, dass einheitliche Qualitätskriterien im Umgang und in der Pflege und Betreuung von Menschen mit Demenz benötigt werden (Bundesministerium für Arbeit, Soziales, Gesundheit und Konsumentenschutz 2019). Eines der Probleme ist ganz sicher eine fehlende gemeinsame österreichweite Strategie und Orientierung im Sinne einer hohen Selbstbestimmtheit und Autonomie der BewohnerInnen in Langzeitpflegeeinrichtungen.

Unter diesem Aspekt wollen wir nun die Volksanwaltschaft zu Wort kommen lassen:

> „Häufig gibt das Pflegepersonal in Gesprächen mit Kommissionen an, unter hohem Zeitdruck, extremer Arbeitsverdichtung, psychischer und physischer Belastung, schlechtem Arbeitsklima, einem Hierarchiegefälle oder laufenden hoher Bedarf an qualifiziertem

Pflegepersonal Erkenntnisse aus Befragungen des Personals Alten- und Pflegeheime 27 Dienstplanänderungen zu leiden. Zugestanden wird auch, dass aufgrund der Überlastung Handlungen bzw. Unterlassungen in Kauf genommen werden, die dem Berufsethos widersprechen. Mitunter werde auch ein vorzeitiger Berufsausstieg überlegt. Es ist evident, dass zwischen der Qualifikation und der Qualität pflegerischer Interventionen ein Zusammenhang besteht" (Kräuter et al. 2017 S. 26–27).

Dieser Auszug aus einem Bericht der Volksanwaltschaft ist, so wie es sich liest, kein Einzelfall und zeigt einmal mehr die Notwendigkeit eines grundlegenden Wandels, welcher vorab ein verändertes Verständnis von Pflege, Betreuung und Therapie von Menschen mit BPSD notwendig macht. Ebenso werden in den Berichten von 2018 entsprechende Empfehlungen hin zu verändertem Verständnis von Pflege abgegeben (Kräuter et al. 2018). Die Personalknappheit der letzten Jahre, welche sich im Jahr 2019 noch massiv verstärkt hat, lässt kaum auf Entspannung für die derzeitige Situation hoffen. Dies hat natürlich Auswirkungen auf die Interaktion hin zu den Bewohnern und Bewohnerinnen, da Zeit ein wesentlicher Faktor in der nichtmedikamentösen Therapieform von BPSD darstellt. Fehlende Zeit führt zu Zeitdruck und damit zu der Gefahr, die Kommunikation diesem Zeitdruck anzupassen und eine vertrauensvolle Interaktion zu gefährden. In den unterschiedlichen Heimverordnungen sind, bezogen auf das Pflegeverständnis hin zu einer verstehenden Pflege und einem verstehenden Pflegeprozess, unterschiedliche Beschreibungen zu finden. Von äußerst oberflächlichen, wenig genauen kaum überprüfbaren Auslegungen bis hin zur Aufforderung von detaillierten Konzepten bezogen auf das Pflegeverständnis. Die Unterschiede sind enorm. Wir können also festhalten, dass durch eine sehr klare Definition und damit einem klaren Bekenntnis zu bestimmten Werten, bezogen auf das Pflegeverständnis, sehr wohl bewusst eine positive Interaktion hin zu den Bewohnern und Bewohnerinnen geschaffen werden kann.

Die Heimverordnungen sind in der Mehrzahl sehr unklar in ihrer Ausdrucksform, einige wenige gehen ins Detail. Verglichen mit dem Personalschlüssel wird dies auch verständlich. Interaktion im Sinne einer verstehenden Pflege erfordert Zeit und damit auch enorme Veränderungen an der Personalpolitik, der man sich durch eine klare, eindeutige und vor allem an Qualitätskriterien orientierten Ausformulierung stellen müsste.

Zusammenfassend kann festgehalten werden, dass in drei Bundesländern die Heimverordnungen durchaus Hinweise auf die Entwicklung eines gemeinsamen Pflegeverständnisses liefern und in diesen auch ein Rahmen vorgegeben wird, wohin sich Langzeiteinrichtungen entwickeln sollten. In nur zwei Bundesländern ist von einem direkten Zusammenhang zwischen beschriebener Pflegephilosophie und eigenständiger Personalhoheit die Rede.

Das Fehlen klarer Aussagen bezüglich des Pflegeverständnisses hängt durchaus auch mit den personellen Ressourcen zusammen. Je detaillierter die Auffassung von Pflege beschrieben wird, umso eher wird es auch einen veränderten Personalschlüssel benötigen. Auch hier zeigt sich die Anpassung des Systems an die finanziellen Möglichkeiten der Vergangenheit und die damit einhergehenden Probleme, den veränderten

Umweltbedingungen in den stationären Langzeiteinrichtungen im Sinne nicht-medikamentöser Therapieformen nachzukommen. Pflegeverständnis und die damit notwendigen Aufgaben und Leistungen können in der sehr allgemein formulierten Weise unterschiedlich ausgelegt werden. Dies wiederum führt letztendlich zu unterschiedlichen Bedingungen und unterschiedlichen Qualitätsniveaus. Ein österreichweiter Vergleich ist daher nicht wirklich möglich; dies gilt dann auch für die Prüfung der Qualität der Leistungen. Die personelle Ausstattung nimmt somit massiven Einfluss auf die Auslegung des Pflegeverständnisses. Die Unkonkretheit fördert unterschiedliche Qualitätsniveaus und damit auch unterschiedliche Auslegungen der zu erbringenden Leistung. Bezogen auf nichtmedikamentöse Therapieformen bei BPSD wäre eine Vereinheitlichung unbedingt erforderlich, die sich selbstverständlich an den nichtmedikamentösen Therapieformen orientiert. Interaktion hin zu dem/der BewohnerIn steht in engem Zusammenhang mit dem Verständnis von Pflege, dessen sich das Unternehmen verpflichtet fühlt. Diese Verpflichtung sollte weitaus deutlicher und transparenter in den Heimverordnungen angeführt werden. Dies würde in den meisten Fällen auch die Veränderungen an den Pflegeschlüsseln nach oben bedeuten. Letztendlich hat diese Unkonkretheit auch Auswirkungen auf die MitarbeiterInnen, da diese für sich selbst eine Auslegung finden müssen, was mitunter durchaus auch zu fehlender Orientierung oder Orientierung am Falschen bedeuten kann. Dies wiederum fördert Konflikte im Team und mit den Bewohnerinnen und Bewohnern, sowie mit deren Angehörigen.

Zusammenfassend und pointiert sei im Rahmen des Pflegeverständnisses festgehalten, dass eine gemeinsame Basis zum Pflegeverständnis entsteht, wenn wir mit den BewohnerInnen auf professionelle Art und Weise in Interaktion treten. Diese Basis ist gleichbedeutend mit der tieferen Zweckbestimmung des Unternehmens, welche je nach Bundesland unterschiedlicher nicht sein kann. Ebenso unterschiedlich sind die personellen Ressourcen, was wiederum zu ganz unterschiedlichen Bedingungen bezogen auf die Leistungserbringung führt.

Unklare Zugänge, wie die Interaktion der Pflegenden zu den BewohnerInnen gestaltet werden soll, als auch starre Hierarchien, begleitet von unklarer Zweckbestimmung, führen zu sehr unterschiedlichen Interaktionsformen. Die Werthaltung orientiert sich dann sehr stark an den Finanzen, was Humanität oft in den Hintergrund drängt. Das General Management wäre daher gefordert klare Aussagen zur Pflege, Betreuung und Therapie von Menschen mit Demenz und herausforderndem Verhalten zu machen. Nicht die Rückschau führt zum Erfolg, sondern zukunftsorientierte innovative Projekte, welche sich an evidenzbasierten Handlungen orientieren.

Die fehlende Ausrichtung an Kundenbedürfnissen kann folglich zu einer massiven Überforderung der MitarbeiterInnen führen. Pflege erfolgt dann nach eigenen Werthaltungen, die sehr unterschiedlich sein können. Es ist dann stets unklar, was wichtig und vielleicht weniger wichtig ist, was richtig und unrichtig ist. Dies befürwortet Konflikte im Team, führt auch zu Überforderung und Missverständnissen und letztendlich zu sehr unterschiedlichen Interaktionen bei und am Kunden selbst. Das ist wiederum kontraproduktiv, wenn es darum geht Fähigkeiten zu fördern und größtmögliche

Autonomie zu ermöglichen. Es verunsichert, führt zu Unzufriedenheit und kann ein BPSD mit allen Folgen fördern. Die Unklarheit führt im Team zu Orientierungslosigkeit. Die Gefahr von Teamkonflikten steigt. Gepaart mit Personalmangel, hoher Fluktuation und vielen Krankenständen wird ein Milieu erzeugt, welches in keinem Fall einem Pflegeverständnis entspricht, das zum Ziel hat, die Autonomie zu fördern, den Grad an Selbstbestimmtheit zu verbessern, um letztendlich die Lebensqualität der BewohnerInnen deutlich zu erhöhen.

Damit nichtmedikamentöse Therapieformen Fuß fassen können, wäre ein gemeinsames Verständnis von Pflege im Sinne eines verstehenden Pflegeprozesses unabdingbare Voraussetzung. So entstünde auch ein wichtiges Mittel, um die Interaktion als auch die Beziehungsarbeit hin zu den Bewohnern und Bewohnerinnen positiv zu beeinflussen.

5.3.2 Kommunikationssysteme

An das Kommunikationssystem eines Unternehmens ist eine Vielzahl von Anforderungen gebunden. Einerseits soll dieses sicherstellen, dass jeder am Unternehmen Beteiligte jene Informationen hat, die er/sie für die Erledigung bestimmter Aufgaben benötigt. Andererseits sollen Informationen dazu dienen, Wissen, sei es fachlicher oder organisatorischer Natur, in ausreichender Weise zur Verfügung zu stellen. Schließlich sind soziale Organisationen über das Informationssystem miteinander verbunden. Diese Verbindung ist im Sinne der nichtmedikamentösen Therapieformen bei BPSD von besonderer Bedeutung, aus mehreren Gründen, die wir uns hier nochmals genauer ansehen wollen:

- Der Erfolg der nichtmedikamentösen Therapieformen hängt zu einem großen Teil von der Fallarbeit ab. Diese sichert einerseits eine ausreichende und vielseitige Sicht auf das Problem und gewährleistet andererseits den Informationsfluss innerhalb des Teams.
- Die Fallarbeit dient weiter dem Informationsaustausch und natürlich auch dem fachlichen Austausch.
- Ebenso wichtig ist der Austausch in den multiprofessionellen und interdisziplinären Teams; dieser Austausch unterstützt eine evidenzbasierte Therapie.
- Letztendlich sind es die Dienstübergaben, die Sorge tragen, dass die Informationen bezogen auf nichtmedikamentösen Therapieformen rasch und lückenlos weitergeleitet werden.
- Die schriftliche Dokumentation stellt sicher, dass die pflege-, betreuungs- und therapierelevanten Daten langfristig gesichert sind und jederzeit nachgelesen werden können.

- Teambesprechungen und Supervision stellen sicher, dass organisatorische, aber auch soziale und psychologische Themen gemeinsam bearbeitet und gelöst werden können.

Durchaus wären weitere Themenbereiche anzuführen, ich möchte mich hier aber auf die wichtigsten beschränken. In Organisationen, die zu unterschiedlichen Zeiten unterschiedliche Teams im Einsatz haben, kommt dem Kommunikationssystem eine noch größere Bedeutung zu, da unterschiedliche Personen zu unterschiedlichen Zeiten ihren Dienst versehen. Änderungen, Erneuerungen, Verbesserungen und Verschlechterungen von körperlichen, psychischen oder auch sozialen Situationen von BewohnerInnen müssen daher sorgfältig besprochen, verschriftlicht und von Schicht zu Schicht weitergegeben werden.

Die Dienst- oder Schichtübergaben erfordern es also, dass diese in den Wohngruppen durchgeführt werden. Aus der Praxis kann ich sagen, dass auch dies nicht immer eine Selbstverständlichkeit ist. So kann durch unterschiedliche Beginnzeiten, welche sich in der Regel aus den knappen Personalressourcen ergeben, nicht jeder bei der Dienstübergabe anwesend sein. Das bedeutet, dass MitarbeiterInnen uninformiert an ihr Tagwerk gehen, was in jedem Fall abzulehnen ist, da jeder Mitarbeiter und jede Mitarbeiterin ein Anrecht auf ausreichend Information zu ihrem Arbeitsfeld hat. Das Argument, es sei alles verschriftlicht, kann hier nicht gelten, denn es ist wohl kaum zumutbar, vor Dienstbeginn alle Berichte über mehrere Tage hinweg zu lesen, dazu fehlt schlichtweg die Zeit. Der so erzeugte Informationsfluss wirkt sich natürlich auch auf die Pflege- und Betreuungsqualität aus, weil vielleicht wichtige Informationen zu Änderungen an nichtmedikamentösen Therapien nicht weitergeleitet werden.

Fehlende Fallbesprechungen führen zu weniger Information zu und um den/die BewohnerIn, was natürlich Auswirkungen auf unsere nichtmedikamentöse Therapie und deren Wirkung haben kann. Die Fallarbeit ist daher eines der wichtigsten Informationsinstrumente, um ausreichend Informationen zu dem/der BewohnerIn zu erhalten. Der fachliche Austausch unterstützt ein objectives Darstellen der Situation und sorgt damit auch dafür, dass wir uns nicht durch eigene Werthaltungen ein falsches Bild machen. So unterstützt die Fallarbeit ein reflexives Handeln als auch die Entwicklung neuer Erkenntnisse, die wir dann dem/der BewohnerIn angedeihen lassen können.

Das Arbeiten in multiprofessionellen Teams ist ein wichtiger Schritt im Rahmen der Durchführung nichtmedikamentöser Therapiemethoden. Es ermöglicht die notwendige Mehrdimensionalität und ist einer monodisziplinären Therapie vorzuziehen, da hier neue Aspekte und nichtmedikamentöse Behandlungsmöglichkeiten aufgezeigt werden können. Zudem profitieren die MitarbeiterInnen von dieser Multiprofessionalität, da sie so stets neues Wissen in Erfahrung bringen können. Das Team und damit das Unternehmen sind kontinuierlich im Lernprozess, was zu einer stetigen Weiterentwicklung des

Unternehmens beiträgt. Dies gilt letztendlich auch für die interdisziplinäre Zusammenarbeit mit anderen Fachdisziplinen wie der Medizin.

Fallarbeit und Multiprofessionalität sind häufig zu wenig ausgeprägt vorhanden, außerdem fehlt es an Instrumenten, welche eine systematische Erhebung der Ursachen und die weitere Planung forcieren. Das Fehlen entsprechender Konzepte führt auch hier zu einzelnen kleinen Leistungen, die dann natürlich nicht den gleichen Effekt erzielen, als würden diese im Sinne einer strategischen Entscheidung durch das Unternehmen im Gesamten angegangen. MIBUK wäre hier die Möglichkeit eines Konzeptes zur nichtmedikamentösen Therapieform, da es durch die strukturierte Vorgangsweise und eine ganzheitliche Sicht die Kräfte bündelt. Im Sinne einer gesicherten Informationsweitergabe wäre dies eine wichtige Voraussetzung, die es gilt, systematisch umzusetzen.

Interdisziplinarität
Das Arbeiten in interdisziplinären Teams ist eine wichtige Aufgabe im Rahmen der Implementierung nichtmedikamentöser Therapieformen. Die ausreichende Abklärung, sei es über die Demenzform und die Stadien der Erkrankung sowie über die Gründe für ein BPSD, welchen wir in der Ursachenanalyse nachgehen wollen, erfordert Teams, die sich nicht nur aus Pflegekräften zusammensetzen. Die Teams bieten vielmehr die Möglichkeit, direkt mit den für diese Bereiche notwendigen medizinischen Disziplinen eng zusammenzuarbeiten. Hierzu wäre eine Kooperation direkt in der stationären Langzeiteinrichtung von enormen Vorteil (Fasching 2007, S. 313–319). Einerseits kann der/ die BewohnerIn in der gewohnten Umgebung bleiben, was sich sicher positiv auf die klinische Untersuchung auswirkt. Der Arztbesuch durch den/die BewohnerIn selbst kann mitunter sehr problematisch sein, weil die Anpassungsfähigkeit beeinträchtigt ist und diese Veränderung oftmals zu einer Verstärkung des Verhaltens führen kann. Andererseits kann direkt vor Ort ein weitaus intensiveres Gespräch mit den Pflege- und Betreuungspersonen geführt werden, Befunde durchforstet und gemeinsam an der besten Lösung für den/die BewohnerIn gearbeitet werden. Es sei hier erwähnt, dass die enge Kooperation mit weiteren Spezialisten und Spezialistinnen und anderen Gesundheitsberufen, wie Physio-, Ergo- und Musiktherapeuten eine wichtige Grundlage zur Etablierung von nichtmedikamentösen Therapieformen darstellt. Diese Therapieformen ermöglichen Bewegung und Training zur Erhaltung der Alltagsfähigkeit, was als wichtige Therapie bei BPSD angesehen wird. Dies wiederum erfordert spezielles Wissen, welches die Physio- und auch die Ergotherapie mitbringen, beides wären wichtige Bereicherungen multiprofessioneller Teams. Doch nicht erst im weit fortgeschrittenen Stadium ist Bewegung von Bedeutung, denn sie unterstützt den Verbleib eines funktionierenden Muskelapparates im Sinne der Stärkung der Muskulatur und, fördert eine Ausgeglichenheit, der wir weit mehr Raum geben müssen.

Der Interdisziplinarität und der damit einhergehenden Schaffung entsprechender Strukturen kommt aus den nun angeführten Gründen enorme Bedeutung zu, denen wir uns nicht verschließen können und dürfen. Hier sei auch noch das Thema Musiktherapie angesprochen, welche in zahlreichen Studien Erfolge aufweist und die in allen

Stadien der Demenz erfolgreich angewendet werden kann. Musiktherapeuten wären daher eine weitere wichtige Ausweitung eines interdisziplinären Teams. Auch hier sind die Bedingungen in Österreich sehr unterschiedlich von fix angestellten Therapeuten und Therapeutinnen bis hin zu freiberuflich Tätigen, die von dem/der BewohnerIn selbst zu finanzieren sind, was mitunter bereits ein Grund für das Fehlen dieser wichtigen Disziplinen bedeuten kann, weil sich ein/e BewohnerIn die Kosten dafür nicht leisten kann. In Österreich fehlt es auch hier an klaren, einheitlichen und ethisch vertretbaren Strategien durch das General Management. Grundsätzlich ist der Ausbau der verschiedenen Therapierichtungen notwendig und diese sind als fixer Bestandteil eines multirofessionellen Teams anzustellen. Die teilweise mögliche freiberufliche Tätigkeit hat viele Nachteile, sei die fehlende Integration der Therapeuten ins bestehende Team oder die fehlende Kontinuität und Abstimmung im Sinne einer gemeinsamen nichtmedikamentösen Therapie.

Fallbesprechungen

Fallbesprechungen sind im Rahmen der nichtmedikamentösen Therapieformen bei Menschen, welche an BPSD leiden, eine wichtige Grundvoraussetzung. Zahlreiche internationale Studien weisen darauf hin und sehen dies als eine der Schlüsselfaktoren in der wirksamen nichtmedikamentösen Therapie. Ebenso beschreibt Cora van der Kooij bereits 2007 in ihrem Buch „Ein Lächeln im Vorübergehen" über die Notwendigkeit der strukturierten Fallarbeit, wobei sie den multiprofessionellen Charakter nicht explizit in den Vordergrund stellt (2007, S. 143–150).

In meinen Schulungen zu MIBUK wurden die regelmäßigen Fallbesprechungen von den PflegemitarbeiterInnen stets sehr positiv gesehen. Auch hier konnte ich feststellen, dass diese oft aufgrund von Zeitmangel nicht in der gewünschten Kontinuität durchgeführt wurden. Das hat Einfluss auf die Zusammenarbeit im Team und letztendlich führt es zu einem deutlich weniger genauen Analyseprozess, welcher in ungenauen Interventionsformen durch fehlende Informationen mündet. Eben diese Ungenauigkeit führt dann auch nicht zum Erfolg. Fehlende Informationen über die Entwicklung des Verhaltens und die exakte Vorgehensweise trüben die Ergebnisse. Gerade in einem Schichtbetrieb, in dem unterschiedliche MitarbeiterInnen zu unterschiedlichen Zeiten die gleichen Leistungen erbringen sollen, kommt den strukturierten Fallbesprechungen enorme Bedeutung zu. Sie helfen eine kontinuierliche Qualität der Betreuungsleistung sicherzustellen. Der fachliche und multidisziplinäre Austausch im Rahmen der Fallarbeit unterstützt außerdem die Fähigkeit herausforderndes Verhalten exakt zu beschreiben, zu verstehen und eine neutrale Formulierung für das Verhalten zu entwickeln. Ungeachtet all dieser qualitätssichernden Themen fördert die Fallarbeit das Arbeiten im Team. Fallarbeit fördert eine kontinuierliche Verbesserung des Wissens durch den ständigen Abgleich von theoretischem Wissen und praktischen Erfahrungen, welche in diesem reflexiven Prozess zu neuen Erkenntnissen führt. Außerdem kann so der Verlauf der nichtmedikamentösen Therapien evaluiert und damit effizient dem veränderten Verhalten angepasst werden.

Oft gelingt es den MitarbeiterInnen bei diesen Besprechungen aus der Belastungssituation herauszutreten, Abstand zu gewinnen. Dies wiederum unterstützt einen professionellen Zugang zu dem/der BewohnerIn und damit auch eine professionelle Interaktion mit dieser BewohnerInnengruppe. Die Fallarbeit dient letztlich auch einer ethischen Auseinandersetzung, bezogen auf den Umgang mit freiheitsbeschränkenden Maßnahmen. Ebenso kann Distanz zu den unterschiedlichen Emotionen von BewohnerInnen wie Aggression und dem Wahrnehmen geschaffen werden. Diese wichtige Auseinandersetzung schützt auch vor Überforderung und führt dazu, dass ein unterstützendes Verhalten im Team gefördert wird. Der Teamgedanke wird so gestärkt und gefördert. Dies wiederum trägt zu mehr Arbeitszufriedenheit bei, weil das Team als Halt und Stütze erlebt werden kann. Durch die Fallarbeit wird nicht nur die Pflegebeziehung hin zu dem/der BewohnerIn deutlich verbessert, vielmehr kann Fallarbeit auch ein Beitrag zu mehr Teamfähigkeit und damit zur Förderung positiver Beziehungen zwischen den Teammitgliedern sein (Schmidt 2015, S. 281). Fallarbeit kann als essenzieller Beitrag angesehen werden, die nichtmedikamentösen Therapieformen zum Erfolg zu begleiten.

Diese hoch professionelle Form der Erkenntnisgewinnung hin zu dem/der BewohnerIn, aber auch hin zum Team und dessen Mitgliedern wird in dieser Form in zahlreichen Langzeitpflegeeinrichtungen nicht durchgeführt. Sei es aus Personalmangel, fehlendem Wissen bezüglich der Wichtigkeit dieser Besprechungsform oder dem Unvermögen, eine Besprechung zu moderieren. Tatsache ist, dass die Fallarbeit in der Pflege nicht den Stellenwert besitzt, den sie in einem evidenzbasierten nichtmedikamentösen Therapiekonzept bei BPSD haben sollte. Auch hier kann man in den Heimverordnungen wenig Hinweise bezogen auf diese Form der Interaktion in den Organisationen erkennen (Schrems 2019, S. 94). Ein klares Bekenntnis zur Fallarbeit würde eine ganzheitliche Sicht auf die BewohnerInnen fördern und damit nichtmedikamentöse Therapieformen leichter ermöglichen.

Organisationen, die sich der Pflege und Betreuung von Menschen mit BPSD verschrieben haben, müssen daher Sorge tragen, dass die MitarbeiterInnen dieses wichtige Instrument der Fallarbeit erlernen und kontinuierlich ausführen. Derzeit ist die Fallarbeit nur in geringem Ausmaß, wenn überhaupt, Teil pflegerischer Handlungskompetenz in der stationären Langzeitpflege.

5.3.3 Team versus Teamentwicklung

Der Begriff der Interaktion impliziert natürlich auch die Interaktion zwischen den Teammitgliedern. Wir wissen, dass ein positiver Zusammenhalt im Team ein gutes Miteinander fördert und die Arbeit am Menschen sehr positiv beeinflusst. Modernes Management wird daher auch die Entwicklung von Team zu Team mit hoher Selbstständigkeit und Entscheidungskraft fördern. Bezogen auf unser Themengebiet der nichtmedikamentösen Therapieformen bei BPSD kommt der Teamentwicklung und einem entsprechenden Führungsstil, der diese Entwicklung fördert, große Bedeutung zu. In der komplexen Welt, in der wir uns befinden, verändern sich auch Teams und deren Kulturaspekte rascher, als dies früher der Fall war. Werthaltungen und Einstellungen haben sich grundlegend geändert. War dies noch vor 30 Jahren ein Beruf, der wenig eigenständig ausgeführt wurde und sich deutlich am Paradigma der Medizin orientierte, hat dieser Beruf einen Wandel durchlebt, dem viele Langzeiteinrichtungen noch nicht im gewünschten Ausmaß gefolgt sind. Der Wandel im Paradigma der Pflege zeigt sich auch in einer höheren Selbstständigkeit und damit einhergehend einer weitaus höheren Verantwortung. Diese Verantwortung muss aber auch mit einer höhere Kompetenz einhergehen, dies scheint in mancher stationären Langzeiteinrichtung nicht angekommen zu sein. Denn wenn zum Beispiel DGKP als Pflegeassistenz eingeteilt sind, anstatt ihren Aufgaben als DGKP nachzukommen, entspricht dies nicht dem eigentlichen Kompetenzbereich. Das wiederum rückt die Personalsituation in den Mittelpunkt, denn nicht selten ist es der Personalmangel, der dazu führt, dass DGKP ihrem eigentlichen Tätigkeitsbereich fast nebenbei nachkommen müssen. Außerdem hat dies auch Auswirkungen auf die Teamentwicklung und das Miteinander. DGKP stehen so oft unter Druck, ihren Aufgaben nachzukommen oder das Team draußen zu unterstützen. Häufig wird die Arbeit der DGKP auch nicht wahrgenommen und damit falsch interpretiert. Zusätzlich ist der Anteil an DGKP zu gering. Die Widersprüchlichkeit zwischen Verantwortung laut GUKG und Realität birgt ein hohes Konfliktpotential für Diplomkräfte. Nicht zuletzt ist dies wohl auch ein Grund für den Mangel an Diplomkräften in der Langzeitpflege.

Zeitmangel erhöht den Druck. Gepaart mit der hohen Verantwortung verliert der Beruf der DGKP an Attraktivität und im Endeffekt führt dies zu Unruhe und Konflikten im Team. Damit entsteht unter anderem auch ein Ungleichgewicht im Team. DGKP werden häufig doppelbelastet: Sie sind nicht nur in der Pflege eingeteilt und dienen häufig auch als Ersatz für fehlende Pflegeassistenten. Trotzdem müssen sie ihrer Aufgabe als DGKP nachkommen, was den Zeitdruck auf diese Berufsgruppe nochmals dramatisch erhöhen kann. Der durch Änderungen am Gesundheits- und Krankenpflegegesetz entstandene Wandel im Paradigma der Pflege führt zu einer deutlichen Erhöhung der Eigenständigkeit dieser Berufsgruppen, aber auch weitaus mehr Verantwortung, vor allem im Falle der DGKP. Die derzeitigen Strukturen berücksichtigen diese Entwicklung viel zu wenig. Die Personalschlüssel wurden durch die Gesetzesnovellierung 2016 kaum beeinflusst. Für eine positive Weiterentwicklung der Teams und der Teamkultur zum Wohle der BewohnerInnen im Sinne der nichtmedikamentösen Therapieformen wäre daher eine deutliche Erhöhung des Anteils an DGKP mehr als notwendig (RIS, Gesundheits- und Krankenpflegegesetz 2016 § 14 (1–5)). Bezogen auf die nichtmedikamentösen Therapieformen kommt den DGKP eine äußerst wichtige Rolle zu, sollten diese die Moderation aber auch die Koordination der Fallarbeit und des gesamten verstehenden Pflegeprozesses in MIBUK steuern.

Wir wollen im Zusammenhang mit Team versus Teamentwicklung einen Aspekt der Teamführung noch näher erläutern. In zahlreichen Bundesländern sind Führungskräfte der Pflege (mittlere Führungsebene) nicht für diese Tätigkeit freigestellt, teilweise sind sogar Pflegedienstleitungen in den Personalschlüsseln mit eingerechnet. Dies bedeutet, dass diese Stellen nach wie vor im Personalschlüssel als Teil der Pflegekräfte geführt werden. Auch hier muss also eine Doppelfunktion ausgefüllt werden, was natürlich Auswirkungen auf einen positiven Entwicklungsprozess hin zu nichtmedikamentösen Therapieformen hat. Einerseits bleibt wenig Zeit für die Führungsaufgaben selbst. Andererseits können Konzepte oft nicht ausreichend durchdacht umgesetzt werden. Nicht selten wird daher in Problemsituationen eine rasche und kurzfristige Lösung angestrebt, die letztendlich die eigentlichen Probleme nur aufschiebt und verstärkt. Führung braucht Zeit, Führung bedeutet auch, Entwicklung zu ermöglichen, Strukturen den veränderten Bedingungen anzupassen und gemeinsam mit den Mitarbeitern und MitarbeiterInnen langfristig Sorge zu tragen, dass das Unternehmen den Anforderungen der Zukunft angemessen begegnen kann. Wenn Führung fast nebenbei durchgeführt wird, ist dies auch ein Zeichen für die fehlende Wertschätzung dieser Aufgabe. Dies führt nicht selten zu schlecht durchdachten kurzfristigen Lösungen, was wiederum Unmut bei den Mitarbeitern und MitarbeiterInnen erzeugt. Auch hier bleibt abermals festzuhalten, dass die Ausrichtung an Zahlen aus der Vergangenheit eine Vielzahl an Problemen erzeugt, die dringend von Grund geändert werden sollten. Teamarbeit und Teamentwicklung beginnt mit einem neuen Verständnis von Führung, welches einem agilen Führen entsprechen sollte. Die derzeitigen Bedingungen erhöhen die Starrheit des Systems und verstärken die Probleme innerhalb der Teams, da aufgrund fehlender Zeit viele Probleme gar nicht angesprochen werden und so latent vor sich hinbrodeln können. Neue Ideen gemeinsam im Team zu erarbeiten und entsprechend geplant in die Umsetzung zu bringen im Sinne von nichtmedikamentösen Therapieformen ist in manchen Bundesländern unter den derzeitigen Bedingungen nicht möglich (Summerer und Maisberger 2018, S. 135).

Ein agiles Pflege- und Betreuungsteam kennt die Gewohnheiten, die Eigenheiten der BewohnerInnen und kann individuell auf diese Bedürfnisse eingehen. Agile Teams sind effizient und zeigen echten Zusammenhalt und Freude bei der Arbeit. Durch die Fallarbeit steigern sie ihre fachliche Kompetenz und eine offene Feedbackkultur. Diese Interaktionsform muss im Rahmen eines geplanten Wandels in das Strategiekonzept des General Managements eingearbeitet werden. Agiles Management erfordert einen tiefgreifenden Wandel im Unternehmen, Führung versteht sich als Coach für die MitarbeiterInnen, um so gemeinsam den größtmöglichen Erfolg zu erzielen. Das General Management muss zu Hundertprozent hinter diesem Wandel stehen. Diese Veränderungen schaffen jene Bedingungen, die wir in der Arbeit mit nichtmedikamentösen Therapieformen benötigen und lassen die Teamfähigkeit bzw. Teambindung deutlich wachsen und zwar bereichsübergreifend. Dies wirkt sich wiederum auch positiv auf die Motivation und die Bindung zum Unternehmen aus.

Wollen wir diese Veränderungen nicht umsetzen, werden ein funktionales Denken und eine funktionale Arbeitsweise gefördert, welche letztendlich eine hohe Anpassungsfähigkeit durch die BewohnerInnen notwendig machen und damit die Möglichkeit eines BPSD deutlich erhöhen.

Zusammengefasst und pointiert sei hier festgehalten: MIBUK als nichtmedikamentöse Therapieform benötigt agile Teams sowie ein agiles Unternehmen. Die Interaktion mit und um die BewohnerInnen ist geprägt vom Pflegeverständnis, welches wiederum massiv von der Interaktion der Kommunikation innerhalb des Unternehmens beeinflusst wird. Diese Wechselwirkung können wir nutzen wenn es darum geht nichtmedikamentöse Therapieformen bei BPSD zu implementieren. Doch auch hier zeigt sich deutlich, dass lineare Systeme auch negative Auswirkungen auf die Interaktion zum Kunden haben. Es sollte daher nicht dem Zufall überlassen bleiben, wie Kommunikation und damit Interaktion gelebt wird. Teamentwicklung ist ein wichtiger Kit im Rahmen unserer Interaktionsmöglichkeiten, den wir nutzen müssen und der als einer der Erfolgsfaktoren in der Pflege und Betreuung von Menschen, die an einem BPSD leiden, gilt. Die derzeitige Situation, die sich durch Personalmangel, hohe Berufsunzufriedenheit und hohen Zeitdruck auszeichnet, steht im krassem Widerspruch zu einem ganzheitlichen Pflegeverständnis mit entsprechend subtilen Interaktionsmustern. Überbelastung und Zeitdruck in allen Ebenen sind absolut kontraproduktiv, wenn es darum geht, die Interaktion hin zu dem/der BewohnerIn zu fördern und im Sinne einer nichtmedikamentösen Therapie zu gestalten. Nicht selten führt Zeitdruck zu massiven Spannungen im Team und gefährdet so die Interaktion und damit die positiv therapeutische Beziehung zu den Bewohnern und Bewohnerinnen. Denn viel häufiger als uns allen bewusst ist, führt die ständige Überforderung sowohl in Bezug auf das Einspringen als auch auf den Druck, mit der Arbeit fertig zu werden oder darauf nicht so gehandelt zu haben wie es die Theorie verlangen würde, zu Zeichen eines Teamburnouts, das es zu vermeiden gilt. Schmid beschreibt in ihrem Buch Burnout in der Pflege sehr deutlich jene Kriterien, die zu einem Teamburnout führen können. Ganz oben auf der Liste steht der hohe Zeitdruck, fehlende Möglichkeiten, als Team zu wachsen u.v.m. (Schmidt 2015, S. 86).

5.4 Theoriegeleitete Analyse der Interaktion oder Kommunikation

Wollen wir uns nun der theoriegeleiteten Analyse der zweiten Disziplin, nämlich der Interaktion widmen. Beginnen wir also mit dem Pflegeverständnis, welches in MIBUK und generell bei den nichtmedikamentösen Therapieformen in Zusammenhang mit BPSD eine zentrale Rolle spielt. Das Pflegeverständnis soll von einer „verstehen wollenden Grundhaltung" geprägt sein. Diese Grundhaltung spiegelt sich dann in der Form der Assessmenterhebung, dem gesamten Pflegeprozess wider, weshalb wir in MIBUK auch von einem verstehenden Pflege- und Betreuungsprozess sprechen. Das Pflegeverständnis in den Langzeiteinrichtungen ist zurzeit sehr stark von der Finanzierung dominiert, die sich deutlich an den Finanzen aus der Vergangenheit orientiert. Das drängt die eigentlichen Bedürfnisse der BewohnerInnen in den Hintergrund. Zusätzlich führt diese Sparsamkeit zu Problemen im Team und in der Teamentwicklung. Im Endeffekt führt dies zu starker Überlastung einzelner Berufsgruppen, im Besonderen der DGKP, die durch Doppelfunktionen noch mehr unter Druck gerät. Gleichzeitig wird Führung in einigen Bundesländern fast nebenbei gestaltet, der Personalschlüssel berücksichtigt diese Aufgabe nicht, was natürlich auch zu Defiziten in diesem Bereich führt, welche sich unter anderem auch negativ auf die Teamentwicklung und Motivation auswirkt. Dieser ständige Druck erzeugt in allen Ebenen Probleme, sei es im Führungsverhalten oder in der Zufriedenheit der BewohnerInnen und MitarbeiterInnen. Letztendlich ist es der einseitige Blick auf die finanziellen Belange des Unternehmens, der einen ganzheitlichen Blick verhindert.

Die lineare Organisationsform trägt außerdem dazu bei, dass andere wichtige Punkte, wie etwa die Etablierung einer Führungskultur mit entsprechenden Werthaltungen, nicht oder zu wenig wahrgenommen werden. Auch hier ist die Starrheit und Unbeweglichkeit des Unternehmens deutlich zu erkennen. Diese Tatsache führt dazu, dass die Kundenbedürfnisse mehr und mehr hinten angestellt werden, da es scheinbar aus finanzieller Sicht nicht möglich ist, „mehr zu tun". Schlussendlich wird nicht mehr zwischen operativer Führung und strategischer Führung unterschieden. Budgets werden fortgeschrieben, eine strategische Neuausrichtung, wie diese durch das General Management eigentlich durchzuführen wäre, fehlt. So schreibt Malik hierzu: „Die ausschließliche Orientierung an operativen Daten und Zahlen führt fast immer zu Maßnahmen, die strategisch schädlich sind" (Malik 2011, S. 51).

Lineare Organisationsformen sind eigentlich nicht mehr zeitgemäß und sollten dringend hin zu systemischen Modellen verändert werden. Damit würde auch ein ganzheitlicher Blick auf das Unternehmen möglich werden, der weitere Aspekte in die Strategieentwicklung mit einbezieht. Durchaus wäre es also an der Zeit, die tiefere Zweckbestimmung mit klaren Aussagen zu Wertvorstellungen für alle Unternehmensbereiche festzulegen, um daraus die notwendigen Veränderungen abzuleiten.

Ebenso sind Interdisziplinarität und entsprechende Kommunikationssysteme auszubilden. Letztendlich ist die Fallarbeit als wesentliches Instrument zur Implementierung von nichtmedikamentösen Therapieformen einzuführen und die notwendigen Strategien hierfür zu erarbeiten, wollen wir nichtmedikamentöse Therapieformen endlich auch in Österreich etablieren.

Die derzeitigen Möglichkeiten von Führungskräften ihre Teams den veränderten Umweltbedingungen anzupassen sind in manchen Bundesländern äußerst beschränkt. Die Implementierung von zeitgemäßen Betreuungskonzepten erfordert nicht nur neue Dienstzeitmodelle, sondern auch eine den veränderten gesetzlichen Bedingungen angepasste Personalverteilung nach Qualität und Quantität. Ebenso wird sich Führung bewusst mit Teamentwicklung auseinandersetzen müssen. Die derzeitigen Möglichkeiten prägen die Beziehungen in Pflegeheimen. Umso wichtiger ist es, uns der Auswirkungen fehlender Strategien hin zu einem ganzheitlichen Denken bewusst zu werden und diese im Sinne einer Verbesserung des Interaktionsprozesses zur Erhöhung der Lebensqualität von Menschen, die an BPSD erkrankt sind, zu forcieren.

Die Entwicklung von eigenständig agierenden Teams im Sinne von agilen Teams, die Etablierung entsprechender Führungsleitsätze und einem entsprechenden Verständnis von Führung sind hierzu wichtige Grundvoraussetzungen. Verwalten ist längst zu wenig, es braucht dringend echtes Management. Damit ist eine klare Orientierung an den Bedürfnissen der Kunden und Kundinnen an oberster Stelle zu setzen, denn nur dann können wir die Herausforderung, die ein BPSD an uns stellt in Würde und nach humanitären Grundsätzen bewältigen. So liegt ein Teil des Veränderungspotenzials durchaus in der Limitierung der Menge an Arbeit, um sich auf die wesentlichen Themen konzentrieren zu können (Leopold 2018). Die Aufgabenverteilung, egal ob in der Pflege selbst oder in der Führung, muss dringend entrümpelt und neu geordnet werden. Dies ist jedoch nur ein kleiner Teil der Vielzahl an Veränderungen bezogen auf die Interaktionsformen in der Organisation.

Die Interaktion in Pflegeheimen zeigt einmal mehr die Abhängigkeit zwischen den Systemen auf, die es zu lösen gilt, zum Wohle der leidenden BewohnerInnen. Die wichtige Aufgabe des General Managements wäre es daher, sich den Kernfragen des Unternehmens ausführlich zu widmen und diese Fragen angemessen in den Reihen der Entscheidungsträger zu diskutieren.

Das Etablieren von interdisziplinären Teams einerseits und die aktive Gestaltung von Teamentwicklungsprozessen andererseits erfordert ein echtes Einbinden der Teams in den Veränderungsprozess. Die Erarbeitung gemeinsamer Visionen mit entsprechenden Leitgedanken, an denen das Unternehmen dann ausgerichtet wird, ist enorm wichtig. Neben den wirtschaftlichen Themen sind Themen des stetigen Einbindens neuer wissenschaftlicher Erkenntnisse als auch ein reflektiertes Handeln wichtige Grundpfeiler, die es gilt, im Sinne einer lernenden Organisation zu implementieren. Denn es erfordert neben weitaus flacheren Hierarchien, das Einbinden der MitarbeiterInnen in den Veränderungsprozess, als auch gleichberechtigte Gesprächspartner, die sich aus dem wirtschaftlichen aber auch dem Expertenwissen heraus entwickeln sollten (Senge 2017, S. 156).

5.5   B – Biografie

Kommen wir nun zum System Biografie, hierbei erscheint mir eine genaue Erklärung des Begriffes, bezogen auf dessen Zusammenhang zur Organisationsentwicklung, wichtig. Biografie im Sinne von Organisationsentwicklung bedeutet einen Führungsstil zu entwickeln, welcher individuell auf den Einzelnen eingeht. Biografie soll also jene Systeme im Unternehmen beschreiben, die sich vor allem mit Führung beschäftigen. Dies wiederum bedeutet, die Persönlichkeiten im Team als einzelne Individuen wahrzunehmen, die Bedürfnisse haben, welche gesehen und damit auch anerkannt werden sollen. So kommen Themen wie soziale Leistungen als wichtiger Teil des Wahrnehmens der Bedürfnisse des Einzelnen zum Vorschein und werden unter dem Begriff der Biografie bearbeitet. Der Begriff der Biografie beschreibt also den Bereich der persönlichen Fähigkeiten und Fertigkeiten jedes einzelnen Mitarbeiters/jeder einzelnen Mitarbeiterin. Sehen wir uns als erstes Subsystem zu diesem Themenkomplex die Personalentwicklung und den Zusammenhang mit nichtmedikamentösen Therapieformen an.

5.5.1   Personalentwicklung

Der Begriff der Personalentwicklung beschreibt all jene Maßnahmen, die ein Unternehmen durchführt, um die Kompetenzen der MitarbeiterInnen stetig den Anforderungen an die Kundenbedürfnisse anzupassen, mit dem Ziel, evidenzbasiert und ganzheitlich den vielfältigen Anforderungen zielgerichtet und in hoher Qualität begegnen zu können. Versuchen wir nun, die derzeitige Situation bezogen auf die Personalentwicklung in stationären Langzeiteinrichtungen mit den Anforderungen an nichtmedikamentöse Therapieformen abzugleichen. Wenn wir nun das Thema Personalentwicklung unter dem Aspekt einer ganzheitlichen Sicht auf den/die MitarbeiterIn betrachten und die bereits erhobenen Fakten in die Analyse miteinbeziehen, wird Folgendes deutlich. Das Verständnis von Pflege wird in MIBUK vor allem von vier Komponenten geprägt:

- Erhaltung der Autonomie
- Größtmögliche Selbstbestimmtheit
- Ganzheitlicher pflegerischer Zugang
- Erweiterung des Normalitätsprinzips im Pflegealltag
- Neugierige und suchende Haltung der Pflegepersonen gegenüber BewohnerInnen, die an einem BPSD oder Demenz leiden

Für die Umsetzung dieser Werthaltung bedienen wir uns des verstehenden Pflege- und Betreuungsprozesses, den wir im Sinne der fünf MIBUK-Kompetenzen umsetzen. Die Annahme, jede Pflegeperson bringe diese Einstellung von vornherein mit, wäre grundlegend falsch. Diese Werthaltungen müssen auch vermittelt und im Berufsalltag verankert werden. Betrachten wir in diesem Zusammenhang die derzeitigen Strukturen. Stationäre Langzeiteinrichtungen sind in der Regel hierarchisch und linear organisiert. Diese lineare Organisation fördert wiederum ein lineares Denken was einer ganzheitlichen Sicht entgegenwirkt. Das Denken in Systemen fördert hingegen ein Erkennen dessen, was eigenes Handeln bewirkt und auch auslösen kann. Eine wichtige Grundhaltung, wenn es darum geht, nichtmedikamentöse Therapieformen bei BPSD anzuwenden. Diese Fähigkeit gilt es also im Unternehmen durch entsprechende Personalentwicklungsmaßnahmen zu fördern. Dabei können durch den Einsatz bestimmter Führungsmethoden ein systemischer Zugang gefördert und ein ganzheitliches Denken über den eigenen Tellerrand hinweg etabliert werden. Diese modernen

Managementmethoden wären daher wichtige Grundlagen zur Veränderung linearer Strukturen, welche den nichtmedikamentösen Therapieformen in MIBUK entgegenwirken. Wir benötigen also Führungsmethoden, welche ein Silodenken verhindern und eine gewisse Verbundenheit zwischen den MitarbeiterInnen erzeugen, auch wenn diese weit voneinander entfernt sind.

Ziel ist es, einen Führungsstil zu etablieren, der die Autonomie fördert und in dem MitarbeiterInnen die Lösungen für die Probleme selbst finden, um so einen stetigen Weiterentwicklungsprozess zu ermöglichen. Derzeit findet man in stationären Langzeiteinrichtungen oft ausgeprägte Hierarchien und nicht selten auch eine Trennung von Verantwortung und Kompetenzen. Dies wiederum führt zu langen Entscheidungswegen und nicht selten dazu, dass Entscheidungen nicht getroffen werden, was den Wandel im Unternehmen hemmt und verzögert. Ein ganzheitliches Denken würde daher bereits bei den Veränderungen von hierarchischen Strukturen ihren Anfang finden, um dann die Verantwortung und Kompetenzen direkt in die Teams zu legen. Führung wird so zum Coachingprozess. Für diesen langen Lernprozess gilt es Personalentwicklungskonzepte zu entwerfen, die weit über eine fachliche Weiterbildung hinausgehen. Agiles Führen würde in weiterer Folge auch die Implementierung von OKR notwendig machen, denn so können die Unternehmensziele mit den Mitarbeiterzielen verbunden und wiederum über alle Ebenen hinweg horizontal und vertikal verbunden werden, was ein systemisches Denken forciert und fördert. Personalentwicklung kann den Veränderungswillen im Unternehmen erhöhen, der, wie bereits mehrfach dargestellt, durch die Strukturen eher gering ist.

Fort- und Weiterbildung

Das System der Biografie unterteilen wir im Rahmen des Organisationsentwicklungsprozesses in das Subsystem Personalentwicklung und dieses wiederum in den Bereich der Fort- und Weiterbildung. Fort- und Weiterbildung ist ein wesentliches Instrument, einen Organisationsentwicklungsprozess in Gang zu setzen. Nichtmedikamentöse Therapieformen, in einem entsprechenden Rahmen gegossen, sind in Österreich kaum vorhanden. Nichtmedikamentöse Therapieformen etablieren sich erst in den letzten Jahren mit Zunahme der Demenzerkrankungen. Daher sind Forschungsergebnisse und damit evidenzbasiertes Wissen noch nicht sehr umfangreich vorhanden, im Gegensatz zur medikamentösen Therapie. Was aber nicht heißt, dass diese nicht ebenso wichtig sind. Weiteren Themen, wie der verstehenden Pflege oder der systematischen Suche nach der Ursache, wird noch sehr wenig Raum gegeben. MIBUK kann hier ein wichtiger Beitrag sein, diese Situation zu verändern und auch zu verbessern. Derzeit werden zwar Fort- und Weiterbildungen zum Thema Demenz, zur Validation als Kommunikationsinstrument, zur basalen Stimulation und auch zu einzelnen Aspekten der Beschäftigung angeboten, jedoch immer als einzelne Möglichkeit und nicht als ganzheitliches Konzept, welches alle Möglichkeiten miteinander verbindet. Diese Möglichkeit bietet nun MIBUK und ermöglicht so einen tiefgreifenden Wandel aufgrund der Verbindung von fachlichem Know-how mit Aspekten der Organisationsentwicklung.

Derzeit werden nicht selten punktuelle Maßnahmen gesetzt, ein ganzheitlicher Zugang fehlt in vielen Bereichen. Damit ist diese systematische Vorgehensweise nicht die Regel, ebenso wenig die schriftliche Abbildung im Rahmen des Pflegeprozesses. Gründe hierzu sind fehlendes Wissen zum Thema und fehlende strukturelle Rahmenbedingungen.

Fort- und Weiterbildung wird so zu einem Dreh- und Angelpunkt jeder Organisation, die beschließt, sich den nichtmedikamentösen Therapieformen angemessen zu widmen. Die nachhaltige Implementierung nichtmedikamentöser Therapieformen erfordert daher neben einem ganzheitlichen Führungsverständnis auch ganzheitliche Personalentwicklungskonzepte. Letztendlich werden wir intensiv daran arbeiten müssen, ein gemeinsames Pflegeverständnis zu etablieren, sei es durch entsprechende Schulungen, Diskussionen oder Workshops. Neben diesen theoretischen Inputs wird es auch praxisnahe Schulungen geben müssen, die eine Auseinandersetzung mit dem Thema in der klinischen Praxis fördern. Auch die Fallarbeit will gelernt sein und erfordert entsprechende Fortbildungen.

Als weiterer wichtiger Faktor, bezogen auf ein ganzheitliches Fort- und Weiterbildungskonzept, sei die fachliche Schulung angesprochen. Diese ist äußerst umfangreich und soll einerseits das fachliche Verständnis bezogen auf Demenzerkrankungen, deren Symptomatik und Problemfelder erklären, andererseits aber auch die damit einhergehenden psychischen und sozialen Einschränkungen lehren. Da wir es schließlich und endlich mit Menschen zu tun haben, welche auch an einer Multimorbidität leiden, gilt es, das Wissen rund um chronische Krankheiten, deren Krankheitszeichen und mögliche Therapieformen stetig zu erweitern und das Wissen „State of the Art" zu halten. Dieses Wissen ist natürlich entsprechend der Qualifikation der MitarbeiterInnen abzustufen.

Ein ausführliches Assessment erfordert dann auch Wissen bezüglich der Verwendung von Screeningverfahren. Zurzeit werden Teile der nun angeführten notwendigen Fort- und Weiterbildungsmaßnahmen durchgeführt, jedoch werden diese nicht in einen ganzheitlichen, prozessorientierten Zusammenhang gebracht, was den Erfolg der Interventionen durchaus schmälern kann. Die Mehrdimensionalität in diesem Prozess erfordert ein systemisches Denken und Handeln. In diesem Kontext eingebettet, sollte jedes Fort- und Weiterbildungskonzept zum Thema BPSD und nichtmedikamentöse Therapieformen auch gesehen werden. MIBUK gibt hier eine Reihe von Möglichkeiten diese Ganzheitlichkeit in den klinischen Pflege-, Betreuungs- und Therapiealltag zu integrieren. Zusammenfassend sei festgehalten, dass die derzeitige Fort- und Weiterbildung in vielen Fällen den Ansprüchen an nichtmedikamentöse Therapieformen nicht ausreichend nachkommt. Häufig sind es punktuelle Interventionen, die nicht in einen größeren Zusammenhang gebracht werden und damit häufig nur eindimensional zur Anwendung kommen, was deren Erfolg schmälert. Beispielhaft sei hier das validierende Gespräch angeführt. Ohne dabei die Milieugestaltung oder aber die Biografie ausreichend einzuarbeiten, wird diese Kommunikationsform nur punktuell ihre Wirkung entfalten können. In der Vielschichtigkeit der Interventionen ist auch der Erfolg zu sehen.

Neben den Fortbildungskonzepten spielt auch die Weiterentwicklung der Persönlichkeit jedes einzelnen Mitarbeiters eine große Rolle. Hier ist die Führung gefragt, sich aktiv mit dem einzelnen Menschen im Sinne der Werthaltung des Unternehmens auseinanderzusetzen und diesen auf seinem Weg zu unterstützen und zu fördern. Herausforderndes Verhalten führt Pflegekräfte nicht selten an den Rand ihrer Leistungsgrenzen, dies anzuerkennen und rechtzeitig Maßnahmen zu ergreifen, welche eine Überforderung verhindern helfen, muss hier auch Teil eines Personalentwicklungskonzeptes sein. Team- und Einzelcoaching sowie Supervision sollten daher genauso Teil dieses Konzeptes sein. Im Endeffekt werden die Personalentwicklungsmaßnahmen dazu beitragen, den notwendigen Wandel einzuleiten und jenen Menschen helfen mit ihrer Krankheit und den damit einhergehenden Defiziten leichter zurechtzukommen. Die Selbstbestimmtheit, die Autonomie und damit der Erhalt der eigenen Fähigkeiten ist ausreichend zu fördern und zu unterstützen, letztendlich gilt dieses Konzept auch für die Führung und Entwicklungsstrategie bei MitarbeiterInnen. Gezielte und ganzheitliche Personalentwicklung fördert ein gemeinsames Verständnis von Pflege, eine gemeinsame Sprache und gemeinsame Zielsetzungen, um so dem Kunden die höchstmögliche Eigenständigkeit und damit Lebensqualität anbieten zu können. Gleichzeitig geben wir durch diese gravierenden Änderungen am Führungsverständnis und am Aufbau des Unternehmens der stationären Langzeitpflege einen wichtigen Beitrag zur Berufszufriedenheit und sorgen somit auch für ein besseres Ansehen des Berufes. Das Unternehmen selbst gewinnt an Attraktivität, indem wir eine gemeinsame Sprache entwickeln und den Menschen der Organisation erlauben, sichergehen zu können, dass wir alle vom Gleichen sprechen, und dass das, was sie sagen, von Bedeutung ist. Wir können dann exaktere Entscheidungen treffen. Damit geben wir Orientierung und beugen Ratlosigkeit vor. Wir machen unsere Arbeit sichtbar, weil wir sie messen können. Wir wissen genau, wer wir sind und wohin wir wollen und sind stolz darauf (Doerr 2018, S.186–187).

5.5.2 Personalplanung

Im Rahmen der Biografie wollen wir uns nun das Subsystem Personalplanung näher ansehen. Personalplanung bedeutet in 24 Stunden unterschiedliche Berufsgruppen in ausreichender Zahl und ausreichender Qualifikation abgestimmt auf die Aufgaben zur Verfügung zu stellen. Die Betonung liegt auf ausreichend und in der richtigen Qualifikation. Derzeit richtet sich die Personalplanung in Form eines Dienstplanes nach den durch den Personalschlüssel von Behörden vorgegebenen Personaleinheiten. Diese sind dann nach einem bestimmten Prozentsatz aufgeteilt, die dahinterliegende Berechnung ist gänzlich unbekannt. Das ist die Grundlage auf der eine Pflegedienstleitung den Dienstplan erarbeitet. Hierbei ist neben dem Errechnen der täglich notwendigen Personaleinheiten über 24 h hinweg, eine Vielzahl an weiteren Faktoren (Arbeitszeitgesetze, Verordnungen) zu berücksichtigen. Der Spielraum, hier auf besondere Wünsche einzugehen ist minimal. Da die „Vorschriften" einen Wulst an fix vorgegebenen Tatsachen beinhalten. Gleichzeitig ist es wichtig festzuhalten, dass einige Bundesländer bei ihren Vorgaben von einem Maximalpersonalschlüssel sprechen. Das bedeutet, dass dieser nicht überschritten werden darf. So Häufig haben wir die Situation, dass MitarbeiterInnen im Krankenstand sind, oder freie Stellen nicht besetzt werden können. Dies wiederum bedeutet, Andere zu diesen Diensten einzuteilen. Wie bereits festgehalten, sind in einigen Bundesländern Einrichtungen gezwungen Betten zu sperren, weil sie die Dienstpläne nach rechtlichen Grundlagen gar nicht mehr erfüllen könnten. Nun muss auch noch die Qualifikation beachtet werden, eine Pflegeassistentin sollte durch eine andere Pflegeassistentin ersetzt werden. Geht das nicht, springt eine DGKP ein, die nun für ihre eigentliche Aufgabe nicht zur Verfügung steht. Arbeit bleibt liegen oder wird irgendwie dazwischen erledigt. Dies wird mir sehr häufig im Rahmen meiner Seminare mitgeteilt und wird auch in zahlreichen Foren so wiedergegeben.

Der Personalplanung im Rahmen der Dienstplangestaltung liegt also ein Personalschlüssel zugrunde, welcher sich aus der Pflegestufe errechnet. Hierbei wird ein bestimmter Pauschalwert pro Pflegestufe herangezogen, der dann mit den Pflegestufen multipliziert wird. Der dieser Berechnung zugrunde liegende Wert ist von Bundesland zu Bundesland unterschiedlich. Die Berechnung ist intransparent, weil sie nicht nachvollziehbar ist, was die Grundlage der pauschalisierten Berechnung ist. Bleibt angemerkt, dass hierbei wesentliche Belange wie Besprechungen, Zeit für die Dokumentation nicht eingerechnet sind. Außerdem werden hauswirtschaftliche Tätigkeiten nicht herausgerechnet, was den Wert wiederum nach unten revidiert. Hilfspersonal (Heimhilfe), welches für hauswirtschaftliche Tätigkeiten herangezogen wird, ist in vielen Bundesländern ebenso im Pflegepersonalschlüssel enthalten. In zahlreichen Bundesländern werden Physio- und Ergotherapie auf Verordnung hinzugezogen, diese Berufsgruppen haben aber kein Anstellungsverhältnis mit dem Haus und rechnen direkt mit der Kasse ab. Weitere Stellen wie Musiktherapeuten, Masseure sind nicht bundesweit einheitlich im Personalschlüssel enhalten.

Damit wird der Dienstplan viele wesentliche Bereiche pflegerischer und therapeutischer Betreuung nicht abbilden. Diese nicht abzubilden bedeutet auch, dass zahlreiche Tätigkeiten, die die Pflege durchführt, nicht aufscheinen. Wir sprechen hier auch von Personalschlüsseln, die in Stein gemeißelt sind, das heißt, dass eine Pflegedienstleitung kaum Möglichkeiten hat, hier selbstständig Veränderungen vorzunehmen. Eine Vielzahl an Tätigkeiten wird hier gar nicht erfasst, sei es die Zeit für Dokumentation, die enorm zugenommen hat, sei es der Zeit für Besprechungen und Fallbesprechungen, ebenso wenig die Zeit für die Dienstübergabe. Würden wir die Zeiten stoppen, die eine Pflegekraft für pflegefremde Tätigkeiten verbraucht, würden wir bereits einen deutlichen Schritt in die richtige Richtung machen. Würden wir darüber hinaus Führungsaufgaben aus dem Pflegeschlüssel herausnehmen, wäre dies ein weiterer Gewinn für die Pflegekräfte. Würden wir nun noch weitere Berufsgruppen anstellen, die im Sinne von MIBUK tätig werden, hätten wir bereits weitaus bessere Rahmenbedingungen. Würde man zusätzlich den Qualifikationsmix vor allem bei den DGKP anheben, bin ich überzeugt, dass sich die Arbeitsbedingungen bereits großartig verändern würden. Unter Berücksichtigung der wirklich schwierigen Bedingungen in manchen Bundesländern wird auch deutlich, dass hier wenig Platz bleibt, die Wünsche und Bedürfnisse der Kunden nach Individualität zu berücksichtigen oder die Bedürfnisse der MitarbeiterInnen zu befriedigen. Es erfordert schon sehr viel Spürsinn und Menschenkenntnis einen Dienstplan zu gestalten, welcher annähernd die wichtigsten Bedürfnisse von Kunden und MitarbeiterInnen unter einen Hut brächte. Da muss es nicht verwundern, wenn abends zu wenige Personen da sind und deshalb die BewohnerInnen sehr früh ins Bett gebracht werden müssen. Es muss nicht verwundern, wenn es in der Nacht eben mal dauert, bis jemand kommt, wenn nur zwei Personen im Dienst sind. Dass dann die Dienstplangestaltung nicht den Pflegeaufwand abbildet, sondern die zur Verfügung stehenden Stunden im Fokus hat, ist klar. Bleibt wie bereits im Bereich des Milieus anzumerken, dass das Pflegegeld den Wertverlust gar nicht ausgleichen kann, da die Personalschlüssel aus den 1990er-Jahren stammen. All dies soll aufzeigen, dass die Personalressourcen in vielen Bundesländern einfach zu knapp bemessen sind und dem Wandel in keinster Weise Rechnung getragen wurde. Dass dann viele notwendige Veränderungen im Sinne eines geplanten Wandels nicht durchgeführt werden, erklärt sich eigentlich von selbst.

Ein geplanter Wandel im Sinne einer lernenden Organisation wird so nicht möglich sein, da der Personalschlüssel weder die Möglichkeit der Innovation noch eine flexiblere Gestaltung der täglichen Tagespräsenz zulässt. Evidenzbasiertes Wissen im Sinne von nichtmedikamentösen Therapieformen wird so schwer in den Pflegealltag zu integrieren sein. Es sei auch hier angemerkt, dass es deutliche Unterschiede in den Bundesländern gibt.

Auch hier wird leider wieder die deutliche Orientierung an den Finanzen der Vergangenheit deutlich, welche durchaus als Hemmschuh für Entwicklung und Erneuerung angesehen werden muss. Letztendlich führt dieses Denken zu einem Stillstand, wenn nicht sogar zu Rückschritten, die wir ja bereits täglich spüren. Die Pflegekräfte gehen uns aus, die Attraktivität des Berufes wird täglich geringer.

In der Pflege und Betreuung von Menschen, die an einem BPSD leiden, ist eine individuelle Leistungserbringung enorm wichtig. Wir wissen, dass Fallarbeit und das Arbeiten im multiprofessionellen Team hierzu wichtige Voraussetzungen sind, die es gilt in der Personalplanung zu berücksichtigen.

Auch oder gerade im Bereich der Personalplanung kann durch einen deutlichen Personalzuwachs die Grundlage für die Etablierung von nichtmedikamentösen Therapieformen geschaffen werden. Ich möchte an dieser Stelle die Volksanwaltschaft nochmals zu Wort kommen lassen, weil diese meine Ausführungen durchaus bestätigt:

> „Pflegekräften muss durch verbesserte Arbeits- und Rahmenbedingungen ermöglicht werden, ihre Kompetenzen rechtlich abgesichert so einzusetzen, wie sie es erlernt haben." (Kräuter et al. 2018, S. 41).

Wenn wir also davon ausgehen, dass es bestimmte zugeteilte Pflege- und Betreuungsteams gibt, weil diese eine positive Interaktion hin zu den Bewohnern und Bewohnerinnen fördern würden, dann muss natürlich der Dienstplan entsprechend auf diese Bedürfnisse angepasst werden. Dies wiederum setzt voraus, dass es Dienstzeitmodelle gibt, die sowohl auf die Bedürfnisse der BewohnerInnen als auch der MitarbeiterInnen abgestimmt sind. Diese Dienstzeitmodelle müssten sich dann an den Bedürfnissen der BewohnerInnen orientieren und dieses Kriterium bestimmt die Quantität und Qualität der MitarbeiterInnen in der zugeteilten Gruppe mit. Wenn man anhand einer Vielzahl von Heimverordnungen die Verteilung der MitarbeiterInnen genauer betrachtet, wird man feststellen, dass die Personalschlüssel wenig Spielraum für die Berücksichtigung der BewohnerInnenbedürfnisse zulassen. Wie könnte es denn sonst sein, dass in einem Nachtdienst für 80 BewohnerInnen und mehr nur zwei Nachtdienste vorhanden sind? Bezogen auf die nichtmedikamentöse Therapie von Menschen, die an einem BPSD leiden, hat dies enorme Auswirkungen. In der Form, dass natürlich der Tagdienst versuchen wird, so viel wie möglich an Arbeit für die Nacht vorzubereiten, im Wissen, dass der Nachtschicht wenig Zeit für zusätzliche Aufgaben bleibt. Selbstverständlich werden dann die BewohnerInnen sehr früh auf die Nacht vorbereitet, was vielleicht gar nicht deren Biografie entspricht. Selbstverständlich werden dann Spaziergänge am Abend nicht durchgeführt, weil es an Personal fehlt, BewohnerInnen mit einem BPSD leiden aber sehr häufig an einem Sundowning und damit treten Unruhezustände wie ruheloses Umherwandern gehäuft abends auf. Die Dienstzeitmodelle müssten sich an den Bedürfnissen der BewohnerInnen orientieren und entsprechend der Quantität und Qualität der MitarbeiterInnen erstellt werden.

Wir wissen, dass durch die kognitive Einschränkung ein Einstellen auf neue Gesichter und damit neue Pflegepersonen für Menschen mit Demenz und BPSD äußerst schwierig ist. Der Personalmangel und die damit einhergehende hohe Fluktuation führen zu einem häufigen Personalwechsel, auf den sich Menschen mit BPSD nur schwer einstellen können und auf den sie durchaus mit einer Verstärkung im Verhalten reagieren. Bleibt außerdem festzuhalten, dass Pflege durchaus etwas sehr Intimes ist, wenn es zum Beispiel darum geht, bei der Körperpflege zu unterstützen oder andere, sehr persönliche pflegerische Handlungen durchzuführen. Dass hier eine große Vertrauensbasis notwendig ist, lässt sich durchaus nachvollziehen. „Unbekannte" oder Personen, die nicht so häufig in die Pflege eingebunden sind, erzeugen Angst und Scham, was wiederum zu einer Abwehrreaktion bei dem/der BewohnerIn führen kann. Da die Pflege vor allem dort, wo sie sehr intim wird, eher Störungen unterliegt und dort auch leichter zu auffälligem Verhalten führt, sollten stabile Pflegeteams Menschen, die an BPSD leiden dabei unterstützen, sich besser darauf einstellen können. Die Pflegebeziehung wird intensiviert, was zu weniger BPSD führen kann. Auch zu diesem Thema würde ich gerne aus dem Bericht der Volksanwaltschaft an den Nationalrat zitieren. „Wie schon in den Vorjahren mussten die Kommissionen in einigen Pflegeheimen ein hohes Maß an struktureller Gewalt feststellen" (Kräuter et al. 2018, S. 28).

Selbstverständlich werden solche Vorwürfe nicht in allen Pflegeheimen zu machen sein, doch wird in jenen Bundesländern mit einer sehr rigiden Heimverordnung, die fast ausschließlich an Finanzen ausgerichtet ist, jenes beschriebene Phänomen sicher häufiger auftreten. Aus diesem Grund wäre eine einheitliche Vorgehensweise nach einheitlichen messbaren Qualitätskriterien, welche sich an den Bedürfnissen der BewohnerInnen und neuesten wissenschaftlichen Erkenntnissen orientieren, eine wichtige Voraussetzung. Der Dienstplan und die damit einhergehenden Möglichkeiten einer bewohnerorientierten Versorgung hängen unmittelbar mit der personellen Ausstattung zusammen. Die derzeitige Gestaltung der Dienstpläne ist aufgrund fehlender personeller Ausstattung durchaus nicht auf BewohnerInnenbedürfnisse ausgerichtet und steht im krassen Gegensatz zu einer nichtmedikamentösen Therapie bei BPSD. Durchaus gibt es auch hier Unterschiede in den Bundesländern, die vereinheitlicht werden müssen. Auch hier muss der Grundsatz gelten, dass die zuvor festgelegte Beschreibung der tieferen Zweckbestimmung unserer Langzeiteinrichtungen den Personaleinsatz bestimmt und nicht umgekehrt.

5.5.3 Pflegeverständnis versus Unternehmenskultur

Ich möchte im Zusammenhang mit dem System der Biografie ein weiteres Subsystem einfließen lassen. Das Pflegeverständnis und die Unternehmenskultur gehören untrennbar zusammen. Die Kohärenz oder auch Inkohärenz zwischen Unternehmenskultur und Pflegeverständnis hängt davon ab, inwieweit die tiefere Zweckbestimmung des Unternehmens mit den Bedürnfissen der Kunden korreliert. Besteht eine Inkohärenz zwischen Unternehmenskultur und Pflegeverständnis, führt dies zu Konflikten zwischen den Zielsetzungen des Unternehmens und den Zielsetzungen der handelnden Personen der Pflege; die Interaktion ist dann Störungen unterworfen, die Identifikation mit dem Unternehmen sinkt. Wenn also die Unternehmenskultur von einer deutlich auf die Finanzen ausgerichteten Kultur geprägt ist, können Werthaltungen, die im Rahmen nichtmedikamentöser Therapieformen, die für die Pflege von Bedeutung sind, aufgrund von Zeitdruck, fehlendem Verständnis für eine hohe Autonomie und Selbstständigkeit der BewohnerInnen, leiden.

Dies wiederum kann zur Unzufriedenheit bei den MitarbeiterInnen führen, welche sich unter anderem in hoher Fluktuation, fehlendem Nachwuchs äußern kann. Unternehmensziele, die mit den Zielsetzungen der MitarbeiterInnen nicht übereinstimmen, haben auch Auswirkungen auf die BewohnerInnen. Durchaus könnte es hier zu Widersprüchlichkeiten in der Auffassung von Pflege, deren Leistungen, Aufgaben und Grenzen kommen, welche die Pflege und Betreuung von Menschen mit BPSD negativ beeinflussen.

Anders ausgedrückt: das Pflegeverständnis muss unbedingt mit der Unternehmenskultur kohärent sein und im Sinne der nichtmedikamentösen Therapieformen ausgerichtet werden, ansonsten sind Konflikte vorprogrammiert. Das heißt auch, dass das

Unternehmen bereit sein muss einen tiefgreifenden Wandel zu ermöglichen, wenn es MIBUK implementieren will. Ist das nicht der Fall, kann dies zu Konflikten, bezogen auf die Art der Leistungserbringung an dem/der BewohnerIn führen, ebenso kann es Konflikte im Team und mit Vorgesetzten auslösen. Dies wiederum wirkt sich negativ auf den Beziehungsprozess zu den BewohnerInnen aus. Im Endeffekt würde dies eine hohe Berufsunzufriedenheit fördern und einen weiteren Beitrag für hohe Fluktuation und fehlenden Nachwuchs liefern, weil Pflege im wesentlichen ein Interaktionsprozess ist, der von hohem Vertrauen, Empathie und einer geduldigen, forschenden Grundhaltung geprägt sein sollte, wenn wir nichtmedikamentöse Therapieformen bei BPSD implementieren möchten. Konflikte im Team oder in der Organisation zwischen den Teams wirken sich in jedem Fall auf die BewohnerInnen aus. Umso wichtiger ist es, eine gemeinsame Philosophie, was Pflege sein soll, zu entwickeln und von dieser die Strategie für das Unternehmen abzuleiten.

Sehen wir uns nun das Pflegeverständnis Pflegender im Vergleich zur Unternehmenskultur näher an. Das Paradigma Pflegender im Sinne von MIBUK ist von einem Weltbild geprägt, das Bedürfnisse erkennt, eine größtmögliche Autonomie zum Ziel hat und damit eine hohe Selbstständigkeit ermöglicht. Es erfordert besondere Fähigkeiten von den Pflegenden, um diese Bedürfnisse zu erkennen, richtig zu interpretieren und entsprechend professionell zu fördern. Gleichzeitig ist abzuwägen, was der kranke Mensch selbst übernehmen kann und was es gilt zu kompensieren, um diesen nicht zu überfordern. Ziel der Pflege von Menschen, welche an einem BPSD leiden, ist es, durch geeignete nichtmedikamentöse Therapieformen deren Leiden zu lindern, um die Lebensqualität der BewohnerInnen zu verbessern. Um dieses Ziel zu erreichen, bedient sich die Pflege einer verstehenden Haltung im gesamten Pflegeprozess und versucht in MIBUK auf eine systemische und damit ganzheitliche Weise, die Ursachen für das Verhalten herauszufinden und diesen dann ebenso ganzheitlich mit nichtmedikamentösen Therapiemethoden zu begegnen.

Dieses Pflegeverständnis steht in klarem Widerspruch zu einem linearen Denken, einem Denken in Hierarchien und einer deutlichen Ausrichtung an Zahlen der Vergangenheit. Dies fördert letztendlich die Unselbstständigkeit von Mitarbeitern und Mitarbeiterinnen und legt wenig Wert auf die tatsächlichen Bedürfnisse der BewohnerInnen. Dieses Denken in Zahlen und linearen Organisationsformen führt zu einer Überbewertung der Zahlen und letztendlich auch zu einem fehlenden Einbeziehen der MitarbeiterInnen in längst notwendige Veränderungen. Bedürfnisse der Basis kommen daher erst sehr spät an der Unternehmensspitze an. Entscheidungen sind aus Sicht der MitarbeiterInnen der Basis schwer nachvollziehbar und werden von der Basis oft nicht verstanden, was wiederum zu Frustration führt. Ein Denken, welches sich deutlich an Zahlen orientiert, die längst nicht mehr die Realität abbilden, führt das Unternehmen unweigerlich in eine Schräglage, die umso schwerer wieder korrigiert werden kann.

Formale Systeme können Informationen rasch von oben nach unten transportieren, umgekehrt ist der Weg weitaus länger, wird mehrmals gefiltert und führt so zu falschen Informationen, welche strategische Entscheidungen beeinflussen. Letztendlich zeigen formale Systeme eine geringere Beweglichkeit, sind also eher träge im Reagieren auf Veränderung. Die stationäre Langzeitpflege richtet ihr Handeln deutlich an Zahlen aus, welche seit Jahren den notwendigen Abgleich mit veränderten Umweltbedingungen wie z. B. höhere Pflegestufen bei der Aufnahme oder deutlich ausgeprägte Demenzerkrankungen mit einem mittleren Schweregrad und Multimorbidität nicht ausreichend berücksichtigt. Die veränderten Umweltbedingungen machen einen deutlich höheren Anteil an hoch qualifiziertem Personal notwendig. Die Personalschlüssel bilden die Realität nicht ab. Letztendlich sind die Ansprüche von Angehörigen und BewohnerInnen gestiegen und die Bedürfnisse der Kunden haben sich auf vielfältige Art verändert, was das System nicht anerkennen will. Damit wird auch deutlich, dass dem Unternehmen die Orientierung an den Kundenbedürfnissen fehlt, vor lauter Fixierung auf veraltete Zahlen. Es sei hier auch noch der Ärztemangel in den ländlichen Gebieten angesprochen, der wiederum mehr Verantwortung auf die Pflegekräfte der stationären Langzeitpflege überträgt. Diese Inkohärenz zwischen Pflegeverständnis und Unternehmenskultur führt zu stetigem Druck und Zeitmangel, welcher in krassem Gegensatz zur Pflegephilosophie im Umgang mit BPSD steht.

Die Personalberechnung kommt diesen veränderten Umweltbedingungen nicht nach, gleichzeitig fördern lineare Systeme eine Starrheit und ein Silodenken, welches die Situation noch verschärft. Dass die derzeitige Berechnung von Personalschlüsseln, welche sich am Pflegegeld orientiert, längst überholt ist, konnte bereits aus so vielen Perspektiven verdeutlicht werden, dass ich mich nicht mehr wiederholen möchte (Kräuter et al. 2018). Die nun beschriebene Ausrichtung an Zahlen aus der Vergangenheit und dem Fortschreiben dieser in die Zukunft führt unweigerlich zu einer Inkohärenz zwischen Pflege- und Unternehmenswerten.

Pflegerisches Handeln auf Zahlen zu reduzieren, lässt wenig Spielraum für eine individuelle und autonome Gestaltung des Pflegeheimalltags. So werden die Arbeitsabläufe starr strukturiert, Dienstpläne anhand der durch Zahlen geprägten Denkweisen erstellt, Druck durch Zeitmangel weitergegeben, was eine enorme Berufsunzufriedenheit fördert und letztendlich ein herausforderndes Verhalten bei Bewohnern und Bewohnerinnen verstärkt. Dass dies zu einer enormen Belastung der handelnden Pflegekräfte führt, lässt sich so durchaus erklären. Das System setzt sich so selbst Grenzen, die es nicht wachsen lassen und einem tiefgreifenden Wandel entgegenstehen. Im Endeffekt werden Symptome behandelt, aber das Problem selbst keiner Lösung zugeführt, was zu noch größeren Problemen führt (Senge 2017, S. 168). Die größte Hebelwirkung und sinnvolle Veränderung wäre dann gegeben, wenn es gelänge, einen ganzheitlichen Blick auf die Probleme des Unternehmens zu werfen und diese in ihrem Wirkungsfeld zu analysieren, um dann den Hebel dort anzusetzen, wo er die größtmögliche Wirkung erzielt (Senge 2017, S. 140).

Letztendlich erzeugt die derzeitige Situation bei den Pflegenden ein Gefühl der Ohnmacht, keinen Einfluss auf die Situation und fehlende Möglichkeiten zu haben, Pflege aus einem ganzheitlichen Berufsverständnis heraus auszuüben. Pflege wird auf eine funktionale Aufgabe reduziert, die einer nichtmedikamentösen Therapie bei BPSD geradezu herausragend im Wege steht. Durch dieses Denken in Zahlen und linearen Organisationsformen werden Pflegekräfte gezwungen, täglich Entscheidungen zu treffen, die nicht selten gegen ihren Berufsethos sprechen. Auf Dauer hat dies nicht nur für BewohnerInnen schwerwiegende Folgen, sondern auch auf die Gesundheit der MitarbeiterInnen selbst. Dieses Missverhältnis zwischen eigenem Pflegeverständnis und dem Unternehmensverständnis von Pflege drückt sich in hoher Berufsunzufriedenheit, hoher Fluktuation und schließlich in einem deutlichen Mangel an Pflegekräften aus.

Nichtmedikamentöse Therapieformen werden in diesem Umfeld keinen Platz finden und damit wird riskiert, dass nichtmedikamentöse Therapieformen gar nicht erst angewendet werden. Dies steht in deutlichem Widerspruch zum Heimaufenthaltsgesetz, in dem sehr deutlich eine andere Vorgehensweise festgehalten ist. Wenn jedoch die Strukturen dies nicht zulassen, steigt auch hier der Druck auf die MitarbeiterInnen, was die Berufsattraktivität deutlich negativ beeinflusst. Letztendlich zielt auch das GUKG auf eine hohe Verantwortung der Pflegekräfte ab, es fehlt jedoch in vielen Bereichen an den notwendigen Strukturen, um dieser Verantwortung gerecht zu werden. Wollen wir eine höhere Qualität in der Pflege, Betreuung und Therapie von Menschen, die an BPSD leiden und hierzu zählen die nichtmedikamentösen Therapieformen, dann werden wir wohl den Hebel der Veränderung am Zeitdruck ansetzen müssen.

Im Sinne einer hohen Eigenverantwortung der Pflegefachkräfte, einer massiven Förderung des Teamgedankens und der Umsetzung von evidenzbasiertem Wissen wird eine tiefgreifende Veränderung und damit ein tiefgreifender Wandel in den stationären Langzeiteinrichtungen unumgänglich sein. Neue Berechnungen der Personalschlüssel, flache Hierarchien und ein agiler Führungsstil sind nur einige wenige Veränderungen, die notwendig sind, um die nichtmedikamentösen Therapieformen in stationären Langzeiteinrichtungen zu etablieren (Summer und Maisberger 2018, S. 185).

5.5.4 Soziale Leistungen versus Mitarbeiterzufriedenheit

Ein weiterer Punkt, der unter dem System der Biografie im Sinne der Organisationsanalyse behandelt werden soll, sind soziale Leistungen. Unter dem Subsystem soziale Leistungen wollen wir uns der einzelnen MitarbeiterInnen und der Befriedigung ihrer Grundbedürfnissen bezogen auf die Arbeitswelt annehmen. Die Pflege- und Betreuungskräfte sowie die TherapeutInnen werden erst in der Lage sein, die Bedürfnisse der BewohnerInnen im Sinne von nichtmedikamentösen Therapieformen wahrzunehmen, wenn ihre eigenen Bedürfnisse ausreichend Beachtung finden. Wir gehen also davon aus, dass es einen Zusammenhang zwischen der Zufriedenheit der MitarbeiterInnen und einem verstehenden Pflegeverständnis gibt. In der Form, dass ein zufriedener Mitarbeiter auf BewohnerInnen anders zugeht, als wenn dieser unzufrieden ist. Aufmerksamkeit, Empathie, ein respektvolles Miteinander, offene Kommunikation und Interaktion tragen mitunter zur Verbesserung der Berufszufriedenheit bei. Diese Werthaltungen sollten daher gelebte Wirklchkeit sein, damit dies auch bei den BewohnerInnen so ankommt.

Umgekehrt kann der stetige Spargedanke, den Druck auf die MitarbeiterInnen deutlich erhöhen, aber auch das Gefühl vermitteln wenig Wert zu sein. Die Sorge seine Arbeit nicht in der notwendigen Qualität zu erbringen steigt damit deutlich an. Die so geschaffene Kultur des Mangels raubt jegliche Innovation und verhindert außerdem Erneuerung (Dueck 2015, S. 302).

Gesellschaftliche Anerkennung für die Arbeit mit kranken Menschen beginnt mit der Wertschätzung und dem Respekt gegenüber der Leistungen dieser Berufsgruppe. Wenn sich das Unternehmen einzig und allein von Zahlen leiten lässt, kommen Werte wie Wertschätzung und Respekt zu kurz. Angemerkt sollte hier auch werden, dass im Pflegeberuf immer noch ein Großteil an Frauen arbeitet. Das bedeutet auch, dass es viele Teilzeitkräfte sind, die genau diese Stundenverpflichtung eingehen möchten. Letztendlich arbeiten diese Menschen in Schichtbetrieben, was bedeutet, dass sie auch an Wochenenden, Feiertagen und in der Nacht die Betreuung ihrer Kinder gesichert wissen müssen, um sorgenfrei arbeiten zu können. Viele Änderungen am Dienstplan führen daher zu weiterem Druck, der wiederum zu Konflikten führen kann, nämlich dann, wenn Einspringen zur Routine wird und eine Planung der Freizeit zugunsten der Arbeit aufgegeben werden muss. Dies stört unsere Work-Life-Balance und führt zu Unzufriedenheit.

Es sei darauf hingewiesen, dass sich viele Pflegeheime auf dem Land befinden und wir wissen, dass eine flächendeckende Kinderbetreuung hier in vielen Fällen nicht gegeben ist, schon gar nicht an Wochenenden und Feiertagen. Dies bedeutet, dass sich jene Mütter und Väter im Pflegebereich selbstverständlich auch ein Betreuungssystem für ihre Kinder aufbauen und erhalten müssen. Häufige Wechsel in den Dienstformen, aufgrund fehlender Personalressourcen, haben natürlich auch negative Auswirkungen auf das Privatleben der MitarbeiterInnen. Einerseits kann so schwer, eine Freizeitplanung durchgeführt werden, Kinder sind enttäuscht, wenn Versprechen nicht eingehalten werden. Andererseits entstehen auch zusätzliche Kosten für die außergewöhnliche Betreuung der Kinder. Des Weiteren sei hier auch die finanzielle Abgeltung von zusätzlichen Diensten als Form des Dankeschöns anzusehen. Die derzeitige Abgeltung von Mehrstunden und Überstunden vermittelt wenig Anerkennungsbereitschaft. Dienstpläne und damit Dienstzeitmodelle sind ein wichtiges Instrument, die Mitarbeiterzufriedenheit zu verbessern. Häufige Wechsel, häufiges Einspringen, zahlreiche Mehrstunden, keine Möglichkeit, die Stunden dann abzubauen, wenn es für die MitarbeiterInnen passt, führt zu Frustration.

Wenn man dies mit den Interessen Jugendlicher im Sinne von Nachwuchsförderung und deren Lebensprinzipien vergleicht, wird deutlich, dass diese unter den derzeitigen Dienstplanmöglichkeiten wenig Interesse zeigen dürften, diesen Beruf ernsthaft in ihre Berufsauswahl zu integrieren (Lorenz 2019). Vergleicht man die Bedürfnisse Jugendlicher mit den derzeitigen Arbeitsbedingungen in Langzeiteinrichtungen, ist eine Dissonanz zwischen Arbeitsbedingungen und Lebensqualität zu erkennen. Der Faktor Work-Life-Balance sollte hier durchaus ernsthaft in die Strategie zukünftiger Recruitingprozesse einbezogen werden. Erst zufriedene MitarbeiterInnen werden dazu beitragen, die Berufsattraktivität zu erhöhen. Die derzeitigen Bedingungen, wie Arbeitszeiten (11-Stunden-Dienste), unplanbare Veränderungen und kontinuierliche Mehr- und

Überstunden erzeugen damit zusätzliche Faktoren für eine hohe Unattraktivität für diesen Beruf, der soziale Status ist eher gering.

Nimmt der Arbeitgeber auf die Bedürfnisse der MitarbeiterInnen Rücksicht, versucht dieser sogar neue und andere Wege zu gehen, werden sicher auch ausreichend MitarbeiterInnen den Weg in das Haus finden. Modernes Führungsverständnis versucht so viele Abhängigkeiten wie möglich aufzulösen; dies führt zu einer hohen Motivation bei den MitarbeiterInnen (Leopold 2018, S. 42).

Die unterschiedlichen Abhängigkeiten zu identifizieren und vielfältig aufzulösen wäre ein guter Schritt hin zu agilen Teams und damit zu Rahmenbedingungen, welche nicht-medikamentöse Therapieformen fördern. Letztendlich sind Teamentwicklungsprozesse in Gang zu setzen, die das Gemeinsame vor das Trennende stellen.

Pflege ist nach wie vor „weiblich", daher sollten soziale Leistungen auch speziell auf diese Berufsgruppe abgestimmt sein, sei es in der Stabilität der Dienstpläne, der peniblen Einhaltung des vertraglich festgelegten Stundenausmaßes, den Möglichkeiten der Kinderbetreuung und der Wochenend- und nächtlichen Betreuung zu günstigen Konditionen. Außerdem sollte dafür gesorgt sein, dass die MitarbeiterInnen gesund ihrer Arbeit nachkommen können, in einer evidenzbasierten und ganzheitlichen Art und Weise.

Zusammenfassend sei festgehalten: Knappe Personalressourcen sind wohl die Hauptursache für fehlendes Engagement, fehlende Bereitschaft Neues anzunehmen. Wenn Einspringen zur Routine wird, Leistungen wenig Anerkennung finden, die Arbeitsbedingungen selbst so schwierig werden, dann fehlt es an sozialen Leistungen. Das Positive an der derzeitigen Situation ist die Tatsache, dass es eine Vielzahl an Möglichkeiten geben würde die sozialen Leistungen des Unternehmens gegenüber seinen MitarbeiterInnen deutlich zu verbessern. Das beginnt bei einem deutlich erhöhten Personalschlüssel, neuen Dienstzeitmodellen und einer Vielzahl an sozialen Leistungen, welche Wertschätzung, eine Verbesserung des Berufsimages, ein persönliches Eingehen auf den Einzelnen zum Ziel hat. Die derzeitigen Arbeitsbedingungen sind keineswegs geeignet, die Berufszufriedenheit zu fördern und den Nachwuchs für diesen Beruf zu begeistern. Schlechte soziale Bedingungen, viele Verstrickungen und damit Abhängigkeiten, fehlende klare Bekenntnisse zur Unternehmensvision gepaart mit linearem und formalem Denken und Handeln, bringt Rahmenbedingungen hervor, die kaum Luft zum Atmen geben. Zukunftsorientierte Pflege erfordert eine Vielzahl an Veränderungen, vorab an den Dienstplänen und damit auch an der personellen Situation.

5.6   Theoriegeleitete Analyse Biografie

In der theoriegeleiteten Analyse zum System Biografie werden nun die Themen Personalentwicklung, Unternehmenskultur versus Pflegeverständnis und die sozialen Leistungen versus Mitarbeiterzufriedenheit theoriegeleitet analysiert. Die derzeitige Situation, bezogen auf genannte Themenbereiche verglichen mit den nichtmedikamentösen Therapieformen, bringt folgendes Bild zutage. Pflegende bringen ob ihres Berufsverständnisses – sie pflegen Körper, Geist und Seele traditionell – eine ganzheitliche Sicht auf den/die Bewohner mit. Lineare Strukturen erzeugen eine formalistische Ausrichtung des Unternehmens, was wiederum ein Denken in Kästchen forciert. Zusätzlich ist der Blick auf ein Merkmal, in unserem Fall das Finanzwesen gerichtet, was zu einer sehr einseitigen Sicht auf das Unternehmen führt. Andere wichtige Aspekte des Unternehmens werden kaum wahrgenommen. In unserem Fall sind dies tragischer Weise die Kundenbedürfnisse. Diese Inkohärenz, zwischen dem was Pflege für wichtig und notwendig erachtet und dem, des Unternehmens, führt zu hoher Widersprüchlichkeit und einer Vielzahl an Konflikten. Die einseitige Ausrichtung des Unternehmens bildet sich in der Personalplanung, der Dienstplangestaltung als auch im Führungsverständnis und in den kaum vorhandenen Sozialleistungen des Unternehmens ab.

Der Dienstplan kann weder die Bedürfnisse der Kunden angemessen stillen, noch jene der MitarbeiterInnen. So gesehen führt die derzeitige Ausrichtung völlig an den Bedürfnissen der Beteiligten vorbei. Böse Zungen könnten behaupten wir leisten uns ein teures und ineffizientes System. Dass dies zu Unzufriedenheit führen muss, liegt auf der Hand, das System scheint diese Unruhe und Unzufriedenheit nicht wahrzunehmen oder bewusst zu ignorieren. Gleichzeitig sind Personalmangel, gesperrte Betten, laut kundgetane Unzufriedenheit an der Tagesordnung. Es fehlt aber trotzdem, wie es aussieht, an dem notwendigen Veränderungswillen.

Hoher Zeitdruck gepaart mit der Unzufriedenheit, weil man sein Verständnis von Pflege nicht leben kann und auch noch für berufsfremde Tätigkeiten eingeteilt wird, führt zu Frustration und einem Gefühl der Machtlosigkeit. Beides sind denkbar schlechte Begleiter für ein innovatives Unternehmen. Die Arbeitszeiten und Arbeitszeitmodelle richten sich weder nach den Bedürfnissen der BewohnerInnen noch nach den MitarbeiterInnen, sie richten sich rein nach einer aus der Vergangenheit konstruierten Berechnung, die weder gegenwärtige noch zukünftige Entwicklungen berücksichtigt. Es ist erstaunlich, dass die Systeme so funktionieren, wie sie es tun, denn wenn ein Unternehmen völlig an den Kundenbedürfnissen vorbei produziert, ist der Untergang nahe, wohl nicht, wenn diese über die öffentliche Hand finanziert werden. Die Ínstabilität des Systems ist deutlich zu spüren, sei es wegen der Unzufriedenheit der MitarbeiterInnen oder wegen fehlender Fachkräfte. Leider gibt es keine offiziellen Statistiken zur Häufigkeit des Auftretens von BPSD oder zur Gabe von Psychopharmaka.

Die Situation, sprich der personelle Mangel und fehlende Konzepte der Veränderung führen letztendlich dazu, dass Pflegekräfte von ihren Wertvorstellungen abrücken müssen und Pflege den äußeren Bedingungen angepasst werden muss, was mitunter gravierende Auswirkungen haben kann. In der Weise, dass, bestimmte pflegerische Handlungen nicht durchgeführt werden. Dann gibt es keine Flexibilität beim Mittagessen, oder das gemütliche Beisammensitzen am Abend wird aufgegeben, weil dafür keine Zeit ist. Dies führt zu weiterer Frustration unter den Pflegekräften. Das hat wiederum Auswirkungen auf die nichtmedikamentösen Therapieformen, in der Weise, dass diese kaum oder nur ansatzweise durchgeführt und damit hilfreiche Möglichkeiten aufgrund des Zeitdruckes nicht durchgeführt werden. Senge spricht in diesem Zusammenhang von einer Problemverschiebung mit zahlreichen Folgen, die erst viel zu spät erkannt werden (Senge 2017, S. 142). Die Qualität der Leistung wird so kontinuierlich und unmerklich nach unten verschoben.

Erfahrene MangagerInnen wissen, dass der wichtigste Standard die Kundenzufriedenheit sein muss und soll. Diese entscheidet über die weitere Entwicklung des Unternehmens; wenn diese vernachlässigt wird, sind das Wachstum und damit die Qualität der Pflege deutlich gesenkt (Senge 2017, S. 143). Häufig reagieren BewohnerInnen auf dieses durch das Unternehmen erzeugte Phänomen mit herausforderndem Verhalten. Pflegekräfte stehen damit in einem Spannungsfeld von nichterfüllten eigenen Werten bezogen auf ihr Berufsbild und den Anforderungen des Unternehmens. Die Unterschiede könnten nicht größer sein. Dass dies auf Dauer zu massiven Problemen führen muss, sei es im Umgang mit BewohnerInnen, im Umgang im Team und letztendlich auch im Umgang mit dem Management, erklärt sich eigentlich von selbst. Die Komplexität der Situation kann in einem linearen System schwer wahrgenommen werden.

Die Kunst des Führens ist es, systemisches Denken in allen Bereichen des Unternehmens zu implementieren, denn erst dann können komplexe Situationen in ihrer gesamten Tragweite erkannt und der Hebel an der richtigen Stelle angesetzt werden. Permanenter Zeitdruck gepaart mit einer Berufsunzufriedenheit erzeugt eine negative Gefühlswelt, welche bei den Pflegekräften zu Unruhe, Versagensangst, Unzufriedenheit, Niedergeschlagenheit und Depressionen führt (Schmidt 2015). Dass dies keine Rahmenbedingungen für Menschen darstellt, die an Demenz erkrankt sind, erscheint aus dieser Perspektive logisch. Lassen wir an dieser Stelle nochmals die Volksanwaltschaft zu Wort kommen: *„Das Pflegepersonal leistet überwiegend sehr engagierte Arbeit, oft jedoch am Rande der Belastbarkeit. Mehr Personal ist daher notwendig! Der Bedarf an Pflegekräften wird laut WIFO-Studie bis zum Jahr 2050 um 80.000 steigen. Die Mittel des derzeit mit 382 Millionen Euro dotierten Pflegefonds müssen an Qualitätskriterien wie Mindeststandards, Personalqualifikation und Infrastruktur geknüpft werden"* (Kräuter et al. 2018, S. 8).

Ein einheitliches Vorgehen oder gar eine einheitliche österreichweite Strategie bezogen auf wirtschaftliche, ethische, qualitative und personelle Zweckbestimmung hinsichtlich herausforderndem Verhalten (BPSD), fehlt. Es gibt hierzu Empfehlungen durch das Bundesministerium (BM für Soziales, Gesundheit, Frauen 2019), die Umsetzung ist jedoch Ländersache und es handelt sich um eine Empfehlung, keine Verpflichtung. Eine einheitliche Vorgangsweise bezogen auf die strukturellen Rahmenbedingungen, um Menschen mit BPSD mit nichtmedikamentösen Therapieformen in Langzeiteinrichtungen angemessen zu therapieren, bleibt daher ein Wunschdenken und hängt vom Pflegeverständnis der Entscheidungsträger in den Ländern ab. Dass dieses sehr unterschiedlich ist, kann in den Heimverordnungen nachgelesen werden.

Es wird daher von großer Bedeutung sein, MitarbeiterInnen das Gefühl zu geben, selbstbestimmt erfolgreich Aufgaben abschließen zu können und dies gilt für alle Ebenen des Unternehmens (Summerer und Maisberger 2018).

5.7 U – Ursachenanalyse

Kommen wir nun zu einem weiteren System unserer Organisationsanalyse, der Ursachenanalyse. Bezogen auf unser MIBUK-Pflegekonzept werden wir hier untersuchen, wie bestimmte Trends, Veränderungen in den Aufgaben und strategische Unternehmensziele der stationären Langzeitpflege rechtzeitig erkannt werden können und angemessen gegengesteuert werden kann. Wir sehen uns also unter dem Begriff der Ursachenanalyse jene Faktoren an, die eine laufende Überprüfung der Ausrichtung des Unternehmens an den Zielsetzungen möglich machen. Einerseits sind dies Kennzahlen bezogen auf betriebswirtschaftliche Interessen, andererseits das Qualitätssystem, mit dessen Hilfe wir die Erfüllung der Kundenwünsche, bezogen auf die nichtmedikamentösen Therapieformen überprüfen können. Wir suchen also nach jenen Parametern, die ein Navigieren des Unternehmens bezogen auf nichtmedikamentöse Therapieformen ermöglichen sollen.

5.7.1 Zahlen und Fakten

Wollen wir uns nun dem Thema Zahlen und Fakten annehmen nähern wir uns also dem Begriff des „Controlling", bezogen auf betriebswirtschaftliche und qualitative Gegebenheiten. Wir wollen uns also jenen Zahlen und Fakten zuwenden, die uns Auskunft über die Liquidität des Unternehmens im laufenden Betrieb geben können und jenen Fakten bezüglich der Qualität unserer Leistung im Sinne von Produktqualität. Versuchen wir nun festzustellen, welche Zahlen und Fakten diesbezüglich in stationären Langzeiteinrichtungen zur Verfügung stehen. Diese Zahlen und Fakten werden anhand des Budgets erstellt, welches jährlich fortgeschrieben wird und sich am vergangenen Jahr orientiert. Diese Zahlen werden dann im laufenden Jahr miteinander verglichen. Es sei festgehalten, dass diese Zahlen nur etwas über die Budgeteinhaltung aussagen. Vielerorts erfolgt die Budgeterstellung anhand einer einfachen Buchhaltung, welche einen sehr ungenauen Blick auf das Unternehmen abgibt. Zusätzlich werden Pflegestufen erhoben und damit die Entwicklung, bezogen auf den Pflegeaufwand, dargestellt. Zahlen zu zukünftigen Entwicklungen oder Trends werden kaum erhoben. Die Zahlen liefern Ergebnisse bezogen auf die Einhaltung budgetärer Grenzen, so kann weder der Erfolg der Leistung noch die Qualität der Leistung gemessen werden. Außerdem ist der Aufwand für die Leistung nicht vergleichbar. Ebenso wenig ist die Qualität der Leistung abgebildet. Tatsache ist, dass Zahlen aus der Vergangenheit in die Zukunft geschrieben werden und gleichzeitig wird von vielen Seiten ein Fachpersonalmangel beschrieben und eine deutliche Erhöhung der Personalschlüssel immer wieder gefordert. Aussagekräftige Zahlen sind diesbezüglich nicht vorhanden, was gleichbedeutend damit ist, dass zurzeit keine schlüssigen Aussagen dahingehend getroffen werden können, wie hoch der Mehrbedarf an Pflegekräften denn eigentlich ist.

Was wissen wir also bezogen auf die Zahlen und Fakten? Doch nur eines, dass wir entweder die Zahlen aus dem Budget eingehalten haben, was einem Verwalten gleichkommt oder eben nicht. Nun wissen wir aber bereits, dass diese Zahlen überholt sind und die Realität in keinster Weise abbilden. Wenn also von Sparen die Rede ist, bedeutet dies, dass an den Zahlen, die aus der Vergangenheit kommen, nochmals Abstriche vorgenommen werden, was mitunter fatale Folgen hat, da wir den eigentlichen Bedarf und die Bedürfnisse nicht beschreiben und auch nicht definieren. Damit können wir bereits jetzt festhalten, dass allein die Zahlen wenig Auskunft über das Unternehmen geben. Hier wären vielleicht Zahlen bezogen auf die BewohnerInnenzahl, welche nachgewiesen an Demenz erkrankt sind und welche keine Diagnose, aber deutliche Zeichen einer Demenz aufweisen, interessant. Wie viele BewohnerInnen davon leiden an einem BPSD und erhalten nichtmedikamentöse Therapien, wie viele erhalten Psychopharmaka, über welchen Zeitraum und welche Art von Psychopharmaka? Welche nichtmedikamentösen Therapieformen bieten wir an und welches Konzept steckt dahinter? Wann gehen unsere BewohnerInnen schlafen und wie viele haben Schlafmedikationen? Wie viele freiheitsbeschränkende Maßnahmen und in welcher Form wird die Freiheitsbeschränkung wann vorgenommen? Können wir die vorab durchgeführten nichtmedikamentösen Therapieformen beschreiben? Es gäbe noch eine Vielzahl weiterer Parameter, die Aufschluss über die Qualität der Leistung geben könnten. Anhand dieser Daten wäre rasch festzustellen, ob die Qualität der Leistung einer evidenzbasierten Pflege, Betreuung und Therapie entspricht.

Wollen wir noch ein Wort zu den Zahlen und Fakten verlieren, die wiederum bestätigen, dass wir den eigentlichen Bedarf und damit die Kosten gar nicht kennen können. Das WIFO führte Berechnung durch, in denen sie den Wertverlust des Pflegegeldes seit 1993 mit 35 % beziffern (Famira-Mühlberger und Firgo 2018, S. 6). Folglich können wir festhalten, dass die derzeitigen Zahlen nicht die notwendige Grundlage zur Darstellung des Pflegebedarfes und der damit einhergehenden Qualität der Pflegeleistungen ermöglichen. Diskussionen führen also in der Regel zu vielen Emotionen, lösen aber die eigentlichen Probleme bezogen auf Kostenwahrheit in Zusammenhang mit nichtmedikamentösen Therapieformen nicht. Abgesehen davon fehlen den stationären Langzeiteinrichtungen durchaus auch Zahlen bezogen auf die Zufriedenheit dieser Kundengruppe. Instrumente zur Erhebung von Zufriedenheitsparametern würde es mittlerweile schon geben.

Ich möchte mich hier nicht in betriebswirtschaftlichen Details verlieren, doch muss man nicht vom Fach sein, um zu erkennen, dass die abgebildete Realität nicht der wirklichen Realität entspricht. Denn das Fortschreiben von Zahlen aus der Vergangenheit, mit Werten die seit Jahren keine Veränderung erfahren haben, kann die Realität nicht abbilden. Es wäre daher notwendig ein weitaus komplexeres System des Controllings aufzubauen, um einen realistischen Blick auf die Kosten zu erlangen. Wir tappen also im Dunkeln, wenn es darum geht, festzustellen, ob die finanziellen Mittel zur Errechnung einer bestimmten Pflegequalität ausreichen. Wir können auch nicht sagen, ob die finanziellen Mittel richtig eingesetzt werden, da es hierzu keine einheitlichen Qualitätskriterien gibt. Abgesehen davon, dass es sich um Steuergelder handelt, wäre es doch erstrebenswert, die Qualität der Leistungen klar zu definieren und damit auch sicherzustellen, dass in Österreich alle Menschen in stationären Einrichtungen eine bestimmte Qualität für die an Leistung erhalten. Übrigens wäre dies auch dem Steuerzahler gegenüber eine wichtige Verpflichtung. Die derzeitigen Zahlen und Fakten geben wenig Auskunft bezüglich der tatsächlich notwendigen Mittel, um eine bestimmte Qualität erfüllen zu können. Veränderungen werden aus alten Erfahrungen und oftmals schnellen Lösungen heraus geboren, die wiederum aus unserem einseitigen Denken, das durch unsere Vorannahmen geprägt ist, entschieden wurden. Dies wiederum führt bereits im Vorfeld des Entscheidungsprozess zu Einschränkungen, weil wir andere Blickwinkel gar nicht einbeziehen (Summer und Maisberger 2018, S. 186).

Neben dieser einseitigen Sichtweise zeichnet sich das System auch durch sehr viel Intransparenz aus und führt so zu noch mehr Unklarheit und Ungewissheit, was wiederum sehr viel Spielraum für Interpretation, in die eine oder andere Richtung lässt. Auch hier bestätigt sich, dass es an einer tieferen Zweckbestimmung des Unternehmens fehlt und ganz unterschiedliche Werthaltungen existieren, was die Probleme der Pflegeheime nur verstärkt.

5.7.2 Qualitätssysteme

Widmen wir uns nun dem Subsystem Qualitätssicherung und -entwicklung. Bezogen auf unseren Themenkreis, den Organisationsbedingungen zur Implementierung nichtmedikamentöser Therapieformen (MIBUK) in Bezug auf deren Qualität, können wir festhalten, dass bereits anhand zahlreicher internationaler Studien festgestellt werden konnte, dass bestimmte nichtmedikamentöse Therapieformen zu einer Verbesserung von herausforderndem Verhalten (BPSD) führen. In diesen Studien wird auch betont, dass es hierzu spezielle Anforderungen an stationäre Langzeiteinrichtungen gibt, die erfüllt werden müssen, um diese Therapieformen anzuwenden. Hierzu zählen einerseits ausreichende Möglichkeiten der Schulung von MitarbeiterInnen rund um dieses Thema, andererseits offene Strukturen, welche ein flexibles Eingehen auf die BewohnerInnen fördern (Kühlmey 2011, S. 47).

Fakten zur definierten Art der Qualität der Leistungen sind im Rahmen der nichtmedikamentösen Therapie bei BPSD wichtige Grundlagen. Diese Qualität kann nicht dem Zufall überlassen bleiben, sondern sollte durchaus als Maßstab, und damit als Verpflichtung in der Arbeit mit Menschen, mit Demenz, erkrankt sind dienen. Einheitliche Qualitätskriterien verpflichtend für alle Bundesländer festzulegen, wäre eine wichtige Grundvoraussetzung, welche selbstverständlich alle Bereiche von Qualität im Sinne von

Struktur-, Prozess- und Ergebnisqualität einschließen muss. Die derzeitige Situation ist je nach Bundesland unterschiedlich, entsprechend unterschiedlich sind folglich auch die Qualitäten der Pflege, Betreuung und Therapie. Diese Unklarheit und qualitativen Unterschiede, bezogen auf die zu erbringenden Leistungen, können auch bei den Mitarbeitern und Mitarbeiterinnen zu Orientierungslosigkeit führen. Letztendlich wäre im Sinne hoher Autonomie und Selbstbestimmtheit der BewohnerInnen das ausschlaggebende Kriterium entsprechende Qualitätsstandards zu definieren. Zusammengefasst kann festgehalten werden, dass die derzeitige Situation wenig Auskunft bezüglich der notwendigen finanziellen Mittel, noch der Qualität der Leistungen bezogen auf nichtmedikamentöse Therapieformen gibt. Dies wiederum macht Diskussionen diesbezüglich sinnlos, stets werden unterschiedliche Standpunkte diskutiert und die Diskussion führt häufig an den Tatsachen vorbei, weil es an Fakten fehlt. Das Fehlen dieser Fakten spricht einmal mehr dafür, die Qualität klarer zu definieren und darauf alle weiteren Unternehmensstrategien auszurichten. MIBUK bietet die Möglichkeit, die Qualität der Leistungen bezogen auf BPSD und nichtmedikamentöse Therapieformen zu überprüfen und damit Qualitätsprüfungen zu unterziehen, auch bezogen auf deren Erfolg.

5.8   Theoriegeleitete Analyse des Systems Ursachenanalyse

Wollen wir nun die theoriegeleitete Analyse des Systems Ursachenanalyse mit seinen Subsystemen, bezogen auf die Rahmenbedingungen zur Implementierung nichtmedikamentöser Therapieformen (MIBUK), näher erläutern. Die Zahlen und Fakten sprechen leider keine eindeutige Sprache. Sie bilden das Unternehmen aus der Vergangenheit ab und es werden dabei Aspekte, die für die Zukunft relevant wären, nicht berücksichtigt: Folgende Fragen könnten dazu beitragen einen anderen Blickwinkel auf das Unternehmen zu bekommen:

- Welche nichtmedikamentösen Therapieformen bieten wir bereits an?
- Wie hoch empfinden unsere MitarbeiterInnen den Zeitdruck?
- Wie sieht unser Pflegeverständnis aus?
- Wie viele Psychopharmaka, über welchen Zeitraum verabreichen wir?
- Wie viele BewohnerInnen leiden an einem BPSD u.v.m.

Abschließend sei festgehalten, dass eines der Hauptprobleme im Rahmen der Implementierung von nichtmedikamentösen Therapieformen der unzureichende finanzielle Rahmen ist. Gleichzeitig sind im System selbst klar definierte Zielsetzungen durch eine weitaus effizientere Gestaltung in Form einer eindeutigen Zweckbestimmung für alle Bereiche des Unternehmens nicht gegeben. (Senge 2011). Ebenso erscheint der derzeitige Führungsstil aufgrund der starren hierarchischen Gliederung längst überholt.

Weitaus mehr Kompetenz müsste in die Bereiche delegiert werden, sodass Teams eigenständig die gemeinsam erarbeiteten Ziele verfolgen und umsetzen können. Weder sind wir in der Lage, die Qualität der Leistungen zu messen, noch festzustellen, ob diese Leistungen das Ziel, nämlich nichtmedikamentöse Therapieformen zu fördern, erreichen. Die Ausbildung eines ganzheitlichen integrierten Managementsystems wäre eine weitere wichtige Grundlage, um Menschen mit Demenz und BPSD ganzheitlich pflegen und betreuen zu können. Malik beschreibt hierzu sehr ausführlich die Notwendigkeit eines integrierten Managementsystems, in der Weise, dass einheitliche Systeme eine skalen- und stufengerechte Anwendung bis in die Peripherie des Unternehmens führen. Klarheit und ein koordiniertes Vorgehen, welches sich selbst reguliert sind wichtige Attribute und ermögllichen die Selbstorganisation bis in die kleinsten Bereiche des Unternehmens (Malik 2011, S. 72–76).

5.9   K – Kreativität

Kreativität als letztes System im Rahmen unserer Organisationsanalyse wurde bewusst an den Schluss gestellt, denn Kreativität setzt ein hohes Maß an Wissen voraus, welches wir uns im Rahmen des MIBUK-Assessments erst aneignen müssen. Bezogen auf unseren Organisationsentwicklungsprozess bedeutet dies eben auch, sich vorab Wissen zur Ist-Situation anzueignen, diesen Ist-Zustand ausreichend zu analysieren, um daraus dann in einem ganzheitlichen Prozess die notwendigen Veränderungen abzuleiten. Auch für den Organisationsentwicklungsprozess gilt, dass nun Wissen aus allen MIBUK-Kompetenzen zusammenzufassen ist und daraus kreative Ideen abzuleiten sind. Dies sollte wenn möglich mit einer sehr hohen Beteiligungsrate jener Menschen, die als Experten und MitarbeiterInnen zur Verfügung stehen, geschehen.

Die Suche nach einer Definition von Kreativität im Sinne eines Organisationsentwicklungsprozesses, welcher die Pflege und Betreuung von Menschen mit BPSD darstellt, war nicht so leicht zu finden. Vertieft man sich in die Literatur zu diesem Thema, wird deutlich, dass der Zugang zu diesem Begriff unterschiedlicher nicht sein kann. In jedem Fall wird Kreativität immer auch mit einem „kreativen Prozess" in Zusammenhang gebracht, welcher notwendig ist, um Kreativität erlebbar zu machen. Gleichzeitig löst der kreative Prozess im Unternehmen auch immer etwas aus. Wenn wir von Kreativität sprechen, müssen wir bereits eine sensible Unterscheidung treffen. Wir können einerseits in der Definition festhalten, was Kreativität ist, müssen andererseits hierzu aber auch das Umfeld mit einbeziehen. Denn wer Kreativität fördern möchte, benötigt ein entsprechendes Umfeld, in dem Kreativität wachsen kann. Schrems geht in ihrer Definition von Kreativität im Zusammenhang mit der Fallarbeit davon aus, dass die MitarbeiterInnen im Bestehenden das Neue entdecken können und gleichzeitig in der Lage sind, über reale oder vermeintliche Grenzen hinauszudenken. Dazu benötigen die MitarbeiterInnen des Unternehmens mehrere Fähigkeiten, nämlich das Wollen, das Können und das Dürfen (Schrems 2018, S. 26).

Dies wiederum erfordert eine Organisation, die sich der Kreativität annimmt und diese fördert, was uns wieder zu dem tiefgreifenden Wandel in den stationären Langzeitbereichen bringt. Erst wenn wir dort offene Strukturen geschaffen haben, hierarchische Hemmnisse aus dem Weg geräumt haben und so einen Führungsstil etabliert haben, der die Kompetenz an die Fachkräfte weiterleitet, werden wir jene Bedingungen schaffen, die ein kreatives Handeln und neue kreative Ideen wachsen lassen. Diese Unternehmenskultur ist notwendig, um Menschen mit BPSD angemessen zu pflegen, betreuen und zu therapieren. Kreativität kommt demnach nicht von alleine und erfordert daher auch entsprechende organisatorische Maßnahmen, welche diese fördern, damit Neues in den Pflegealltag bezogen auf BPSD einfließen kann. Sehen wir uns daher die derzeitigen Strukturen unter diesem Aspekt näher an, um daraus den notwendigen Veränderungsbedarf ableiten zu können. All dies macht deutlich, dass wir agile Unternehmen benötigen, um nichtmedikamentöse Therapiemethoden in den Berufsalltag zu integrieren. Führung wird im Rahmen eines agilen Führungsstils dazu genutzt, die MitarbeiterInnen zu unterstützen, eigene Lösungen für ihre Probleme zu finden, um so deren Unabhängigkeit zu stärken und Lösungen treffsicherer zu gestalten.

5.10 Theoriegeleitete Analyse

Kreativität ist jenes System, welches sich aus den vier Systemen Milieugestaltung, Interaktion, Biografiearbeit und Ursachenanalyse herausentwickelt. Kreativität braucht offene Strukturen, flache Hierarchien und die Möglichkeit eines regelmäßigen fachlichen Austausches, sodass neues Wissen kreiert werden kann, Dinge und Handlungen anders gedacht und neu zusammengesetzt werden können. Dazu sind ausreichend Möglichkeiten für Besprechungen notwendig sowie ein agiles Unternehmen, das so agile Teams ermöglicht. Dies, eingebettet in einen systemischen Prozess, schafft jene Bedingungen, welche notwendig sind, um nichtmedikamentösen Therapieformen bei Menschen, die an einem BPSD leiden, einzusetzen, um diesen eine deutliche Verbesserung ihrer Lebensqualität angedeihen zu lassen. Dafür müssen wir bereit sein, einen tiefgreifenden Wandel in den stationären Einrichtungen zu forcieren, was wiederum mit einer deutlichen Erhöhung der finanziellen Mittel und einer völligen Neuausrichtung der Unternehmen einhergeht. Der Blick kann also nicht nur aus der Vergangenheit in die Zukunft gerichtet sein, sondern muss vielmehr von der Gegenwart in die Zukunft gerichtet werden.

Demzufolge steht ein klares Bekenntnis hin zu agilen Unternehmen und den daraus abzuleitenden Zielsetzungen ganz oben auf der Agenda des General Managements. Das derzeitige Finanzwesen bildet in keinster Weise die Gegenwart ab, ebenso wenig gibt es ausreichende Skalierungen zur Frage der Qualität unserer angebotenen Leistungen. Dies alles führt zu falschen Entscheidungen und verhindert letztendlich kreative Lösungen. Die Probleme selbst bleiben bestehen und werden nicht an ihrer Wurzel gepackt, um gelöst zu werden. So schleppen wir mehr und mehr einen größeren Berg an Problemen vor uns her, der sich täglich vergrößert. Durch vermeintliches „wegsehen" werden wir diese Probleme nicht lösen können.

5.11 Zusammenfassung der Organisationsanalyse

Deutlich konnte in der Organisationsanalyse dargestellt werden, dass die Basis des Wandels eine einheitliche Vorgehensweise aller Bundesländer notwendig macht. Die derzeitigen Unterschiede, bezogen auf personelle Ausstattung und multiprofessionelle Zusammenarbeit, fehlende Qualitätskriterien, Berechnungsmethoden aus der Vergangenheit, starre hierarchische Systeme und die fehlende Verteilung der Kompetenzen an die agierenden Personen führen letztendlich zu einer hohen Unzufriedenheit bei den MitarbeiterInnen und zu einem völlig an den Bedürfnissen der Kunden vorbeigehenden Handeln.

Zeitdruck aufgrund personeller Engpässe, welche aus veralteten Personalberechnungsmethoden herrühren, unterschiedliche Auffassungen von Qualität und eine deutliche Orientierung an Zahlen, welche nicht in der Lage sind, die Realität im Sinne des tatsächlichen Aufwandes in der Pflege, Betreuung und Therapie von Menschen mit einem BPSD widerzuspiegeln, führen zu hoher Berufsunzufriedenheit. Dazu kommen linear ausgerichtete Systeme, mit entsprechend starren Hierarchien, die wenig Handlungsspielraum lassen. Unzureichende Führungskompetenz dort, wo diese benötigt wird, macht einen wunderbaren Beruf zu einem Hürdenlauf, will man diesen in besagtem Umfeld ausüben.

Häufige Dienstwechsel, wenig Flexibilität in den Dienstformen durch fehlende Personalressourcen, wenig soziale Leistungen, die sich an den Bedürfnissen der MitarbeiterInnen orientieren und stetiger finanzieller Druck, der wiederum hohen Zeitdruck auslöst, erzeugen eine Unternehmenskultur die nichtmedikamentösen Therapieformen nicht zuträglich ist. Es sei an dieser Stelle angemerkt, dass dies nicht generell und in allen Bundesländern gleich ist, natürlich gibt es hier auch Unterschiede. Dienstpläne, welche ein individuelles Arbeiten an dem/der Bewohner/in verhindern, stehen in krassem Widerspruch zum Pflegeverständnis. Dies erhöht das Konfliktpotential.

Dienstpläne, die eine Planung der Freizeit erschweren, weil sie häufig geändert werden, führen zu Unzufriedenheit mit dem Beruf. Die Dienstzeitmodelle als auch die tägliche Personalplanung bezogen auf Qualität und Quantität der MitarbeiterInnen sind bundesländerspezifisch unterschiedlich. Ein sehr niedriger Anteil an DGKP birgt das Risiko, dass Fallarbeit als auch die Analyse diverser medizinisch-therapeutisch notwendiger Themenbereiche aus Zeitmangel ungenau durchgeführt werden. Dies wiederum kann zur Gefahr einer zu langen Gabe diverser Psychopharmaka führen und verhindert eine systematische, wie in MIBUK beschriebene Vorgehensweise, die Ursache für das Verhalten herauszufinden. Kleine „kosmetische Eingriffe" werden die Probleme der Zukunft in stationären Langzeiteinrichtungen nicht lösen, vielmehr wird ein tiefgreifender Wandel notwendig sein, will man das Thema endlich in angemessener

Weise für ganz Österreich einer Lösung zuführen. Dieser tiefgreifende Wandel kann nur in enger Kooperation mit Bund und Land erfolgen. Kommen wir nun also zu den notwendigen Veränderungen, um jene Strukturen aufzubauen, die nichtmedikamentöse Therapieformen bei BPSD in Langzeitbereichen ermöglichen.

„The best way to get something done, is to begin"!

Literatur

Barth B, Bodo FB, Schäuble N, Tatscher M (2018) Praxis des Sinus-Milies, Gegenwart und Zukunft moderner Gesellschafts- und Zielgruppenmodells, Springer VS

Doerr J (2018) OKR Objektives & Kea Results: Wie sie Ziele, auf die es wirklich ankommt, entwickeln, messen und umsetzen, Verlag Franz Fahlen GmbH

Dueck G (2015) Schwarmdumm, So blöd sind wir nur gemeinsam, Campus Verlag GmbH, Frankfurt am Main

Famira-Mühlberger U, Firgo M (2018) Aktuelle und künftige Versorgungsfunktion der mobilen Pflege- und Betreuungsdienste in Österreich. Österreichisches Institut für Wirtschaftsforschung

Kräuter G, Brinek G, Fichtenbauer P (2017) Bericht präventive Menschenrechtskontrolle, Volksanwaltschaft

Kräuter G, Brinek G, Fichtenbauer P (2018) Pressemitteilung zum Jahresbericht der Volksanwaltschaft, vom 24.04.2019

Krohwinkel M (2013) Fördernde Prozesspflege mit integriertem ABEDL's 1. Aufl. Verlag Hans-Huber, Hogrefe AG, Bern

Leopold K (2018) Agilität neu denken, Warum agile Teams nichts mit Business-Agilität zu tun haben. LEANability GmbH, Wien

Malik F (2011) Strategie/Navigieren in der Komplexität der neuen Welt. Campus Verlag GmbH, Frankfurt am Main

Savaskan E et al (2014) Empfehlung zur Diagnostik und Therapie der behaviouralen und psychologischen Symptome der Demenz (BPSD), Therapy Guidelines for Behavioural and psychological Symptoms of Dementia. Originalartikel Praxis 103(3):135–158 (Schweizerische Gesellschaft für Alterspsychiatrie & Alterspsychologie (SGAP))

Schmidt B (2015) Burnout in der Pflege, Risikofaktoren-Hintergründe-Selbsteinschätzung, 2. Erweiterte Aufl. Verlag W. Kohlhammer GmbH, Stuttgart

Senge PM (2017) Die fünfte Disziplin Kunst und Praxis der lernenden Organisation 11. Auflage deutsche Übersetzung. Schäfer Poeschel Verlag für Wirtschaft Steuern Recht GmbH

Sprenger RK (2010) Mythos Motivation Wege aus der Sackgasse, 19 aktualisierte Aufl. Campus Verlag

Summerer A, Maisberger P (2018) Teamwork agil gestalten, Das Mitmachbuch. Carl Hanser Verlag München

van der Kooij C (2007) Ein lächeln im Vorübergehen Erlebnsiorientierte Altenpflege mit Hilfe der Mäeutik, 1. Aufl. Verlag Hans Huber

Managementstrategie zur Implementierung nichtmedikamentöser Therapieformen

Inhaltsverzeichnis

Im letzten Kapitel wollen wir nun unsere Erkenntnisse aus der Organisationsdiagnose und der theoriegeleiteten Analyse dazu nutzen, jene Managementstrategien zu beschreiben, welche dazu beitragen, nichtmedikamentöse Therapiemethoden in stationären Langzeiteinrichtungen im Sinne von MIBUK zu implementieren. Dieser Plan soll Führungskräften und Entscheidungsträgern die Möglichkeiten bieten, Argumente, Ideen als auch Tools zu finden, um jenen Wandel endlich einzuleiten. Versuchen wir nun, jene zukunftsweisenden Strategien herauszuarbeiten, welche einen geplanten Wandel, hin zu den nichtmedikamentösen Therapieformen bei BPSD ermöglichen. Dies geht mit

© Springer-Verlag GmbH Deutschland, ein Teil von Springer Nature 2020

C. Moik, *Nichtmedikamentöse Therapie von herausforderndem Verhalten bei Demenz,*

https://doi.org/10.1007/978-3-662-60647-6_6

dem Ziel einher die Pflege, Betreuung und Therapiemöglichkeiten bei Menschen, die ein BPSD entwickeln, deutlich zu verbessern, sodass deren Lebensqualität, Autonomie und Selbstbestimmtheit so lang wie möglich erhalten werden kann.

Dazu gehört auch, dem Beruf der Pflege jene Anerkennung zukommen zu lassen, die ihm zusteht. Hierzu zählt auch, jene Arbeitsbedingungen zur Verfügung zu stellen, die es Pflegenden ermöglichen, ihre Aufgaben evidenzbasiert und entsprechend ihrem ganzheitlichen Pflegeverständnis auszuüben. Dies wiederum sind wichtige Beiträge, die die Attraktivität des Berufs deutlich verbessern, was zusätzlich ein wichtiger Beitrag ist, um junge Menschen für diesen Beruf zu begeistern.

Die Organisationsanalyse kann dazu genutzt werden kritisch auf die eigene Organisation zu blicken und die notwendige Veränderung einzuleiten, sofern Ihnen das in den engen Strukturen möglich ist. Die Analyse kann ebenso dazu dienen, Ihren Erfolg anzuerkennen und Sie darin zu bestätigen, den gewählten Weg weiterzugehen. Die detaillierte Analyse der Organisation und das Darstellen der Zusammenhänge schafft die Grundlage für einen umfassenden Wandel, welcher mehr als notwendig ist, um die anstehenden großen Themen der stationären Langzeitpflege in allen Bundesländern an den Bedürfnissen der Menschen zu orientieren, die an einem BPSD leiden und diesen die Vorzüge der nichtmedikamentösen Therapieformen in einer angemessenen Weise angedeihen zu lassen.

Wir beginnen also in unserer strategischen Planung ganz oben und nennen die Führungsspitze, wie bereits bekannt, das General Management. Wenn wir also vom General Management sprechen, reden wir von der strategischen Ausrichtung der stationären Langzeiteinrichtungen in enger Kooperation von Bund und Ländern und der Einigung auf eine gemeinsame Strategie im Sinne einer agilen Unternehmensführung.

6.1   Maßnahmenplanung General Management

Nach unserer ausführlichen Organisationsanalyse gehen wir nun systematisch alle Maßnahmen durch, welche notwendig sind, jene Rahmenbedingungen zu entwickeln, um nichtmedikamentöse Therapieformen im Rahmen unseres MIBUK-Pflegekonzeptes zu ermöglichen. Dies hat zum Ziel, das Normalitätsprinzip und eine hohe Autonomie, gepaart mit höchstmöglicher Selbstständigkeit für unsere BewohnerInnen, die an einem BPSD leiden, zu ermöglichen. Das General Management wäre daher gut beraten, im Sinne einer zukunftsweisenden Strategie vorab die tiefere Zweckbestimmung, bezogen auf nichtmedikamentöse Therapieformen, exakt festzulegen. Dies wiederum führt zu einer weiteren Aufgabe, nämlich der daraus abzuleitenden strategischen Neuausrichtung der österreichischen stationären Langzeiteinrichtungen. Diese Neuausrichtung betrifft selbstverständlich alle strategisch wichtigen Aufgabenbereiche des Unternehmens, die da sind:

Übersicht
- Deutliche und klare Beschreibung der tieferen Zweckbestimmung und den damit einhergehenden Aufgaben des Staates, bezogen auf die nicht-medikamentösen Therapieformen bei BPSD. Dies bildet die Grundlage für alle weiteren Maßnahmen und bedeutet auch ein Bekenntnis zu einem tiefgreifenden Wandel oder einer Minimalversorgung. Wir gehen davon aus, dass der Staat ein Interesse daran hat, dieser Bevölkerungsgruppe eine evidenzbasierte, ganzheitliche Pflege und Betreuung zur Verfügung zu stellen.
- Neuberechnung des finanziellen Bedarfs unter Berücksichtigung ganzheitlicher Betriebsführungsstrategien (Klärung der Finanzierung).
- Neugestaltung des hierarchischen Aufbaus der stationären Langzeiteinrichtungen bis hin zu den damit einhergehenden Aufgaben von Bund und Land.
- Gemeinsame Erarbeitung von Zielen zu allen wichtigen Bereichen der Unternehmensführung: Finanzierung, Qualität der Leistung, abgestimmt auf die Kundenbedürfnisse, Unternehmenskulturaspekte, Personalmanagement, Controlling.
- Festlegung einer Umsetzungsstrategie

So schaffen wir einen ganzheitlichen Blick auf das System, ohne dass die Finanzen als einzig wichtiger und dominanter Teil des Systems in den Mittelpunkt rücken, sondern andere, ebenso wichtige Aspekte in die Strategie eingebracht werden können (Malik 2011).

Das strategische Management schafft also die Grundlage für zukunftsweisende Strategien, um die nichtmedikamentösen Therapieformen flächendeckend in allen stationären Einrichtungen evidenzbasiert durchführen zu können. Diese Vorgangsweise impliziert ein klares Bekenntnis des General Management zu einer gemeinsamen Strategie. Damit kommt das General Management seiner eigentlichen Aufgabe nach, nämlich dem Herbeiführen von erwünschten Unternehmensentwicklungen und der Vermeidung von unerwünschten Entwicklungen in diesem Bereich (Malik 2011). Die strategischen Aufgaben, welche sich aus Liquidität, gegenwärtigem Erfolg und zukünftigem Erfolg ergeben, führen unweigerlich zu den Kundenbedürfnissen und damit zur tieferen Zweckbestimmung des Unternehmens, die schließlich in den nichtmedikamentösen Therapieformen münden müssen. Unser zukünftiger Erfolg wird von der gegenwärtigen Befriedigung der Kundenbedürfnisse bestimmt. Dass wir hier eine enorme Diskrepanz zwischen Kundenbedürfnissen, strategischen Aufgaben und Liquidität erleben, bringt Pflege in ein Dilemma, das sich in der Zukunft fortschreiben wird, wenn wir nicht rasch die Strategie ändern. Daher ist es höchst an der Zeit die Kundenbedürfnisse in den Mittelpunkt unseres Handelns zu stellen.

6.2 Maßnahmen auf Ebene der stationären Langzeiteinrichtungen

Beginnen wir nun auf Ebene der stationären Langzeiteinrichtungen den notwendigen Wandel im Sinne unserer fünf MIBUK-Kompetenzen näher zu erläutern. Grundlage ist auch hier unsere theoriegeleitete Organisationsanalyse auf deren Basis ich nun den notwendigen Veränderungsbedarf beschreiben werde.

6.3 M – Milieu

6.3.1 Veränderung der Unternehmenskultur

In unserer Organisationsanalyse konnten wir im Rahmen der Milieugestaltung feststellen, dass es einen Wandel in der Unternehmenskultur benötigt, hin zu einem ganzheitlichen Denken und Handeln. Hierzu wird es notwendig sein, ein Pflegeverständnis zu etablieren, welches von folgenden Werten getragen wird:

- Erhaltung und Förderung der Autonomie der BewohnerInnen
- Verbesserung des Normalitätsprinzips für BewohnerInnen
- Eine forschende und verstehen wollende Grundhaltung der Pflege-, Betreuungs- und Therapiekräfte
- Die Implementierung eines verstehenden Pflegeprozesses
- Die Erforschung der Bedürfnisse unserer Zielgruppe

Einmal mehr soll hier deutlich gemacht werden, dass für die Implementierung nichtmedikamentöser Therapieformen ein ganzheitliches Pflegeverständnis notwendig ist. Wesentliche Punkte daraus wurden bereits ausführlich in der theoriegeleiteten Analyse beschrieben. Aus dieser tieferen Zweckbestimmung heraus werden nun gemeinsam mit den MitarbeiterInnen entsprechende Leitsätze ausgearbeitet, welche uns dann zu den Unternehmenszielen führen, die gemeinsam erarbeitet werden.

Für die Umsetzung ebenso wichtig ist die klare Definition des Führungsverständnisses und die Entwicklung gemeinsamer Werte bezogen auf die Führung der MitarbeiterInnen, welche sich an den Bedürfnissen der Kunden und Kundinnen orientieren sollten. Sehr deutlich konnten wir hierzu in der Organisationsanalyse zum Themenbereich „Milieu" dringliche Veränderungen herausarbeiten, die da lauten:

- Abflachung der Hierarchien
- Neudefinition der Kompetenzen und Verantwortung von Führungskräften
- Freistellung für diese Tätigkeit

- Zielsetzungen zum Führungsverständnis
- Einbindung der multiprofessionellen Teams in den Veränderungsprozess durch die Implementierung von OKR (Objectives & Key Results) als Führungsinstrument.
- Deutliche Verbesserung der Teamarbeit durch entsprechende strukturelle Veränderungen wie das Anbieten der Fallarbeit, Coaching und Teamcoaching
- Neugestaltung der Dienstzeitmodelle anhand der neu berechneten Personalschlüssel
- Erhöhung des Personalschlüssels, Abgabe von berufsfremden Tätigkeiten
- Verbesserung baulicher Gegebenheiten
- Erweiterung der Teams durch Interdisziplinarität

Zusammengefasst sei zum Thema Milieu festgehalten: Die Entwicklung einer gemeinsamen Vision bezogen auf die nichtmedikamentösen Therapieformen bei BPSD kann den tiefgreifenden Wandel unterstützen. Dazu werden entsprechende Zielsetzungen und wiederum daraus abgeleitete Maßnahmenpakete festzulegen sein, die es dann gilt in Projektgruppen aufzuarbeiten. Die gemeinsame Vision schafft die Basis und die Motivation, den Wandel aktiv mitzugestalten. Die Vision schafft weiterhin die ganzheitliche Verbindung zwischen Pflegeverständnis und Unternehmenskultur, sodass diese kohärent sind. Dies bildet die Grundlage für alle daraus folgenden Veränderungen im Unternehmen. Hierfür sind die Führungskräfte aller Ebenen wichtige Unterstützung. Diese sollten darin geschult sein, ihre Teams zu befähigen, die notwendigen Schritte zur Umsetzung der Vision selbst zu planen und umzusetzen. Damit erhält Führung eine völlig neue Dimension, die bereits einem agilen Führungsstil entspricht.

Der hohe Einbindungsgrad und das Etablieren von gemeinsamen Etappenzielen im Sinne von OKR schaffen die notwendige Dynamik, den Veränderungsprozess voranzubringen und eine hohe Motivation auszulösen. Diese Veränderungen forde den Führungskräften eine hohe Coachingqualität ab, die gelernt werden muss. Was auch bedeutet, dass diese in den entsprechenden Führungsmethoden geschult werden müssen, ehe der Veränderungsprozess eingeleitet wird. Ebenso wichtig ist, vorab die Veränderungen an den hierarchischen Verhältnissen vorzunehmen und die Kompetenzen der Führungskräfte, vor allem der fachlichen Vorgesetzten, deutlich zu erhöhen. Verantwortung und Entscheidungskompetenz liegen eng beieinander und können nicht getrennt werden.

6.3.2   Ein agiler Führungsstil

Das System Unternehmenskultur und Führung sind eng miteinander verbunden und haben gemeinsam enormen Einfluss auf das Milieu, in dem die Pflege und Betreuung von Menschen mit BPSD durchgeführt wird. Wie wir wissen, hat die Milieugestaltung in MIBUK hohe Bedeutung und wir konnten in unserer Organisationsanalyse durchaus auch erkennen, dass der Führungsstil Einfluss auf das Wohlbefinden der BewohnerInnen hat. Druck und Zeitnot, weil Führungskräfte für ihre Rolle nicht freigespielt sind, führen zu Überlastung und Überforderung. Strategische Entscheidungen werden dem operativen Schaffen zum Opfer fallen. Bewusste Gestaltung der Kultur als auch der Dialog kommen so oft zu kurz. Das Milieu, welches die Führungskräfte schaffen, ist letztendlich ausschlaggebend dafür, wie selbstbestimmt und autonom unsere BewohnerInnen in unseren stationären Langzeiteinrichtungen leben können.

Führungsverständnis entwickelt sich in der Unternehmenskultur. Wenn diese sehr hierarchisch organisiert ist, wird auch der Führungsstil entsprechend starr sein. Werthaltungen des Einzelnen werden den Führungsstil prägen. Gibt es hierzu keine klaren Werthaltungen des Unternehmens, führt dies nicht selten zu Orientierungslosigkeit bei den Führungskräften. Der eigene Führungsstil wird als der Richtige angesehen. Es fehlt an Feedback und häufig auch an Reflexionsmöglichkeiten mit anderen MitarbeiterInnen und Vorgesetzen, um einen Abgleich hin zu den Unternehmenszielen zu erleben. Es ist daher sehr wichtig, gemeinsam an dem Verständnis von Führung zu arbeiten. Die Komplexität unserer Welt erfordert daher auch ein Umdenken in der Art und Weise, wie MitarbeiterInnen geführt werden. Was den Vollzug eines Wandels angeht, leistet die Organisationsform einen wichtigen Beitrag, indem Hierarchien abgebaut und Führung gemeinsam im Sinne der Unternehmensvision neu definiert werden. Wie bereits angesprochen, zählt hierzu auch die Festlegung von Verantwortung und Entscheidungskompetenz, welche zusammengeführt werden müssen.

Diktatorische Einzelentscheidungen gehören dann längst der Vergangenheit an. Probleme werden nicht durch den Chef, sondern gemeinsam mit dem Team einer Lösung zugeführt. Die Probleme werden auch multiprofessionell angegangen, um ein systemisches Denken und Handeln zu fördern (Doerr 2018). Führung versteht sich als Coach und unterstützt und fördert die MitarbeiterInnen, ihre Ziele zu erreichen. Diese Ziele sind das verbindende Element, das sich quer durch das Unternehmen in alle hierarchischen Ebenen zieht. Jeder kann einsehen, an was der Andere arbeitet und wie weit dieser ist. Verbindendes Miteinander sind die gemeinsame strategische Ausrichtung und die daraus abgeleiteten Zielsetzungen. Dies fördert eine Kultur des Miteinanders, der echten Problemlösung und unterstützt einen Wandel hin zu stationären Langzeiteinrichtungen, die den Anforderungen der Zukunft gewachsen sind und diese mit Freude erwarten können (Doerr 2018). Führung sorgt über die gemeinsamen Ziele zur strategischen Ausrichtung der Teams im Sinne der Zweckbestimmung des Unternehmens. Transparenz und Verantwortung werden so auf viele verteilt und führen zu pflegetherapeutischen Höchstleistungen an den BewohnerInnen (Doerr 2018).

Führung im Sinne der Agilität führt letztendlich zu einer hohen Verbundenheit innerhalb des Systems und fördert das Interagieren der verschiedenen Systeme miteinander, was zu einer höheren Abstimmung untereinander führt. MitarbeiterInnen sind nicht länger Opfer der Umstände, sondern vielmehr aktiv an der Gestaltung ihrer Realität beteiligt (Senge 2017).

6.3.3   Personelle Ausstattung

Die personelle Ausstattung in unseren stationären Langzeiteinrichtungen ist sehr unterschiedlich, wie wir bereits feststellen konnten. Des Weiteren konnten wir festhalten, dass viele Experten der Meinung sind, dass die derzeitige Finanzierungsform die Realität nicht abbilden kann. Ich erinnere hierbei an die Pressemitteilung von Kräuter in seinem Abschlussbericht zur Amtsperiode, in der er eine mindestens 30 %ige Erhöhung des Pflegegeldes fordert und die derzeitige Ausstattung mit Pflegekräften durchaus kritisch betrachtet (Kräuter 2019). Auch in unserer Analyse konnten wir nicht nur einmal das Missverhältnis von Personalressourcen und nichtmedikamentösen Therapieformen aufzeigen. Eine Neuberechnung des Personalschlüssels ist daher eine wichtige Aufgabe, die das General Managements dringend bundesweit einheitlich zu lösen hat. Hierzu zählt auch die Einbeziehung anderer Berufsgruppen in den Therapieprozess.

6.3.4   Wohnumfeld/bauliche Gegebenheiten

Aus unserer Organisationsanalyse wissen wir nun auch, welche baulichen Gegebenheiten wir benötigen. Die Verbesserungen hierzu werden sehr individuell sein, weshalb wir hier auch nicht näher darauf eingehen wollen. Ich denke, dass Sie im Buch eine Vielzahl an Verbesserungen zu diesem Thema finden konnten. Wünschenswert wäre es, dass bereits beim Einzug wichtige persönliche Gegenstände der HeimbewohnerInnen da sind. Das erleichtert die Orientierung und gibt Sicherheit. Die unterschiedlichen Berufsgruppen, die am Einzug beteiligt sind, sollten daher sehr eng miteinander kooperieren, sei es in der Gestaltung des privaten Wohnraumes oder in der Erhebung der ganz persönlichen Tagesstruktur. Je mehr wir wissen, desto leichter fällt dem/der BewohnerIn die Anpassung an die neue Umgebung. Zum Einzug gehören auch ein entsprechender Empfang, die Vorbereitung des Essplatzes und eine Pflegeperson, die sich an diesem Einzugstag und den nächsten Tagen besonders um den/die BewohnerIn kümmert.

Ausreichend Material für Beschäftigung, geschlechterspezifisch in dafür geeigneten Räumen angeboten, unterstützt die nichtmedikamentösen Therapieformen. In Kleingruppen kann dann dort gearbeitet, gesägt, gekocht und gemeinsam gestaltet werden. Dass diese Zeit eine entsprechende Begleitung durch Fachkräfte benötigt, wäre wichtig und wünschenswert. Die Aufgabenstellung sollte routiniert in die persönliche Tagesstruktur eingebaut werden, sodass eine gewünschte Routine entsteht, die Sicherheit bietet. Dazu müssen wir selbstverständlich die Biografie kennen und wissen, was für den/die BewohnerIn die richtige Beschäftigung sein könnte. Sinnstiftende Beschäftigung heißt auch, die notwendigen Räumlichkeiten zur Verfügung zu stellen oder diese zu schaffen. Kleine Werkstätten, Bastelecken oder Möglichkeiten, sich im Garten nützlich zu machen, helfen, Beschäftigungsdefiziten angemessen zu begegnen. Ebenso sollten Räumlichkeiten für Musiktherapie mit entsprechenden Instrumenten und Geräten zur Verfügung stehen. Bewegungsmöglichkeiten in dafür vorgesehenen Räumlichkeiten, aber auch im Freien, sind weitere großartige Helfer in der Arbeit mit Menschen, die an BPSD leiden.

Aufenthaltszonen mit gemütlichen Rastplätzen, in denen man ein Nickerchen machen kann, vielleicht die Katze auf dem Schoß, geben das Gefühl von Sicherheit. Ebenfalls wichtig sind schön gestaltete Essbereiche, in denen jeder seinen Platz hat, an denen Ruhe während den Mahlzeiten herrscht und nicht ständig etwas weg- und hergeräumt wird. Die Möglichkeit von Haustieren oder anderen ausgebildeten Tieren, die regelmäßig zu Besuch kommen, können hilfreich sein. Die Gestaltung des Gartens, die Möglichkeiten ausgedehnter Spaziergänge mit Angehörigen, Plätze, die zum Verweilen einladen und natürliche Schattenspender auf Terrassen geben ein Gefühl, Zuhause zu sein, und schaffen eine Wohlfühlatmosphäre.

Räumlichkeiten MitarbeiterInnen
Zum Thema Milieugestaltung gehören natürlich auch jene Räumlichkeiten, die für die Fachkräfte von Bedeutung sind. Dazu zählen Räumlichkeiten im Wohnbereich, die für Fallbesprechungen ausreichend Platz bieten und durch Türen verschlossen werden können. Die Ausstattung des Raums mit Medien wie Flipchart, Moderationskoffer, Laptop und Projektor sind dabei ebenso von Bedeutung. Ein Raum, in dem mit Ärzten oder anderen Personen in Ruhe ein Gespräch geführt werden kann, der auch für das Vorbereiten von diversen Medikamenten ausreichend Ruhe bietet, wäre Grundvoraussetzung. Neben diesen Räumlichkeiten wäre ein Aufenthaltsbereich und Ruheraum wünschenswert, der für Pausen genutzt werden könnte und zum Verweilen einlädt. Neben diesen Räumlichkeiten wären Räume für Angehörige, die vielleicht übernachten möchten, anzudenken.

Weitere Themenbereiche bezogen auf die MitarbeiterInnen werden unter dem System der „sozialen Leistungen" betrachtet.

6.3.5   Angehörigenarbeit

Angehörige sind ein wichtiger Teil im Sinne des Sinusmilieus. Diese von Beginn an aktiv in den verstehenden Pflegeprozess einzubinden, ist eine wichtige Aufgabe. Hierzu zählt auch, die Angehörigen bezüglich des Pflegeverständnisses und der Werthaltungen des Pflege- und Betreuungsteams aufzuklären, offen auf diese zuzugehen und sie so gut als möglich in den Heimalltag zu integrieren. Beratungsangebote für Angehörige, bezogen auf das Thema Demenz, können unterstützen, Barrieren abzubauen und helfen, die sozialen Kontakte aufrecht zu erhalten.

Angehörigen sollte angeboten werden, im Rahmen ihrer Möglichkeiten aktiv zu werden. Treffen für Angehörige zu arrangieren, unterstützt das Normalitätsprinzip. So könnten gemeinsame Fernsehabende als auch Tanzabende das Miteinander fördern. Angehörige sind ein wichtiger Teil im Leben der uns anvertrauten BewohnerInnen, nicht selten sind sie selbst mit der Situation überfordert oder voller Gedanken der Schuld. Auch hier wäre es wichtig, diese in ihren Sorgen und Anliegen zu unterstützen und als Teil des Milieus der BewohnerInnen wahrzunehmen und zu integrieren. Dazu könnten Psychologen unterstützend sein und helfen, die Kommunikation hin zu den Angehörigen zu fördern.

6.4 I – Interaktion/Kommunikation

Wir wissen, dass die Interaktion hin zu den BewohnerInnen von unseren Werthaltungen und unserer Unternehmenskultur geprägt wird. Damit werden die Beziehungsmuster eben auch von diesen Themen beeinflusst. Dies konnten wir in unserer Analyse deutlich machen. Wir benötigen in der Pflege, Betreuung und Therapie von Menschen mit BPSD eine Interaktionsform, welche von einer neugierigen, wissen- und verstehen wollenden Haltung geprägt ist. Letztendlich sind Werte wie Erhaltung der höchstmöglichen Autonomie und ein fähigkeitsorientiertes Arbeiten keine Schlagwörter, sondern Teil eines ganzheitlichen Pflegeverständnisses. In unserer Interaktion drücken wir dann diese Werthaltungen gegenüber dem/der Bewohner/in, Angehörigen und im Team aus.

6.4.1 Pflege- und Betreuungsverständnis

Das Pflegeverständnis besteht in MIBUK aus folgenden Themenbereichen:

- Höchstmögliches Normalitätsprinzip ermöglichen
- Größtmögliche Autonomie gewähren
- Erhalten und Fördern aller Fähigkeiten
- Neugierige und forschende Grundhaltung
- Lösungsorientiertes Arbeiten und Handeln gepaart mit systemischem Denken

Um diese Prinzipien umsetzen zu können, brauchen die MitarbeiterInnen die fünf MIBUK-Kompetenzen, die es zu vermitteln gilt, um ein entsprechendes gemeinsames Verständnis von Pflege, Betreuung und Therapie zu erfahren. Führungskräfte sind auch hier die Schlüsselfiguren, die durch ihren Führungsstil auf das Verständnis von Pflege, Betreuung und Therapie einwirken können. Dies wiederum bedeutet einen Prozess der Interaktion in Gang zu setzen, welcher den Dialog, das Gemeinsame-Verstehen-Wollen und das Finden kreativer Lösungen, voraussetzt. Fallarbeit ist hierzu das ideale Werkzeug.

Neben der Darstellung der Problemstellung, der unterschiedlichen Sichtweisen und dem Forschen nach der Ursache, kann Fallarbeit den Teamentwicklungsprozess sehr positiv beeinflussen. Es ist daher von großer Bedeutung, dass Führungskräfte ausreichend Zeit und Raum für die Fallarbeit zur Verfügung stellen. Neben diesen Rahmenbedingungen wird zu Anfang auch eine Begleitung notwendig sein, da auch der Dialog in dieser Form gelernt werden muss.

Die bewusste Gestaltung unserer Beziehungen impliziert die Möglichkeit der gemeinsamen Reflexion innerhalb des Teams, das offene Aussprechen von Problempunkten und die gemeinsame Suche nach passenden Lösungen. Neben der Fallarbeit kann auch hier OKR ein wichtiges Instrument sein, den gemeinsamen Dialog und das gemeinsame Lösen von Problemen positiv zu unterstützen. OKR schafft die Möglichkeit, an gemeinsam erarbeiteten Zielen und Lösungen zu wachsen, was das Gefühl, Teil eines größeren Ganzen zu sein, verstärkt. Aus unterschiedlichen Meinungen wachsen neue kreative Lösungen, genauer gesagt führen die gemeinsam gewonnenen Erkenntnisse zu kreativen Lösungen. Genau diese Dynamik benötigen wir bei der Implementierung von nichtmedikamentösen Therapieformen, denn darin liegen alle Komponenten unseres Pflegeverständnisses. OKR fördert die Autonomie von Teams, stärkt die Eigenständigkeit und unterstützt systemisches Denken und Handeln.

Die Implementierung von OKR wäre daher ein wichtiger Meilenstein bei der Einführung von MIBUK oder anderen ganzheitlichen Konzepten. Das gemeinsame Erarbeiten von Zielen und die gemeinsame Umsetzung schafft stärkeres Engagement und, bessere Disziplin, das gesteckte Ziel auch erreichen zu wollen (Doerr 2018). Das schweißt zusammen und macht Lust, weiterzumachen. Eine neugierige Grundhaltung, der Frage nach den Ursachen und Lösungsansätzen nachzugehen, ist ein weiterer Effekt, den OKR mit sich bringt. Fallarbeit, wie in MIBUK aufgezeigt, fördert diese Werthaltung.

6.4.2 Multiprofessionelle Teams/Fallarbeit

Ohne Zweifel kommt der Teamarbeit interdisziplinär und multiprofessionell große Bedeutung zu. Komplexe Aufgaben haben in der Regel auch komplexe Lösungsansätze, dies gilt auch für die nichtmedikamentösen Therapieformen bei BPSD. Einen strukturellen Rahmen zu schaffen, heißt einerseits auch den Rahmen und damit die Zeit für diese Besprechungen zu geben. Andererseits muss auch hier Zeit für das Führen von Dialogen sein und Handlungen und deren Nutzen für den/die BewohnerIn ausreichend abgewogen werden. Die unterschiedlichen Sichtweisen der Experten sollten im Rahmen des Dialogs dargestellt und zu einem gemeinsamen Ziel zusammengefasst werden. Daraus lassen sich die notwendigen nichtmedikamentösen Therapieformen für den/die BewohnerIn im Sinne des verstehenden Pflege-, Betreuungs- und Therapieprozesses ausarbeiten.

Dies sollte letztendlich dem gesamten Team mitgeteilt und regelmäßig auf dessen Wirkung überprüft werden. Das setzt regelmäßige Besprechungen in interdisziplinären und multiprofessionellen Teams als auch in den regelmäßigen und mehrmals täglich stattfindenden Schichtübergaben voraus, an denen das gesamte Team teilnimmt. Die Besprechungen sind in den jeweiligen Wohngruppen zu führen, was wiederum Veränderungen an den Kommunikationssystemen notwendig macht.

Neben dem Schaffen von neuen Kommunikationsstrukturen wird es auch andere Fachdisziplinen benötigen, die ins Haus zu holen sind und in den Veränderungsprozess eingebunden werden müssen. Ebenso gilt es, die Aufgaben von Physiotherapie, Ergotherapie, Musiktherapie u.v.m. zu klären und in das MIBUK-Konzept zu integrieren.

Nicht zuletzt wird es eine Herausforderung sein, weitere Berufsgruppen wie Psychiater, Neurologen, Psychologen, Musiktherapeuten, Physiotherapeuten, Ergotherapeuten und Masseure angemessen in den Heimalltag zu integrieren. Dazu wird es Ideen brauchen, die Anreiz genug sind, regelmäßig, mindestens einmal pro Woche, im Pflegeheim für Expertenwissen, aber auch für Therapien zur Verfügung zu stehen. Eine fixe Anstellung von weiteren Gesundheitsberufen wäre zielführend, weil dann eine Integration ins Team weitaus leichter funktioniert und das Pflege-, Betreuungs- und Therapieverständnis leichter gemeinsam entwickelt werden kann. Hierzu wird es wohl große Anstrengungen von Seiten des General Managements benötigen.

6.5 B – Biografie

Der Themenbereich der Biografie umfasst jene Bereiche des Organisationsentwicklungsprozesses, der sich mit der Thematik des Personalmanagements beschäftigt. Sehen wir uns auch hier den notwendigen Wandel in Form von konkreten Maßnahmen zur Implementierung von nichtmedikamentösen Therapieformen näher an.

6.5.1 Personalentwicklung

Die Entwicklung der MitarbeiterInnen in unseren stationären Langzeiteinrichtungen ist im Sinne eines ganzheitlichen Wandels des Unternehmens ebenso ganzheitlich anzusehen. Neben den notwendigen fachlichen Schulungen zum Themenbereich der nichtmedikamentösen Therapieformen sind Schulungen, welche auf die Weiterentwicklung der Persönlichkeit ausgerichtet sind, notwendig. Neben diesen Bereichen ist der Gesunderhaltung der Psyche große Aufmerksamkeit zu schenken. BPSD ist für Pflegekräfte eine enorme Herausforderung und damit mitunter auch eine Belastung, der wir uns im Sinne der Fürsorgepflicht des Unternehmens angemessen stellen müssen. Krankmachende Faktoren wie hoher Zeitdruck, fehlende Gesprächsmöglichkeiten bezogen auf belastende Situationen mit BewohnerInnen und Teamkonflikte, können zu Burnoutsymptomen führen. Gerade Menschen, die in sozialen Berufen tätig sind, neigen dazu, ihre eigenen Grenzen zu überschreiten, was auf Dauer krank macht. Aus diesem Grund sind entsprechende Personalentwicklungsmaßnahmen unumgänglich, die dazu beitragen gesund zu bleiben und sich mit voller Energie der wichtigen Aufgabe der Pflege, Betreuung und Therapie von Menschen mit BPSD zu widmen. Dazu sind neue Dienstzeitmodelle und eine dem Pflegeaufwand angepasste personelle Besetzung wichtige Voraussetzungen.

Pflegende neigen dazu, sich nicht ausreichend vom Leid der ihnen anvertrauten BewohnerInnen abzugrenzen. Die Balance zwischen mitfühlen und abgrenzen sollte daher auch immer wieder reflektiert werden, denn rasch kann diese gestört werden, was nicht selten ein Burnout verursacht (Schmidt 2015). Führung im Sinne von Personalentwicklung bedeutet daher auch, auf diese Faktoren zu achten und durch eine sorgsame Gestaltung des Dienstplans diesen Themen entgegenzuwirken, sei es durch die Gestaltung der Dienstpläne, der Möglichkeit von Fallbesprechungen oder der Unterstützung durch Fachleute im Rahmen von Supervision im Team oder für Einzelne.

Die Komplexität der nichtmedikamentösen Therapieformen bei BPSD erfordern ein hohes Maß an Wissen in unterschiedlichen Fachdisziplinen, sei es in der Medizin, der Psychiatrie oder der Psychologie. Wissen zur Wirkung und Nebenwirkung von diversen Medikamenten und im speziellen von Psychopharmaka sind notwendig, um die komplexe Ursachenanalyse durchzuführen. Dabei reden wir noch nicht von den Formen der Interaktion, sei es die Validation, basale Stimulation oder andere wichtige Grundlagen bezogen auf die Kommunikation mit BewohnerInnen, welche an einem BPSD leiden. Diese Vielfältigkeit an Wissen ist kaum mehr von einer Person abzudecken. Nicht umsonst sind die Strukturen in den Krankenhäusern durch die Spezialisierung längst nachhaltig verändert. Was wiederum heißt, dass sich auch im stationären Langzeitbereich eine Spezialisierung hin zu verschiedenen Fachthemen entwickeln sollte. Damit kommt der Weiterbildung enorme Bedeutung zu, der es gilt, angemessen nachzukommen. Die Ausbildung von Spezialisten und Spezialistinnen zu bestimmten Themenbereichen kann dazu beitragen, das komplexe Wissen im Team auch in angemessener Weise nachhaltig zu sichern. Zusätzlich kann durch die Implementierung von Fachkräften aus anderen Gesundheitsberufen ein wichtiger Beitrag zur Erhöhung der Fachkompetenz im Team sichergestellt werden. In der Fallarbeit wird dieses Wissen ausgetauscht und findet im Sinne des verstehenden Pflegeprozesses den Weg hin zu den nichtmedikamentösen Therapieformen.

Abschließend sei festgehalten, dass die Fallarbeit Schulungen in Moderationstechnik und im Umgang mit gruppendynamischen Prozessen notwendig macht. Personalentwicklung im Sinne eines ganzheitlichen Ansatzes geht so gesehen weit über die fachliche Kompetenz hinaus. Vielmehr wird es auch darum gehen, die geistige Entfaltung, welche dann auch eine kreative Lebensauffassung unterstützt, zu fördern (Senge 2017).

6.5.2   Soziale Leistungen versus Mitarbeiterzufriedenheit

Wie uns aus der theoriegeleiteten Analyse bekannt ist, fehlt es dem Beruf der Pflege auch an Attraktivität. Dies hat natürlich Auswirkungen auf die Pflege und Betreuung von Menschen mit BPSD, weshalb wir deutlich zu wenige Fachkräfte rekrutieren können. Dies liegt durchaus zu einem Teil an den strukturellen Rahmenbedingungen, die wir in der Analyse bereits versucht haben zu erörtern. Themen wie Schichtdienst, häufiges Einspringen, die Schwierigkeit, Beruf und Familie miteinander zu verbinden, wenn der Dienstplan sehr häufig geändert wird, stellen einen Teil der Problematik dar. Pflege, nach wie vor ein Frauenberuf, bedeutet auch auf die Familiensituation Rücksicht zu nehmen und Stabilität in die Dienstpläne zu bringen. Ebenso ist es erforderlich die Arbeitszeiten und damit die Arbeitszeitmodelle überschaubarer und planbarer zu gestalten. Das ist jedoch bei den derzeitigen Mindestpersonalschlüsseln, welche kaum von den Trägern überschritten werden oder sogar Maximalpersonalschlüssel darstellen, nicht möglich. Es ist daher eine wichtige Aufgabe des General Management die Bedingungen zu verbessern, um so auch zukünftig die Attraktivität des Berufes zu erhalten. Wir wissen, wie wichtig in diesem Beruf die Work-Life-Balance ist, um ein Ausbrennen zu verhindern.

Daraus ergibt sich bereits eine Teillösung zum Problem, nämlich weitaus stabilere und damit planbarere Dienstpläne zu entwickeln, in denen sowohl Krankenstände als auch Fort- und Weiterbildungen ausreichend miteingeplant sind, sodass ein Krankenstand im Wohnbereich verkraftbar ist, ohne dabei den Zeitdruck der Anderen massiv zu erhöhen.

Außerdem wären Dienstpläne durchaus Monate im Voraus zu erstellen, sodass Fortbildungen und Urlaube rechtzeitig eingeplant werden können und frühzeitig für Ersatz gesorgt ist. Ebenso wichtig ist in diesem Zusammenhang die Einteilung der Fachkräfte entsprechend ihrer Ausbildung und nicht nach dem Prinzip des „Lückenstopfens", denn auch dies löst eine Berufsunzufriedenheit aus. Eine deutliche Erhöhung des Anteils an DGKP ist außerdem eine wichtige Aufgabe des General Managements in diesem Zusammenhang und wurde dort bereits behandelt.

Bezogen auf den hohen Frauenanteil und der Vereinbarkeit von Beruf und Familie wären auch hier eine Vielzahl an Möglichkeiten, den MitarbeiterInnen Wertschätzung und Anerkennung zu zollen, möglich. So könnten Möglichkeiten der Kinderbetreuung Unterstützung geben, die Möglichkeit, Essen für die Familie zu günstigen Konditionen mit nach Hause nehmen zu können, ein anerkennender Beitrag. Auch Ruheräume und Entspannungsräume, die einladen, dort seine Pausen zu verbringen, sind notwendig. Aber die wichtige Form der Wertschätzung ist es, ausreichend Personalressourcen zur Verfügung zu stellen, um dieser wichtigen und professionellen Tätigkeit im Sinne nichtmedikamentöser Therapieformen nachkommen zu können. Dies gilt im Besonderen für die personelle in den der Wohngruppen, sodass ein permanentes Einspringen und damit einhergehender Wechsel von Personen vermieden werden kann.

Unternehmenskultur

Aspekte der Unternehmenskultur wurden bereits sehr ausführlich im Rahmen des Milieus besprochen und werden daher hier nicht mehr gesondert angeführt. Es sei hier nochmals angemerkt, dass die Entwicklung eines gemeinsamen Pflegeverständnisses als wichtige Grundvoraussetzung für die nichtmedikamentöse Therapie anzusehen ist. Dieser wichtigen Aufgabe sollte viel Zeit und Raum geschenkt werden, da

Führungskräfte sich mit ihrer Führungsrolle sehr intensiv auseinandersetzen müssen und für diese so wichtige Aufgabe entsprechend freigespielt werden müssen.

6.6   U – Ursachenanalyse

In der Ursachenanalyse wollen wir den Entwicklungsprozess des Unternehmens durch Skalierung und Messungen in angemessener Weise verfolgen können, sodass wir im Bedarfsfall rechtzeitig eingreifen können. Hierzu braucht es die Etablierung unterschiedlicher Kontrollinstrumente, welche uns dabei unterstützen, das Unternehmen zu navigieren. Ausgangspunkt hierfür ist in jedem Fall unsere tiefere Zweckbestimmung, an der wir das Unternehmen ausrichten wollen, mit all den dafür notwendigen Managementtools. Im Prozess des Wandels wollen wir verfolgen können, wohin sich dieses nun entwickelt. Bezogen auf nichtmedikamentöse Therapieformen sehen wir uns nun unsere dazu zu entwickelnden Kennzahlen genauer an, die uns auf unserem Weg hin zur agilen Organisation begleiten.

6.6.1   Entwicklung von Kennzahlen

Im Rahmen der Ursachenanalyse, in unserem Fall der regelmäßigen Evaluierung unseres Wandlungsprozesses, benötigen wir auch entsprechende Instrumente, die uns zeigen, ob wir auf dem richtigen Weg sind. Das betriebliche Geschehen im stationären Langzeitbereich soll daher nicht nur geplant, sondern beobachtbar und kontrollierbar sein. Aus der Analyse des Systems wissen wir, dass die derzeitige Ausrichtung anhand betrieblicher Kennzahlen, welche aus der Vergangenheit in die Zukunft fortgeschrieben werden, ein unscharfes und mitunter sogar fälschliches Bild des Unternehmens entstehen lässt. Die Entwicklung von Kennzahlen muss daher nicht nur aus der Fortschreibung der Vergangenheit und der Gegenwart bestehen, sondern Parameter enthalten, welche die Zukunft abbilden. Hierzu bedienen wir uns der Zielsetzung in Form von OKR, wie wir dies bereits mehrmals angesprochen haben. Unsere Ziele werden regelmäßig evaluiert und erlauben so den Abgleich der Gegenwart mit der Zukunft. Wir vergleichen also die Ist-Situation mit dem Soll-Wert, also unseren Zielen (Frodl 2012). Diese Form des Abgleiches kann auf allen Ebenen bis hin zum General Management umgesetzt werden. Neben diesen Parametern wäre der Aufbau Kennzahlensystems zielführend, das nicht nur aus betriebswirtschaftlichen Parametern, sondern auch aus qualitativen Parametern besteht. Der stationäre Langzeitbereich kann so als geschlossene Leistungseinheit zur Erbringung von pflegerischen, betreuerischen und therapeutischen Maßnahmen angesehen werden, deren Wirkung wir regelmäßig überprüfen und die wir mit unseren Zielsetzungen abgleichen wollen. Diese Parameter sollten in jedem Fall standardisiert länderübergreifend ausgearbeitet werden, sodass ein österreichweiter Vergleich der Leistungen, deren Wirkung und Qualität möglich wird. Damit tragen Kennzahlen zur effektiven Unternehmenssteuerung bei. Nun wollen wir mit der Ausbildung eines Controllingsystems die Struktur-, Prozess- und Ergebnisqualität erfassen. Die Erarbeitung qualitativer Parameter ist daher in die unterschiedlichen Themenschwerpunkte zu gliedern, die es gilt, auszuarbeiten.

Das zukünftige Controlling sollte daher aus folgenden Themenbereichen bestehen:

- Nachgängiges Controlling (vergangenheitsorientiert)
- Handlungsaktives Controlling (Abweichungen vom Rahmen)
- Präventives Controlling (Führungsaufgaben, den Betrieb frühzeitig gegenüber Veränderungen rüsten)
- Kurzfristiges Controlling (Betriebserfolg und Gewinn in kürzeren Zeitabständen von einem bis zwei Jahren)
- Langfristiges Controlling (Erkennen von zukünftigen Chancen und Risiken, langfristige Erfolgspotenziale; für die Bereiche Finanz, Qualität, Personal (Frodl 2012)

Im Sinne dieser unterschiedlichen Formen von Controlling werden wir im nächsten Schritt jene Formen näher erläutern, welche handlungsaktive, präventive und langfristige Controllingthemen betreffen. Jene der nachgängigen werden wir hier nicht weiter erläutern, waren diese bis jetzt die wichtigsten überhaupt und sind bereits vorhanden. Viel wichtiger daher sollte das Controlling um die Themenblöcke handlungsaktives, kurzfristiges und langfristiges Controlling bezogen auf die nichtmedikamentösen Therapieformen erweitert werden. So wäre die Erhebung folgender Parameter diesbezüglich sinnvoll:

- Parameter zur Umsetzung des Pflegeverständnisses im Sinne von MIBUK (anhand des verstehenden Pflegeprozesses dokumentiert, daher erhebbar und kontrollierbar) durch die Pflegevisite und entsprechende Dokumentation in EDV-Lösungen, die es zu erarbeiten gilt.
- Parameter, die den Implementierungsgrad der nichtmedikamentösen Therapieformen und deren Wirkung messen können (Umsetzung der MIBUK-Kompetenzen im Berufsalltag anhand der Fallarbeit, des verstehenden Pflegeprozesses, den Scores zur Entwicklungstendenz des Verhaltens, hierzu können die Cohen-Mansfield-Skala für Agitiertheit und die Cornel-Depressionsskala für Apathie herangezogen werden). Deren regelmäßige Evaluierung gibt Auskunft zur Entwicklung des Verhaltens unter Einsatz der nichtmedikamentösen Therapieformen; auch hierzu braucht es EDV-unterstützte Lösungen.
- Nicht zu vergessen die Erhebung medikamentöser Therapieformen im Vergleich und deren Entwicklung sowie die Dauer des Einsatzes dieser Medikamente

bezogen auf BPSD. Auch hierzu wird eine EDV-unterstütze Erhebung notwendig sein.

- Regelmäßige Erhebung der Bedürfnisse dieser BewohnerInnengruppe, durch die aktive Einbindung wissenschaftlicher Ergebnisse aus diesem Bereich und den Abgleich im eigenen Haus.
- Parameter zur MitarbeiterInnenzufriedenheit geben Aufschluss über den Grad des Wandels im Unternehmen.
- Zufriedenheit von BewohnerInnen, messbar anhand der Reduktion von herausforderndem Verhalten, der Gabe von Psychopharmaka u.v.m.

Alle nun angeführten Möglichkeiten der Kennzahlentwicklung stellen eine beispielhafte Aufzählung dar, welche durchaus von Profis der Betriebswirtschaft ausgeweitet werden kann.

6.6.2 Qualitätssysteme

Die Qualität der Leistungen zu definieren und diese entsprechend in das Unternehmen zu implementieren, wird als Qualitätsprozess, der in der Regel an Qualitätssysteme gekoppelt ist, bezeichnet. Dieser Qualitätsentwicklungsprozess ist in der Regel vom General Management zu initiieren und durch dieses zu fördern. Auch hierbei werden entsprechende Leitgedanken und Ziele festgelegt, die es gilt, gemeinsam zu erreichen. Im Sinne der Struktur-, Prozess- und Ergebnisqualität gilt es die Qualitätskriterien und Merkmale festzulegen, die dann in den unterschiedlichen Ebenen und unterschiedlichen Teams im Sinne von OKR ihre Umsetzung finden sollen. Bezogen auf unsere nichtmedikamentösen Therapieformen bedeutet dies, die notwendigen Strukturen bezogen auf Personaleinheiten, deren Qualifikation als auch deren Aufgabengebiete klar zu definieren. Im Rahmen der Strukturqualität werden also die Ausstattung auf personeller und materieller Ebene u.v.m. festgelegt (Webber und Wallace 2013). Hierzu wird uns unser Kennzahlensystem eine wichtige Unterstützung sein.

Zusammengefasst können wir festhalten, dass wir in der Ursachenanalyse unsere Zielsetzungen aus unserer Strategie, welche die Parameter: Humanität, Qualität und Wirtschaftlichkeit beschreibt, Rückschlüsse zum Erfolg unserer nichtmedikamentösen Therapieformen bezogen auf die genannten Themenbereiche überprüfen können. Dadurch sind wir in der Lage, notwendige Korrekturen rechtzeitig einzuleiten. Der Wandel im Unternehmen wird so zu einer geplanten systemischen Veränderung, die alle Bereiche des Unternehmens betrifft und diese auch in den Veränderungsprozess aktiv involviert (Frodl 2012).

6.7   K – Kreativität

Kreativität entsteht dort, wo ein hohes Fachwissen aus unterschiedlichen Perspektiven gepaart mit der Möglichkeit des regen, kliniknahen Austauschs mit anderen Experten ermöglicht wird. Kreativität ist jene innovative Kraft, die sich aus theoretischem Wissen gepaart mit dem praktischen Expertenwissen ergibt und im Rahmen der Fallarbeit zu neuem Wissen heranwächst. Dieses neue Wissen unterstützt uns nun in einer kreativen Weise bei der Gestaltung der nichtmedikamentösen Therapieformen. Diese Kreativität braucht ein Umfeld, welches von Wertschätzung, Respekt, dem stetigen Erweitern des Wissens und der Leidenschaft für die Ursachenforschung geprägt ist. Dialog ist hierbei ein zentrales Thema, welches im Rahmen der Unternehmenskultur fest verankert sein sollte.

Das Unternehmen kann durch den nun bereits in den vier MIBUK-Kompetenzen beschriebenen geplanten Wandel eine Vielzahl an Maßnahmen setzen, um die Kreativität, zur Umsetzung von nicht medikamentösen Therapieformen, zu fördern. Im Endeffekt sind es die Entscheidungsträger, welche zu der Erkenntnis gelangen müssen, dass im Langzeitbereich dringende Veränderungen anstehen und ein Wandel als unausweichliche Notwendigkeit anzusehen ist, um so jenen Menschen, die auf unsere Hilfe angewiesen und vom Leid gezeichnet sind, mit jener Werthaltung zu begegnen, welche Autonomie, den Erhalt der Fähigkeiten und letztendlich einen hohen Anteil an Normalität garantiert. Nur so werden den BewohnerInnen Gefühle wie Sicherheit, Behutsamkeit und Respekt vermittelt.

Unsere Kreativität ist somit auch ein Zeichen unserer hohen Professionalität im Umgang mit Menschen, die an BPSD leiden. So möchte ich nochmals die fünf MIBUK-Kompetenzen als Grundlage für einen humanistischen Umgang mit Menschen, die an BPSD leiden, aufführen und zeigen, dass Humanismus und Wirtschaftlichkeit im Sinne einer ganzheitlichen Sicht auf das Unternehmen stationäre Langzeitpflege sich nicht zwingend ausschließen müssen. So möchte ich dieses Buch mit fünf Leitsätzen aus den fünf MIBUK-Kompetenzen abschließen und hoffe hiermit einen Beitrag zu mehr Lebensqualität für Menschen, die an einem BPSD leiden und in stationären Einrichtungen ihren Lebensabend verbringen, geleistet zu haben.

M – Wir können das Milieu unserer Langzeiteinrichtungen so auf die BewohnerInnen abstimmen, dass das Normalitätsprinzip durch unsere MitarbeiterInnen größtmöglich gelebt werden kann.

I – Wir können die Interaktion zwischen Mitarbeitern und Mitarbeiterinnen sowie Bewohnern und Bewohnerinnen bewusst gestalten und, wenn notwendig, unsere MitarbeiterInnen angemessen unterstützen. Wir können Interaktion als ein Wechselspiel innerhalb unserer Beziehungen erkennen und Maßnahmen ergreifen, welche dazu beitragen, dass eine vertrauensvolle, die Autonomie fördernde, neugierige und wissen wollenden Haltung entsteht, die letztendlich Fähigkeiten erhalten und fördern will.

B – Die Biografie prägt unser Verhalten, sei es die Biografie der Bewohnerin/des Bewohners oder der Mitarbeiterin/des Mitarbeiters, die uns interessiert. Wir schaffen den Rahmen, um die eigene Biografie im Heimalltag so genau als möglich erlebbar zu machen. Wir bilden Strukturen aus, welche ein biografisches Arbeiten für unsere MitarbeiterInnen leicht möglich macht.

U – Erst die genaue klinische Untersuchung der BewohnerInnen im multiprofessionellen Team ermöglicht es uns Aussagen zu treffen, die auf den Grund für das Verhalten schließen lassen. Unsere genaue Ursachenanalyse unterstützt uns dabei, jene nichtmedikamentösen Therapieformen zu entwickeln, die dem/der BewohnerIn die größtmögliche Autonomie, Individualität und den Erhalt der Fähigkeiten möglich macht.

K – Kreativität erwächst aus umfangreichem Wissen zur Thematik und einer Teamkultur, die reflektiert und gemeinsam neue Wege ausprobiert. Theorie und Praxis werden so miteinander abgeglichen und so werden neue Erkenntnisse in den verstehenden Pflegeprozess eingearbeitet.

Literatur

Doerr J (2018) OKR Objektives & Kes Results: Wie sie Ziele, auf die es wirklich ankommt, entwickeln, messen und umsetzen. Verlag Franz Vahlen GmbH

Frodl A (2012) Controlling im Gesundheitsbetrieben Betriebswirtschaft für das Gesundheitswesen, 1. Aufl. Gabler Verlag/Springer Fachmedien Wiesbaden GmbH

Malik F (2011) Strategie/Navigieren in der Komplexität der neuen Welt. Campus Verlag GmbH

Senge PM (2017) Die fünfte Disziplin Kunst und Praxis der lernenden Organisation, 11. Aufl. Schäffer-Poeschl Verlag Stuttgart

Schmidt B (2015) Burnout in der Pflege, Risikofaktoren – Hintergründe – Selbsteinschätzung, 2. Erweiterte Aufl. W. Kohlhammer GmbH, Stuttgart

Webber L, Wallace M (2013) Qualitätssicherung für Dummies, Verbessern sie die Qualität und verringern sie die Kosten, 1. Nachdruck. WILEY-VCH Verlag GmbH & Co KGaA

Abschluss

Inhaltsverzeichnis

7.1 Zusammenfassung der Ergebnisse

Im letzten Kapitel werden die Ergebnisse dieses Buches nochmals zusammengefasst und pointiert festgehalten. MIBUK für Pflegekräfte beschäftigt sich intensiv mit der Umsetzung eines ganzheitlichen Pflegekonzepts zur nichtmedikamentösen Therapie von BPSD. Neben einem strukturierten Vorgehen im Sinne eines verstehenden Pflegeprozesses wird dem interessierten Leser ein Assessmentinstrument zur Verfügung gestellt, welches die Suche nach den Ursachen erleichtern soll. Für die Suche nach den Ursachen sind alle fünf MIBUK-Kompetenzen von Bedeutung, die es gilt, im multiprofessionellen Team zu erarbeiten und zu analysieren, um daraus eine psychosoziale Pflegediagnose und Ziele abzuleiten, die wir dann ausführlich nach den fünf MIBUK-Kompetenzen mit nichtmedikamentösen Interventionen füllen. Diese ergeben sich aus unserem ausführlichen Assessment, also der Milieugestaltung, unserer Interaktion mit dem/der BewohnerIn und, den biografischen Fakten, welche dazu beitragen, das Normalitätsprinzip in den Pflegeheimalltag zu bringen. Letztendlich werden in unserer Ursachenanalyse auch weitere ungestillte Bedürfnisse erkannt, oder aber wir erkennen aus der Ursachenanalyse, dass es weiterer medizinischer Abklärung oder auch Therapie bedarf. Letztendlich werden wir aus diesen zahlreichen Erkenntnissen heraus kreative, individuelle nichtmedikamentöse Interventionen ableiten und an unseren Zielen die Wirkung der Interventionen messen. Wir wollen die nichtmedikamentösen Therapieformen dazu nutzen, mehr Lebensqualität in Form von deutlich mehr Autonomie zu

© Springer-Verlag GmbH Deutschland, ein Teil von Springer Nature 2020   185
C. Moik, *Nichtmedikamentöse Therapie von herausforderndem Verhalten bei Demenz,*
https://doi.org/10.1007/978-3-662-60647-6_7

geben sowie die Selbstständigkeit durch die Erweiterung des Normalitätsprinzips und einer verstehen wollenden Haltung deutlich zu verbessern.

Im zweiten Teil des Buchs konnte ich verdeutlichen, welche Hindernisse uns auf dem Weg hin zu nichtmedikamentösen Therapieformen begegnen. Es gilt, diese Hindernisse gemeinsam aus dem Weg zu räumen und dies im Sinne eines geplanten und tiefgreifenden Wandels der Organisationen umzusetzen. Dieser Wandel ist dringend notwendig, will sich Österreich internationalen Entwicklungen nicht verschließen. So wird das General Management eine Fülle an notwendigen Schritten setzen müssen, die sowohl die personelle Ausstattung als auch Aspekte der Qualität, der tieferen Zweckbestimmung und eine Reihe weiterer Aspekte betreffen, die auch einen anderen Führungsstil miteinschließen. Das große Ziel ist es, die Lebensqualität jener Menschen aufrechtzuerhalten, die am Ende ihres Lebens angekommen sind und von einer schweren Krankheit gezeichnet sind und ihnen ihre Würde und größtmögliche Eigenständigkeit bis zum Schluss zu ermöglichen.

7.2   Schluss

Wir begegnen den uns anvertrauten Menschen mit einer neugierigen, forschenden Grundhaltung, welche das Normalitätsprinzip, die hohe Autonomie und den Erhalt der vorhandenen Fähigkeiten in den Mittelpunkt stellt. Das Buch eröffnet einen neuen Blick auf Menschen, die an einem BPSD leiden und ermöglicht den Fachkräften, ihr Können und ihre Professionalität unter Beweis zu stellen.

Für all diese Aufgaben und Möglichkeiten braucht es entsprechende Strukturen, sonst bleiben die nichtmedikamentösen Therapieformen auch in Zukunft ein Wunschdenken. Daher widmet sich der zweite Teil des Buchs der Organisation, den systemischen Zusammenhängen und dem notwendigen Veränderungsbedarf.

In der Organisationsanalyse konnte im Rahmen einer theoriegeleiteten Analyse deutlich gemacht werden, dass die derzeitigen Strukturen nicht selten als hemmend für den Einsatz von nichtmedikamentösen Therapieformen angesehen werden können. Im Sinne einer ganzheitlichen Sicht auf die Organisation konnte die Inkohärenz zwischen Organisationsstruktur und nichtmedikamentöser Therapieform deutlich gemacht werden. Beispielhaft werden hier schwierige Arbeitsbedingungen, fehlende ganzheitliche Führungskonzepte und lineare Organisationsformen angesprochen. Es ist daher von immenser Bedeutung, die Kohärenz im Sinne eines geplanten Wandels des Unternehmens „stationäre Langzeitpflege" hin zu nichtmedikamentösen Therapieformen zu schaffen, um den Herausforderungen der Zukunft gewachsen zu sein.

Weiterführende Literatur

Araouas M et al (2019) Demenzstrategie Gut leben mit Demenz, Herausgeber Bundesministerium für Arbeit und Soziales und Kommunikation. Bundesministerium für Gesundheit

Arbeitsgruppe 1-6 (2019) Demenzstrategie gut leben mit Demenz. Bundesministerium für Arbeit, Soziales, Gesundheit und Konsumentenschutz (BMASGK)

Arronas M Grasser M, Kolm A, Miklantz A, Staudinger M (2019) Demenzstrategie Gut leben mit Demenz, Bundesministerium für Arbeit, Soziales und Konsumentenschutz und das Bundesministerium für Gesundheit

Auer SR et al (2018) Cross-sectional study of prevalence of dementia, behavioural symptoms, mobility, pain and other health parameters in nursing homes in Austria and the Czech Republic: results from the DEMDATA project. BMC Geriatrics

Bartholomeyczik S (2006) Rahmenempfehlungen im Umgang mit herausforderndem Verhalten bei Menschen mit Demenz in der stationären Altenhilfe, Bundesministerium für Gesundheit DE

Bartholomyenczik S et al (2006) Abschlussbericht Leuchtturmprojekt Demenz. Bundesministerium für Gesundheit, Deutschland

Bartholomeyczik S et al (2011) Abschlussbericht Leuchtturmprojekt Demenz, Bundesministerium für Gesundheit Deutschland, S 34

Boes Ch (2015) Arbeitspapier des Assessments in der Versorgung von Personen mit Demenz, Dialogzentrum Demenz-Transfer – Wissenschaft-Praxis

Bundesgesetz über Gesundheits- und Krankenpflegegesetz, (Gesundheit- und Krankenpflegegesetz-GUKG) BKBII. Nr 108/1997, BGBI I. Nr 23/20, ris.bka.gv/Geltenden Fassung/Bundesnormen/10011026/GuKG%2c%20Fassung%20vom%2011.05.2020pdf

Dall Bianco et al (2019) Qualität 4 Fachkompetenz Demenzstrategie Gut leben mit Demenz, Bundesministerium für Arbeit, Soziales, Gesundheit und Komsumentenschutz

Deutsche Gesellschaft für Neurologie (DGN) et al Dlugosch Petra 2015/2 Tablettgestützte biografische Spurensuche fördert die Erinnerungsleistung bei Demenzkranken, Zeitschrift Neurogeriatrie

Deuschl et al (2016/2019) Leitlinie für Diagnostik und Therapie in Empfehlung der Neurologie, Entwicklungsstufe, Aktualisierung

Famira-Mühlberger U, Firgo M (2018) Aktuelle und künftige Versorgungsfunktion der mobilen Pflege- und Betreuungsdienste in Österreich. Österreichisches Institut für Wirtschaftsforschung im Auftrag des Hilfswerk Österreich

Fasching P (2014) Ethik in der Medizin, Der Hausarzt—Ein Modell zur Verbesserung der ärztlichen Betreuung in Pflegeheimen, 2. Aufl. Lit Verlag Dr. W. Hopf, Berlin

Fischer T, Kuhlmey A, Sibber R (2011) Demenzerkrankte Patienten brauchen interdisziplinäre Pflegekonzepte für Notfallsituationen, Wirksamkeit der Deutschen Version der Serial Trial Interventionen zur ursachenbezogenen Reduktion von herausforderndem Verhalten bei Menschen mit Demenz (STI-D). Leuchtturmprojekt Demenz Bundesministerium für Gesundheit

Herdmann HT, Kamitsuru S (2015–2017) NANDA International, Pflegediagnosen Definitionen und Klassifikation, 1. Aufl. 2016. Verlag Recom GmbH

© Springer-Verlag GmbH Deutschland, ein Teil von Springer Nature 2020

C. Moik, *Nichtmedikamentöse Therapie von herausforderndem Verhalten bei Demenz,*

https://doi.org/10.1007/978-3-662-60647-6

Kärntner Heimverordnung 2005, LGBI. Nr. 40/2005, ris.bka.gv.at/Geltende Fassung/Lrk/20000217/Kärntner%20Heimverordnung%20-%20-KHeimVO%20Fassung%20vom%20 11.05.2020.pdf

Kräuter G et al (2017) Bericht der Volksanwaltschaft an den Nationalrat und den Bundesrat, Präventive Menschenrechtskontrolle

Kräuter G, Brinek G, Fichtenbauer P (2018) Bericht präventive Menschenrechtskontrolle, Volksanwaltschaft

Kuhlmay A et al (2011) Erfolgsfaktoren in der stationären Pflege von Menschen mit Demenz, Leuchtturmprojekt Demenz Abschlussbericht, Bundesministerium für Gesundheit Deutschland

Kuhlmey A (2011) Erfolgsfaktoren in der stationären Pflege von Menschen mit Demenz, Leuchttumporjekt Demenz, Bundesministerium für Gesundheit, DG

Luttenberger K, Graessel E (2011) Multimodale Aktivierungstherapie bei Demenzkranken In Pflegheimen (MAKS aktiv) Abschlussbericht Leuchtturmprojekt Bundesministerium für Gesundheit Deutschland

Luttenberger K et al (2009) Multimodale Aktivierungstherapie bei Demenkranken in Pflegeheimen (MAKS aktiv), Abschlussbericht Leuchtturmprojekt. Bundesministerium für Gesundheit Deutschland

Monsch Andreas U et al (2008) Konsensus zur Diagnostik und Betreuung von Demenzkrankheit in der Schweiz, S 15, Empfehlungen Schweizer Med Forum 8(8):144–149 (Memory Clinic, Universitätsspital Basel)

Niederösterreich Pflegeheim Verordnung, LGBI.9200/7-0, http://ris.bka.gv.at/GeltendenFassung/LrNO/20000950/NÖ%20Pflegeheim%20Verordnung%2c%20Fassung%20vom%20 11.05.2020pdf

Oberösterreich Alten- und Pflegeheimverordnung LGBI Nr. 29/1996, ris.bka.gv.at/Geldenden Fassung/LrOO/10000507/Oö.%2oHVO%2c%20vom%2011.05.2020pdf

Renster T et al (2008) Effektivität einer optimierten Ergotherapie bei Demenz in häuslichem Setting (ERODEM), Zeitschrift für Gerontopsychologie -psychiatrie 21(3):185–189 (Universitätskliniken Carl Gustav Carns, Techmische Universität Dresden)

Reuschenbach B, Mahlter C (2011) Pflegebezogene, Assessmentinstrumente, Internationales Handbuch für Pflegeforschung und Praxis, 1 Aufl. Verlag Hans Huber

Salzburger Pflegegesetz 1999, LBGI. Nr. 52/2000, http://ris.bka.gv.at/GeltendeFassung/LrSbg/2000047/PG%2c%20Fassung%20vom%2011.05.2020pdf

Senge PM (2017) Die fünfte Disziplin Kunst und Praxis der lernenden Organisation, 11. Aufl. Schäffer-Poeschl Verlag Stuttgart

Steiermark Pflegeheimgesetz 2003, LGBI. Nr.77/2003, http://ris.bka.gv.at/GeltendeFassung/LrStmk/20000292/StPHG%202003%2c%20Fassung%20vom%2011.05.2020.pdf

Sutter R, Pöpel A, Lutz HS, Roelcke B (2015) Evidenzbasierte Musiktherapie bei Behavioural and Psychological Symptoms of Demetia (BPSD), Wirkung und klinische Anwendung von aktiven rezeptiven Vorgehensweisen, 1. Aufl. Elsevier GmbH, München

Tirol Heimgesetz, 2005 LBBI. Nr. 23/2005, http://ris.bka.gv.at/GeltendeFasssung/LrTirol/200000318/Heimgesetz%202005%2c%20Fassung%20vom%2011.05.2020.pdf

Vorarlberger Pflegeheimgesetz §6 Absatz (1) § 7 Absatz (1–3)

Vorarlberg Pflegeheimgesetz LGBI Nr. 16/2002 Gesamte Rechtsvorschrift vom 11.05.2020, http://ris.bka.gv.at/GeltendeFassung/LrVbg/20000409/Pflegeheimgesetz%2c%20Fassung%20 11.05.202034r

Wiener Wohn und Pflegeheimgesetz §9 Absatz (1–6) RIS

Wiener Wohn und Pflegeheimgesetz Gesamte Rechtsvorschrift für Wuieber Wohn- und Pflegeheimgesetz, Fassung vom 11.05.2020 StF:15/2005, www.ris.bka.gv.at/GeltendeFassung/LrW/20000277/WWPG%2c%Fassung%2011.05.2020.pdf

Stichwortverzeichnis

© Springer-Verlag GmbH Deutschland, ein Teil von Springer Nature 2020
C. Moik, *Nichtmedikamentöse Therapie von herausforderndem Verhalten bei Demenz*,
https://doi.org/10.1007/978-3-662-60647-6